U0289681

国医大师张大宁简介

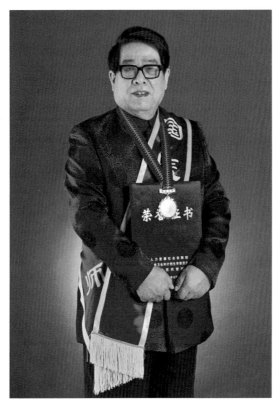

　　张大宁,生于1944年,天津人,国医大师、中央文史馆馆员、国际欧亚科学院院士、优秀中央保健医生,1998年被授予"张大宁星"。

　　现任天津市中医药研究院名誉院长、首席专家、天津市中医肾病研究所所长。主任医师、教授、博导、博士后导师、中医肾病学国家授衔专家,首批享受国务院特殊津贴专家,国家卫生和计划生育委员会公共政策专家咨询委员会委员,国家中医药管理局中医药改革发展专家咨询委员会委员。

　　又任中华中医学会副会长、肾病分会主任委员、中国中医药研究促进会会长、天津中医药学会会长。

　　曾任第九届、第十届、第十一届全国政协常委,第七届、第八届全国政协委员,第十一届全国政协教科文卫体委员会副主任,第十二届、第十三届、第十四届中国农工民主党中央副主席,第十二届天津市政协副主席,农工党天津市第八届、第九届主委。

作为中医肾病学的奠基人之一，20 世纪 80 年代，张大宁主编了我国第一部《实用中医肾病学》和《中医肾病学大词典》，提出"肾为人体生命之本""心-肾轴心系统学说""补肾活血法"等理论，并以高超的临床疗效赢得广大患者们的赞誉。

多年来，张大宁著述及论文颇丰。出版了我国第一部中医肾病学专著《实用中医肾病学》和《中医肾病学大辞典》，还有其他如《中医补肾活血法研究》《补肾活血法与肾脏疾病》《古今肾病医案精华》《张大宁医学论文集》《中医基础学》《常用中成药》等十余部学术专著，以及发表在国内外重要学术刊物上的百余篇论文，都在中西医学术界产生重要影响，其中有些著作被国外翻译成外文并在国外出版发行。

作为中国中医肾病学的学术带头人，张大宁曾多次主持国际及全国肾脏病学术会议，包括海峡两岸的一些高级学术会议。并应邀赴美国、英国、日本、德国、法国、韩国、澳大利亚以及东南亚等国家著名大学讲学、会诊，广受好评，并为不少外国元首、政要会诊，广受赞誉。

1990 年 8 月，张大宁教授作为大陆首位杰出中医学者应邀赴台湾讲学，半个多月的时间，他走进了台大、荣民总医院、阳明医学院等机构讲学与会诊，广受赞誉，在台湾宝岛引起轰动，使两千多万台湾同胞第一次目睹了大陆中医学者的风采，架起了隔绝四十多年的海峡两岸的第一座桥梁，受到中央领导好评。以后又多次赴台讲学、会诊，深受中国台湾中西医界以及社会上下层的欢迎。

1998 年 8 月，经中国科学院提名，国际天文学联合会批准，将中国科学院发现的 8311 号小行星命名为"张大宁星"，这是世界上第一颗以医学家命名的小行星，被收录世界吉尼斯大全，中国集邮总公司专门发行了纪念首日封。

2013 年，由张大宁亲传弟子张勉之教授主编的 450 万千字五卷精装本《张大宁学术思想文集》正式出版发行。为了祝贺该书的出版和"张大宁星"命名十五周年，全国政协、国家中医药管理局、天津市政协以及中华中医药学会、中国中医药研究促进会等组织了专门大会，现任和曾任党和国家领导人贾庆林、孙春兰、王刚、陈竺、桑国卫、陈宗兴等题字、来电或亲临大会表示祝贺，中国集邮总公司再次专门发行了纪念首日封。

2013 年，李克强总理在中南海紫光阁向张大宁颁发了亲自署名的中央文史馆馆员证书。

2014 年，由人力资源和社会保障部、卫生部和国家中医药管理局三部门共同组织评选，张大宁教授入选第二届国医大师。

"十二五"国家重点图书出版规划项目

国医大师临床研究

中华中医药学会 组织编写

张大宁医学丛书

张大宁临证医话集

焦剑 车树强 主编

张勉之 范玉强 总主编

科学出版社
北京

内 容 简 介

本书是"十二五"国家重点图书出版规划项目《国医大师临床研究·张大宁医学丛书》分册之一。编者系统总结国医大师张大宁临证中的心得、体会，全书包括一些理论与临证中的医话等。内容实用性强，理论结合临床。

本书可供临床医生、科研工作者阅读使用。

图书在版编目（CIP）数据

张大宁临证医话集／焦剑，车树强主编 .—北京：科学出版社，2017.3
（国医大师临床研究／张勉之，范玉强主编）
"十二五"国家重点图书出版规划项目
ISBN 978-7-03-051586-5

Ⅰ.①张… Ⅱ.①焦… ②车… Ⅲ. 医话-汇编-中国-现代 Ⅳ. R249.7

中国版本图书馆 CIP 数据核字（2017）第 017389 号

责任编辑：郭海燕　王　鑫／责任校对：彭　涛
责任印制：吴兆东／封面设计：陈　敬

科 学 出 版 社 出版
北京东黄城根北街 16 号
邮政编码：100717
http://www.sciencep.com
北京厚诚则铭印刷科技有限公司印刷
科学出版社发行　各地新华书店经销
*
2017 年 3 月第　一　版　开本：787×1092　1/16
2024 年 4 月第六次印刷　印张：13 1/2　插页：1
字数：320 000
定价：78.00 元
（如有印装质量问题，我社负责调换）

《国医大师临床研究》丛书序

2009年6月19日，人力资源和社会保障部、卫生部和国家中医药管理局在京联合举办了首届"国医大师"表彰暨座谈会。30位从事中医临床工作（包括民族医药）的老专家获得了"国医大师"荣誉称号。这是新中国成立以来，中国政府部门第一次在全国范围内评选国家级中医大师。国医大师是我国中医药事业发展宝贵的智力资源和知识财富，在中医药的继承创新中发挥着不可替代的重要作用。将他们的学术思想、临床经验、医德医风传承下来，并不断加以发展创新，发扬光大，是继承发展中医药学，培养造就高层次中医药人才，提升中医药软实力与核心竞争力的重要途径。

为了弘扬中华民族文化，广泛传播和充分利用中医药文化资源，满足中医药人才队伍建设的需要；进一步完善中医药传承制度，将国医大师的学术思想、经验、技能更好地发扬光大。科学出版社精心组织策划了"国医大师临床研究"丛书的选题项目，这个选题首先被新闻出版总署批准为"十二五"国家重点图书出版规划项目，后经科学出版社遴选后申报国家出版基金项目，并在2012年获得了基金的支持。这是国家重视中医药事业发展的重要体现，同时也为中医药学术传承提供良好契机。国家出版基金是国家重大常设基金，是继国家自然科学基金、国家社会科学基金之后的第三大基金，旨在资助"突出体现国家意志，着力打造传世精品"的重大出版工程，在"弘扬中华文化，建设中华民族共有精神家园"方面与中医药事业有着本质和天然的相通性。国家出版基金设立六年以来，对中医药事业给予了持续的关注和支持。

作为我国成立最早、规模最大的中医药学术团体，中华中医药学会长期以来为弘扬优秀民族医药文化、促进中医药科学技术的繁荣、发展、普及推广发挥了重要作用。本丛书编辑出版工作得到了中华中医药学会大力支持。国家卫生和计划生育委员会副主任、国家中医药管理局局长、中华中医药学会会长王国强亲自出任丛书主编。

作为中国最大的综合性科技出版机构，60年来科学出版社为中国科技优秀成果的传播发挥了重要作用。科学出版社为本丛书的策划立项、稿件组织、编辑出版倾注了大量心血，为丛书高水平出版起到重要保障作用。

本丛书同时还得到了各位国医大师及国医大师传承工作室和所在单位的大力支持，并得到各位中医药界院士的支持。在此，一并表示感谢！

本丛书从重要论著、临床经验等方面对国医大师临床经验发掘整理，涵盖了中医原创思维与个性诊疗经验两个方面。并专设《国医大师临床研究概览》分册，总括国医大师临床研究成果，从成才之路、治学方法、学术思想、技术经验、科研成果、学术传承等方面疏理国医大师临床经验和传承研究情况。这既是对国医大师临床研究成果的概览，又是研究国医大师临床经验的文献通鉴，具有永久的收藏和使用价值。

文以载道，以道育人。丛书将带您走进"国医大师"的学术殿堂，领略他们深邃的理论造诣，卓越的学术成就，精湛的临床经验；丛书愿带您开启中医药文化传承创新的智慧之门。

《国医大师临床研究》丛书编辑委员会

2013 年 5 月

陈竺序

中国医药学是一个伟大的宝库，是中华民族传统文化的重要组成部分。几千年来，对中华民族的繁衍昌盛和世界医学的发展都作出了巨大的贡献，是世界医学宝库中的一块璀璨的瑰宝。

中医学之所以称之为"伟大的宝库"，一方面它有着独立的系统完整的理论体系；另一方面还有着极其丰富、行之有效的临床实践经验。而这些理论和经验，除了记载在《黄帝内经》《伤寒论》《金匮要略》《神农本草经》四部经典和历代不少名家的医学著作中，还存在于众多的老中医的经验之中，所以完整地继承、整理、研究、发扬他们卓有成效的临床经验和理论，实是当务之急。

国医大师张大宁是我国著名中医学大家、国医大师、中央文史馆馆员、国际欧亚科学院院士，多年从事中央领导的医疗保健工作，学术功底深厚，临床经验丰富，尤其在中医肾病学的理论和实践方面造诣颇深。他曾在 20 世纪 80 年代主编了我国第一部《实用中医肾病学》和《中医肾病学大辞典》，科学严谨地规范了"中医肾病"的概念、范围及辨证论治的基本规律，并提出"肾为人体生命之本"、"心–肾轴心系统学说"、"补肾活血法"等理论，被誉为中医肾病学的奠基人之一，是一位被医学界和社会公认的、有着高超医术的中医大家。1998 年，经中国科学院提名，国际天文联合会命名"张大宁星"，这是世界上第一颗以医学家命名的小行星。

大宁教授医德高尚，严格律己，善待病人。无论是高官政要、亿万富翁，还是平民布衣、贫困百姓，他都一视同仁，奉为至亲。他经常以孙思邈的《大医精诚论》来要求自己和教育学生，这种崇高的医德在医界和社会上传为佳话。

大宁教授是中国农工民主党党员，曾担任过第十二届、第十三届、第十四届农工党中央副主席，第九届、第十届、第十一届全国政协常委，第七、第八届全国政协委员，并担任过第十一届全国政协教科文卫体委员会副主任，以及农工党天津市主委、天津市政协副主席等职务。作为担任过中央及地方领导的参政党党员，多年来他不仅努力敬业，做好自己的本职工作，而且积极参政议政，为中央及地方提出很多有价值、有建设性的意见和建议，受到中央领导的多次表扬。

大宁教授有很多名誉，但他从不自傲，总是谦虚待人，礼贤下士。此次《国医大师临床研究·张大宁医学丛书》的出版，凝聚了他及传承弟子的心血，我衷心地祝贺他，愿我们的医学同道及广大农工党员学习他的高尚医德和敬业精神，为我国医学卫生事业的发展做出新的贡献。

即将付梓，是为序。

全国人大常委会副委员长

中国农工民主党中央主席

中华医学会会长

2015 年 11 月

邓铁涛序

日前，大宁教授送来他弟子张勉之和范玉强等主编的《国医大师临床研究·张大宁医学丛书》的部分书稿，大体浏览了一下，注意到他说的这样一段话，我很同意。"中医学，从学科的属性来讲，属于自然科学中应用科学的范畴，即属于医学的范畴。但由于它在形成和发展的漫长历史过程中，所具有的特殊历史背景和条件，使其具有浓厚的、中华民族传统文化的底蕴和内涵。中医学是一门独立于现代医学之外的，系统完整的医学科学体系"，这段话既讲明了中医学有关"科学与文化"的双重属性，又讲明了中医学作为一门系统、完整，而又有着自己特色和优势的学科体系，独立地屹立于世界医学之林。

中医学之所以称为伟大的宝库，除了具有自己独特系统的理论体系和临床经验之外，还有着《黄帝内经》《伤寒论》《金匮要略》《神农本草经》等四大经典，及数以千计的历代医家著作。除此之外，还有着数以万计的老中医，这些老中医不仅有着丰富的临床实践经验，而且还有着自己独特的学术思想，总结、整理这些十分宝贵的资源、实是当今中医界的重要任务。

张大宁是我国第二届国医大师，对于我们这些耄耋之年、期颐之年的首届国医大师来讲，属于"小一辈"的国医大师，大宁教授是我国著名的中医大家，多年从事中医肾病学的研究，在中医肾病学的形成和发展中，作出了巨大的贡献，是中医肾病学的奠基人之一。大宁教授有着深厚的中医理论功底，和丰富的临床经验，多年坚持在中医临床工作第一线，以高尚的医德和高超的医术，赢得广大患者的赞誉。此外，他坚持教书育人，言传身教，提携后人，培养了一批又一批的中医高档人才。同时，他坚持临床与科研相结合，在中医肾病研究领域取得了很大的成果。

这里要特别提到大宁教授的亲传弟子张勉之，他从现代医学角度对大宁教授的临床经验，尤其是"补肾活血法"的机理进行了系统的研究，取得了不少的成绩，有力地证实了其科学基础和内涵。

最近，大宁教授的弟子们将其老师多年来积累的临床经验、学术思想、科研成果和心得体会编成大作出版，很有意义，必会推动中医学的发展，促进中医药的传承与创新，作为老一代的中医，我衷心的祝福他们。

　　谨以此为序。

邓铁涛

2015. 10.

传承好中医 发展好中医

——写在《张大宁医学丛书》出版的时候

《张大宁医学丛书》即将付梓了，丛书编者请我写序，我想了想，写点想法，取名"传承好中医发展好中医"，放在丛书正文的前面，算是一点感悟吧。

时间真快，我现在已经是一名七十多岁的老人了，可以说干了一辈子中医，几乎每一天都没闲着，看病、看书、写书、学习，医、教、研忙个不停，看过的病人可以说"数以十万计"，在长期、大量的临床实践中，总结了一些行之有效的经验，也悟出了一些有关中医理论上的问题，学生们整理起来，编套丛书，算作为一次总结，和同道们的交流吧。

我们常说："中医药学有着几千年的悠久历史，长期以来，在中华民族的繁衍昌盛上作出了巨大的贡献"，我想这是无疑的。但如何看待这门学科，如何评价这门学科，人们看法上却不尽相同。与此，我在2007年3月，在向时任中共中央总书记、国家主席胡锦涛汇报中医工作时，有过这样一段话："中医学，从学科的属性来讲，属于自然科学中应用科学的范畴，即属于医学的范畴。但由于它在形成和发展的漫长历史过程中，所具有的特殊历史背景和条件，使其具有浓厚的中华民族传统文化的底蕴和内涵"。意思是说，中医学具有"医学"和"文化"的双重属性，我想这是西医所不具备的。正是因为如此，所以中医学算作"国学"的一部分，可以申请世界的"非遗"；也正是如此，中医学要讲传承，要带徒，要评大师，要读经典。纯属自然科学的学科，是"新的代替老的"，"读最新的、学最新的、用最新的"，而"文化"则不然，"文化"是讲经典，讲"新的老的并存，百花齐放"，《诗经》是诗歌的经典，但没有人分析"唐诗是超过了诗经，还是不如诗经"，没有人分析"现代诗是超过了唐诗，还是不如唐诗"，"文化"需要的是"新的继承老的、发展老的，但新的老的都要存在，要讲传承"，这也许能回答一些西医经常问的问题："为什么中医总是要读古书？"

当然，我要说的一点是，中医学虽然是具有传统文化属性，但它根本的属性是"医学"，换言之，是一门防病、治病的科学。我常讲："广义的临床疗效，包括防病、治病、康复、养生、延年益寿等，是任何一门医学的根本宗旨与归宿，离开了这点，作为一门医学将不复存在"，中医学也是如此。两千多年来，中医学之所以产生、所以发展，其根本的原因在于它的"疗效"，在于它能防病治病，能养生，能益寿，如果没有这些，它也就早已灭亡了。但由于前面所说的中医学的特点，中医学的双重属性，所以中医学作为世界医学宝库的一部分，它的"宝"

不仅仅在于当代的医疗实践中，而更多的在于中医学的四大经典，在于中医学的历代医学著作，在于现代老中医的经验之中。

不久前，中国中医科学院 85 岁的屠呦呦研究员荣获 2015 年诺贝尔生理学或医学奖，作为中国大陆第一位诺贝尔自然科学奖的获得者，像是一声惊雷，震动整个神州大地，中国人期盼百余年的梦想变成了现实，除了兴奋、激动、高兴之余，又会带来哪些思考呢？我想会很多、很多，但无疑，其中一条重要的思考是：这第一个诺贝尔奖来自于中医，来自于中药，来自于晋代葛洪的《肘后备急方》，一本看起来不显眼的小册子，"肘后"即放在袖子里，"备急"是医生、老百姓都可以"备急"，"方"即中药方剂、药物，《肘后备急方》充其量不过是一本"可以放在袖子里"的"简明内科急救手册"，传承下来，发展出去，却成了每年可以救活数百万人生命的无价之宝，要知道，这只是数以千计、数以万计的中医药著作中的"一本小书"，沧海之一粟，能量竟然如此之大，那整个中医药学的宝库中该有多少"宝"呢？该在世界医学的发展中作出多大的贡献呢？我想，再往大处想，再往远处想，再大也不为大，再远也不为远，真正的宝库啊！

我常和学生们讲："读经典、读历代医学著作，学老中医经验，多临床、多实践、多总结"，这是学中医、用中医、传承中医、发展中医的必由之路，要系统完整的传承好中医，才能科学创新的发展好中医，我们鼓励西医学中医，鼓励中西医结合，鼓励多学科的专家们加入到研究中医、发展中医的队伍中来。

中共中央总书记、国家主席、中央军委主席习近平非常重视中华民族传统文化的继承与发扬，重视作为中华民族传统文化一部分的中医药的传承与发展，习主席指出："中医药学凝聚着深邃的哲学智慧和中华民族几千年的健康养生理念及其实践经验，是中国古代科学的瑰宝，也是打开中华文明宝库的钥匙"。这是总书记站在战略的高度，对中医药学所做的最科学、最准确的评价，也是对中医药学最重要的指示。

2014 年 10 月 30 日，中共中央政治局委员、国务院副总理刘延东在人民大会堂接见第二届国医大师时，曾做过一段中医学整体定位与发展的重要指示："要把中医药这一独特的卫生资源发展好，潜力巨大的经济资源利用好，具有原创优势的科技资源挖掘好，优秀的文化资源弘扬好，重要的生态资源维护好"，这一段精彩的论述，不仅给悠久的中医药学以科学、完整地定位，而且又以简练、准确的语言对中医药学的发展予以高度的概括。所以后来国家中医药管理局让我代表 30 位国医大师发言时，我以四个"非常"表达了大家的感想和体会，即"非常科学、非常全面、非常严谨、非常准确地表明了中医药学的特色和优势，表明了中医药学在我国医疗卫生事业中的重要作用，表明了中医药学作为原创医学在人体生命科学中的重要内涵，表明了中医药学在中华民族传统文化中的重要位置，表明了中医药学在我国经济、文化、科教，乃至整个社会发展中所作出的，和将进一步做出的更大更重要的贡献"。

在这篇感悟文章的最后，我愿以下面一段发自内心的话，与同道们共勉：

我们生活在条件最好的年代里，有这么好的民族，这么好的国家，这么好的制度，这么好的领导，这么好的传统文化，这么好的中医遗产，这么好的老中青结合的队伍，让我们团结起来，"坐下来，安下心，念好书，实好践，多看书、多临床、多研究、多总结"，把我们中华民族传统文化中的瑰宝中医学，系统完整地继承下来、传承下去，科学创新地发展开来，为中国人民、世界人民的健康事业作出贡献，为世界医学宝库增添一份绚丽多彩的礼物。

谢谢大家。

张大宁

2015 年 11 月

总 前 言

张大宁，我国著名的中医学大家、中医临床家、中医教育家、中医肾病学专家、国医大师、中央文史馆馆员、国际欧亚科学院院士。从20世纪90年代至今，张大宁连续担任中央保健医生，负责中央领导的医疗保健工作，被中央授予优秀中央保健医生，予以表彰。张大宁现任天津市中医药研究院名誉院长、首席专家，天津市中医肾病研究所所长。主任医师、教授、博导、博士后导师、中医肾病学国家授衔专家、首批享受国务院特殊津贴专家、国家卫生和计划生育委员会公共政策专家咨询委员会委员、国家中医药管理局中医药改革发展专家咨询委员会委员。同时，还兼任中华中医药学会副会长、肾病分会主任委员、中国中医药研究促进会会长、天津市中医药学会会长、天津市老卫生科技工作者协会会长，以及《中医杂志》《中华中医药杂志》等十余种专业学术期刊的编委会主任、副主任。

作为中医肾病学奠基人之一的张大宁教授，在20世纪80年代，就主编了我国第一部《实用中医肾病学》和《中医肾病学大辞典》，科学、严谨地规范了"中医肾病"的概念、范围，及辨证论治的基本规律，从而"中医肾病学"从中医内科学中科学地分离出来，形成一门独立的，系统完整的中医临床学科。其中，他提出的"肾为人体生命之本"、"心-肾轴心系统学说"、"肾虚血瘀论和补肾活血法"等理论，已被中西医学术界所公认。尤其是"补肾活血法"的理论，经过三十余年中西医多学科的共同研究，现已在100多种病症中得到广泛使用，获得满意的效果。为此，经全国科协、国家中医药管理局、民政部批准，中华中医药学会于2011年成立了全国自然科学二级学会——中医补肾活血法分会，这是第一个以"个人提出的治法"命名的医学会。张大宁治疗各种肾脏疾病，如慢性肾炎、慢性肾盂肾炎、肾病综合征、糖尿病肾病、慢性肾衰竭等，有着卓著的疗效，在全国乃至国际上都享有盛名。几十年来，经他治愈的患者数以万计，不少国家元首政要都慕名求诊。他医德高尚，严格律己，对待病人，都一视同仁，奉为至亲。门诊看病时，他经常从早上八点看到半夜，仔细认真、一丝不苟，病人感动万分。几十年来，他几乎每天不离病人，有求必应。用他自己的话说："从个体上、现象上看，是病人求医生；但从整体上、本质上看，是医生求病人。脱离了病人，医生就失去了存在的价值"。

科研方面，张大宁多年从事中医药治疗肾脏疾病的临床与基础研究，他强调"在临床实践有效的基础上，从事基础研究"。作为首席专家，负责国家"十五"、"十一五"、"十二五"、"十三五"的课题多项，其研究成果证实，中医药对于肾小球硬化、间质纤维化、小管萎缩以及血管病变等，都有着良好的效果，从而打破了西医"不可逆"的理论，也为其他脏器硬化和纤维化的治疗提供了新的思路。其领衔研究的"肾衰系列方治疗慢性肾衰竭的临床与实验研究"、"TNF-α 对肾间质纤维化细胞表型变化的影响及补肾活血法对 TEMT 的抑制作用"、"补肾活血法在肾间质纤维化上的应用研究"、"补肾活血法治疗系膜增生性肾小球肾炎的临床与基础研究"等，先后荣获国家各级科技进步一等奖、二等奖等十余项科技成果奖及多项发明专利。他研制的"肾康宁胶囊"、"补肾扶正胶囊"、"活血化瘀胶囊"、"补肾止血胶囊"、"肾衰排毒胶囊"、"糖肾康胶囊"等二十余种成药，疗效显著，驰名国内外。其他如"碳类药"在慢性肾衰中的应用；中药"脱钾"技术在高血钾患者中的应用等，都堪称国内外一流水平。

1990 年 8 月，张大宁作为首位大陆杰出中医学者赴台湾讲学会诊，破冰之旅，架起了海峡两岸医学交流的第一座桥梁，受到台湾两千多万同胞和中西医界的热烈欢迎，以后又多次赴台，为两岸交流作出重大贡献，受到中央领导的表扬。

1993 年，张大宁用个人款项建立了"张大宁传统医学基金会"，以弘扬祖国传统医学，发扬中医肾病事业。张大宁积极培养接班人，作为博士生导师、博士后导师和国医大师，多年来在全国各地建立了数十个工作站，培养了一批又一批的学术接班人，形成完整的学术梯队。

1998 年 8 月，经中国科学院提名，国际天文学联合会批准，将中国科学院发现的 8311 号小行星命名为"张大宁星"，这是世界上第一颗以医学家命名的小行星，为此被选入世界吉尼斯大全，中国集邮总公司特别发行了纪念首日封。

此外，张大宁作为国学大师，对中华民族的传统文化，对国学，尤其是"经学"，有着深厚的功底和研究，他有自己撰写的 96 字的治家格言和各种教人诲人的警句名言，使后学者，包括子女和学生，都能"做人正，做事强，人忠厚，人包容"，以下仅将张大宁的《治家格言》摘录于下，作为本书总前言的结束语以自勉。

张大宁治家格言；书香门第，诗礼传家；孝悌为首，忠厚为佳；实力立足，事业为重；勤奋好学，若谷为大；人生挑战，笑而相迎；难得糊涂，粗旷儒雅；宏观人世，似与非似；业绩昭昭，为本中华；女子贤惠，端庄规范；敬老爱夫，教子淑达；家庭和睦，老幼各宜；代代相传，兴旺发达。

《张大宁医学丛书》总主编　张勉之
范玉强

2015 年 11 月

前　言

　　医话，是中医学文化的一个重要组成部分，是中医学所独有的，西医没有"医话"一说。张大宁老师经常讲，中医学有两个学科属性，一是它的自然科学，即医学的属性，二是它的传统文化，即文化的属性，前者是它的根本属性，后者是它的辅助属性，而这种辅助属性是由于中医学它在形成和发展中所具有的特殊历史背景和条件所决定的，而"医话"恰恰是这种特有中医文化中的重要组成部分。

　　中医学是一个伟大的宝库，几千年来在中华民族的繁衍昌盛中起到巨大的作用，这当是毋庸置疑的，但这个宝库究竟"宝"在哪里？张老师说，一是在四大经典，即《黄帝内经》《伤寒论》《金匮要略》《神农本草经》；二是在历代医家著作；三是在医书之外的古代各种著作如四书五经、诸子百家、各种史书、道教、佛教等著作之中；四是在近代和当代的名家中医著作之中；五是在现代老中医的经验之中，而"医话"正是老中医在临床或教学、科研，甚至日常工作、生活中，即兴而讲的学术思想、辨证体会、治疗经验等，往往是跟随老师的学生所整理，本书正是这样一部著作。

　　我们虽然随张大宁老师学习20余年，但老师博学多才，满腹经纶，临床经验极为丰富，治疗效果甚佳，所以真正所学还尚差很远，整理本书只是沧海一粟，甚至不少错谬之处，敬望同道指正。

焦　剑

2015 年 9 月

目　录

《国医大师临床研究》丛书序

陈竺序

邓铁涛序

传承好中医　发展好中医——写在《张大宁医学丛书》出版的时候

总前言

前言

第一章　张大宁话中医学 ………………………………………………… (1)

　　第一节　关于中医学发展问题的几点思考 ………………………… (1)

　　第二节　"证"是中医学最根本的特色和优势 …………………… (2)

　　第三节　经验传承是中医学发展的中流砥柱 ……………………… (4)

　　第四节　创新是中医学体系自我发展、自我完善的必经之路 …… (4)

　　第五节　中医学的发展，要充分调动各方面力量 ………………… (5)

　　第六节　中医学是发展的，并不是越古越好 ……………………… (5)

　　第七节　临床疗效是任何一门医学的根本宗旨和归宿 …………… (5)

　　第八节　中医疗效的确认有自己的特点 …………………………… (6)

　　第九节　关于中西医结合 …………………………………………… (7)

　　第十节　目前中西医结合是一种方法学的优势组合 ……………… (7)

　　第十一节　"辨证论治"的提出是划时代的事件 ………………… (8)

　　第十二节　中医辨证论治应该加以延伸、更新和充实内涵 ……… (8)

　　第十三节　目前人类的医学模式为生物-心理-社会-自然医学模式 … (8)

　　第十四节　纠正中医学中的两个"误区" ………………………… (9)

　　第十五节　关于"四大经典"的论述 ……………………………… (9)

　　第十六节　中医强调四部经典的原因 ……………………………… (11)

　　第十七节　中医学既治已病，又治未病 …………………………… (11)

　　第十八节　中医没有病名就打破了中医的完整科学体系 ………… (11)

　　第十九节　单味中药用现代医学手段提取有效成分后还应算中药 … (12)

　　第二十节　阴阳失衡就是病 ………………………………………… (12)

　　第二十一节　一个医生，首先应该是个学者 ……………………… (13)

　　第二十二节　大医应仁心 …………………………………………… (13)

　　第二十三节　中医学将会为整个肾病学的发展作出贡献 ………… (14)

　　第二十四节　中医学是一本完整的书 ……………………………… (14)

第二章　张大宁话其学术思想 …………………………………………… (16)

　　第一节　"心-肾轴心系统学说"的最初提出 …………………… (16)

　　第二节　心、肾、命门的关系 ……………………………………… (16)

第三节 "心-肾轴心系统"的生理及病理 ………………………………（17）

第四节 "心-肾轴心系统学说"强调心肾关系和轴心作用 …………（18）

第五节 中医心肾关系是神经与内分泌学说的朴素结合 ……………（19）

第六节 中医学对肾的认知是不断发展的过程 ………………………（19）

第七节 中医肾实质的探讨 ……………………………………………（20）

第八节 肾虚血瘀证随年龄的增长呈上升趋势 ………………………（21）

第九节 流行病学调查证实肾虚血瘀证的存在 ………………………（21）

第十节 肾虚血瘀论形成的病因依据 …………………………………（21）

第十一节 肾虚血瘀辨证诊断标准 ……………………………………（22）

第十二节 异病同治的肾虚血瘀论 ……………………………………（22）

第十三节 久病入络是慢性肾病的重要病机 …………………………（23）

第十四节 补肾法的源流及流派 ………………………………………（23）

第十五节 补肾活血法是补肾法与活血法的有机结合 ………………（24）

第十六节 "补肾活血法"的立论基础 ………………………………（24）

第十七节 "补肾活血法"可以改善老年肾虚 ………………………（25）

第十八节 "补肾活血法"可以调节"三个轴"的功能 ……………（25）

第十九节 "补肾-活血-排毒"思路贯穿于各类肾病的治疗 ………（26）

第二十节 "补肾活血法"的十大功效 ………………………………（27）

第二十一节 补肾活血法的分类 ………………………………………（28）

第三章 张大宁话肾病四诊 ……………………………………………（29）

第一节 慢性肾衰竭中的四诊 …………………………………………（29）

第二节 肾性贫血的特殊面容 …………………………………………（29）

第三节 面色黧黑多见于肾阳虚损、瘀血内停、湿浊内蕴相兼为患 …（30）

第四节 肌肤甲错是营阴亏耗与瘀血阻络共同作用的结果 …………（30）

第五节 耳垂折痕与心肾阳虚有关 ……………………………………（31）

第六节 慢性肾衰竭导致的皮肤瘙痒应内外同治 ……………………（31）

第七节 肾病水肿的辨析 ………………………………………………（32）

第八节 大便是六腑的终结 ……………………………………………（33）

第九节 辨析肾病之尿 …………………………………………………（33）

第十节 蛋白尿一定尿中有泡沫，但尿中有泡沫不一定是蛋白尿 …（34）

第十一节 24 小时尿蛋白定量的结果比尿常规可靠 ………………（35）

第十二节 夜尿多总以肾阳不足所致 …………………………………（35）

第十三节 舌诊是了解人体阴阳虚实及寒热深浅的窗口 ……………（36）

第十四节 人体衰老的外在特征 ………………………………………（37）

第四章 张大宁话治肾病之法 …………………………………………（39）

第一节 "补肾活血、降逆排毒法"治疗慢性肾衰竭 ………………（39）

第二节 "清热解毒、活血利湿法"治疗急性肾小球肾炎 …………（40）

第三节 "补肾健脾、活血化瘀、清热利湿法"治疗慢性肾小球肾炎 …（40）

第四节 发展地看待慢性肾炎的病因病机 ……………………………（42）

第五节　"补肾活血法"治疗难治性肾病综合征 ……………………………… (43)

第六节　"补肾活血法"治疗糖尿病肾病 ………………………………………… (43)

第七节　"补肾活血、祛湿利水法"治疗肾性水肿 …………………………… (45)

第八节　治疗肾性血尿应适当运用活血药 …………………………………… (46)

第九节　"益气升提法"治疗肾性血尿 ………………………………………… (47)

第十节　"补精贵知积"治疗肾炎蛋白尿及血尿 …………………………… (47)

第十一节　"补肾益气、清热解毒、利湿通淋法"治疗慢性泌尿系感染 ……… (48)

第十二节　"补肾益气、清热通淋法"治疗泌尿系结石 ……………………… (49)

第十三节　"补肾活血法"治疗马兜铃酸肾病 ……………………………… (49)

第十四节　健脾补肾、利湿降浊治疗肾性高尿酸血症 ……………………… (51)

第十五节　"升清降浊法"治慢性肾衰之浊毒内蕴 ………………………… (51)

第十六节　"补肾健脾法"治疗肾性贫血 …………………………………… (52)

第十七节　"炭剂吸附法"治疗慢性肾衰竭 ………………………………… (53)

第十八节　"补肾为主，肝肾并治，活血化瘀，辛温香窜"治疗男子性功能障碍 … (54)

第十九节　"补肾活血、清利湿热法"治疗慢性前列腺炎 …………………… (56)

第二十节　"补肾活血、清利湿热法"治疗前列腺增生 ……………………… (57)

第二十一节　补肾活血、辛温香窜治疗早泄 ……………………………… (59)

第二十二节　"补肾活血法"治疗动脉粥样硬化 …………………………… (61)

第二十三节　张大宁临证医案数则 ………………………………………… (61)

第五章　张大宁医话拾遗 …………………………………………………… (86)

第一节　"上工治未病"与"重视正气"是以预防为主的指导思想 ………… (86)

第二节　"天人合一"——重视自然环境对人的影响 ……………………… (86)

第三节　人体衰老原因的探讨 ……………………………………………… (87)

第四节　有关抗衰老的研究 ………………………………………………… (88)

第五节　补肾方药研究，反证内分泌紊乱在肾虚发病中的作用 …………… (89)

第六节　法随证转，动态掌握 ……………………………………………… (90)

第七节　"提壶揭盖"调畅气机 ……………………………………………… (90)

第八节　动物实验研究肾阳虚与血瘀关系 ………………………………… (91)

第九节　补阳还五汤主治"气虚血瘀"实为"肾虚血瘀" …………………… (92)

第十节　从《伤寒论》《温疫论》到《温病学》——中医传染病学逐渐确立 … (92)

第十一节　从中医角度理解激素在治疗肾病中的作用 …………………… (93)

第十二节　慢性肾衰的中医辨证分型及疗效的判定 ……………………… (94)

第十三节　升清降浊法是治疗慢性肾衰的重要手段 ……………………… (95)

第十四节　慢性肾衰需系列化治疗 ………………………………………… (97)

第十五节　从流行病学角度研究慢性肾衰竭的原发病 …………………… (98)

第十六节　恶心、呕吐往往是慢性肾功能不全的信号 …………………… (99)

第十七节　女性贫血应除外慢性肾功能不全 ……………………………… (99)

第十八节　雷公藤多苷配合中药治疗慢性肾炎安全有效 ………………… (100)

第十九节　青蒿可清透瘀热、清解湿热 …………………………………… (101)

第二十节　五味子是一味一药多效治疗肾病的妙药 ……………………（102）

第二十一节　足少阴肾经与咽喉经络相通 ………………………………（103）

第二十二节　肾病患者扁桃体炎反复发作可以考虑摘除扁桃体 …………（104）

第二十三节　肾病患者应合理低盐饮食 …………………………………（105）

第二十四节　低蛋白饮食不是不进食蛋白质 ……………………………（105）

第二十五节　血肌酐水平可以准确地反映肾功能不全患者肾脏功能 ……（106）

第二十六节　对于尿毒症的治疗，肾移植比血液透析好 ………………（106）

第二十七节　应用本体知识获取技术挖掘老中医临证经验及学术思想 …（107）

第二十八节　认为服用任何中草药都是安全、无毒副作用是误区 ………（108）

第二十九节　灌肠是改变给药途径，不是为了通大便 …………………（108）

第三十节　心脏病的治疗 …………………………………………………（109）

第三十一节　失眠的治疗 …………………………………………………（110）

第六章　张大宁话肾养生 ………………………………………………（114）

第一节　中医学所说的"肾"功能 ………………………………………（114）

第二节　齿、骨、发、性的生长状况是观察肾中精气盛衰的标志 ………（115）

第三节　肾精足则身体壮 …………………………………………………（116）

第四节　导致肾虚的六大因素 ……………………………………………（116）

第五节　肾虚的中医辨证 …………………………………………………（118）

第六节　西医学所说的肾脏的功能 ………………………………………（119）

第七节　肾阳在人体水液代谢中作用重要 ………………………………（120）

第八节　肾的强弱决定二阴的功能 ………………………………………（120）

第九节　护肾从日常生活做起 ……………………………………………（121）

第十节　肾病患者如何平稳过春节 ………………………………………（122）

第十一节　睡子午觉可以养护肾阴肾阳 …………………………………（122）

第十二节　服用药物要合理可以预防肾损害 ……………………………（124）

第十三节　肾虚与脑病有关 ………………………………………………（124）

第十四节　告诉前列腺增生患者的注意事项 ……………………………（124）

第十五节　节日饮食是对慢性肾病的一个考验 …………………………（126）

第十六节　房事不节伤肾 …………………………………………………（127）

第十七节　急性肾小球肾炎的治疗与护养 ………………………………（128）

第十八节　慢性肾小球肾炎的治疗与养护 ………………………………（129）

第十九节　糖尿病肾病的表现与治疗 ……………………………………（130）

第二十节　定期查体可以早期发现疾病 …………………………………（131）

第二十一节　从尿液检查可以了解哪些肾脏疾病 ………………………（132）

第二十二节　肾脏疾病患者有六种情况应做 X 线检查 …………………（133）

第七章　张大宁有关中医学经典语言选录 …………………………（135）

第八章　张大宁治疗肾病之方药 ……………………………………（137）

第一节　张大宁治疗肾病之方 ……………………………………………（137）

第二节　张大宁治疗肾病之药 ……………………………………………（152）

第一章　张大宁话中医学

张大宁教授是我国著名的肾病专家,国医大师。他酷爱中医,对中医有着深厚的情感。他在多年的研习实践中,不断地思考,对中医、中医学、中医肾病学有深刻的领悟,并提出了自己的观点。

第一节　关于中医学发展问题的几点思考

张大宁教授在第 21 次中华中医药学会肾病分会学术会议的讲话,具体内容如下所述。

一、中医学有关概念的思考

"中医学从学科的属性来讲,属于自然科学中应用科学的范畴。但由于她在形成和发展的漫长历史过程中,所具有的特殊历史背景和条件,使其具有浓厚的中华民族传统文化的底蕴和内涵。从而形成一整套不同于现代医学的独立的医学科学体系。"

现代医学是建立在自然科学的基础上,而中医学是建立在长期经验积累、升华和中华民族传统文化的基础上。中医学和现代医学是从两个不同角度观察、分析人体生命活动、病理变化及治疗方法的完全不同的医学体系。

正是由于中医学是一门完全不同于现代医学的独立的医学科学体系,所以作为中医学院的学生、中医大夫,以至所有中医工作者,就应该理所应当地、全面地掌握这一门学科体系。中医学如同一本完整的书,有前言、有开始、有发展、有结尾,系统完整。当然由于历史原因,她不可能尽善尽美,其中肯定有不少不准确、不正确甚至是不科学的内容,但这丝毫不影响她的光彩和伟大,不影响作为中医大夫应当全面继承她的必要性和重要性。

医学属于应用科学的范畴,但在诸多的应用科学中,医学带有更鲜明的实践性与经验性,从这点意义上讲,医生脱离了患者,就失去了存在的价值,中医学更是如此。从个体上、现象上讲,似乎是患者求医生,但从整体上、内涵上讲,是医生求患者。不懂得这个道理的医生,不仅在医德上,而且在学术上也永远不会成为一个好医生。

二、如何看待中医学的发展

临床疗效是任何一门医学发展的根本宗旨与归宿。从这点意义上讲,医学科学除治疗学外,都可以认为是一种基础、方法与过程。中医学几千年的发展,尤其是在现代医学迅速崛起的近百年、近几十年,还能得到发展与壮大,最根本的一条,就是由于她独特的临床疗效。这也是中医学能够立足、发展的根本所在。讲中医学的特色固然重要,但更重要的是

"优势",离开"优势",中医学作为医学科学来讲,将不复存在。两千多年来,在历代医家的共同努力下中医学是在不断发展、不断成熟、不断完善的,这是必须要肯定的。这较之《黄帝内经》(简称《内经》)、《伤寒杂病论》《神农本草经》等,已经有了很大的发展。虽然在历代医家的著述中,常以"四大经典"为依据,但丝毫不说明中医学在原地不动。恰恰相反,她的不少内容早已跳出"四大经典"的圈子,新的理论、新的内容不断地出现。无疑地讲,中医学是一门发展的科学。

新中国成立后,党和政府给了中医学以最大的支持,党的中医政策,以及三代领导人对发展中医学的重要指示,都给中医学的发展以很大的雨露与阳光。尤其是中国共产党第十六次全国代表大会(简称十六大)后,以胡锦涛同志为总书记的党中央,更在关键时刻,给予中医学以极有力的支持,不但更好更快地促进了中医学的发展,也给当前社会上个别人出现的奇谈怪论以有力的打击。

三、关于中医学发展要注意的五个层面

医学的竞争,从某种意义上讲,就是临床疗效的竞争。这种竞争从业内来讲,近乎于残酷。这里没有爱国主义与卖国主义之分,完全处于市场调节之中。这种竞争类似于达尔文学说中"生存斗争""自然选择"的道理。

临床疗效的竞争是第一层面,也就是说是第一位的,最根本的。在这个前提下,不同医学派别之争,依次有四个层面,即:第二层面——副作用、不良反应;第三层面——疗效的速度;第四层面——治法的繁简;第五层面——经济实惠。

中医学同其他任何一门学科一样,都要继承与发展,而继承的目的正在于发展。几千年来,虽然在某些形式上,中医学似乎过多地强调了继承,好像"言必乎内经,用必乎伤寒",但究其实质内涵而言,仍然在继承中不断地体现了发展,金元四大家的出现、温病学说的建立、王清任活血化瘀研究的深入等,都证实了这点。在科学发展迅速的今天,在社会需要日益强烈紧迫的今天,中医学必定会得到更加迅速地发展。

总之,中医学是一个伟大的宝库,过去她曾对中华民族的繁衍昌盛做出了巨大的贡献,现在伴随着现代科学、现代社会的发展,她将会显示更加旺盛的生命力,发出更加灿烂的光辉,为世界医学宝库做出更伟大的贡献。

第二节 "证"是中医学最根本的特色和优势

张大宁教授说:"中医学从学科的属性上讲,属于自然科学中应用科学的范畴,即属于医学的范畴。但由于中医具有特殊历史背景和条件,使其具有浓厚的中华民族传统文化的底蕴和内涵。前者为中医学的根本属性,后者为中医学的辅助属性。也可以说,中医学是独立于现代医学之外的完整系统的医学科学体系。"

中医学的特色就是对于人体生命活动有独特的认识,优势是对人体宏观的、整体的认识和治疗方法和对某些病种的特有疗效。张大宁教授指出,比如说治疗急性炎症,西医用抗生素很厉害,疗效很好,将这部分疾病的治疗一刀切下去归为其优势。但是中医学也有特色和优势,比如说内毒素问题,西医没有治疗内毒素的药物,而很多中药就是菌毒兼治。所以中

医学有自己固有的特色和优势。中医学的"特色"固然重要,但更重要的是"优势",即不仅仅要有"不同于",更需要有"高于"现代医学的地方,所以"特色与优势共存",则"可存在、可发展";只有"特色",没有"优势",则谈不上"发展",只能"保护与保留"。

中医学的"特色",或中医教材中所说的"中医学的特点"到底是什么?有人说是"整体观",有人说是"脏象经络",有人说是"针灸汤药"等。张教授认为,纵观整个中医学的学科体系,作为一门独立的学科,其"特色",也就是从根本上、从基础上不同于现代医学的地方,是以"证"为核心的医学体系。换言之,中医学从基础到临床,从治疗、康复到养生、保健都是围绕着一个"证"字做文章。"证"是中医学特有的概念,它既不是症状、体征,也不是病名,它是中医学从另外一个角度(即不同于现代医学的角度)观察人体异常生命活动后,对人体不正常的病理现象所给出的一种高度的概括和分类,它是从中医生理学与病理学中抽象出来的一个独特的概念。

中医学由于历史的原因,使其从不同于现代医学之外的另一个角度观察人体的生理、病理,并形成一个独特的概念"证"。在此基础上,历代中医人以极其丰富的临床实践经验,建立了独特的"以'证'为核心的医学体系",包括辨证论治、辨证施护、辨证养生、辨证康复等,一切均以"证"这个不同于现代医学"病"的另外一个概念出发,形成自己独特的"特色和优势",从而形成自己独特完整系统的理论体系。张教授曾这样解释:中国古代进入封建社会后,尤其是孔子学说盛行后,就不能再解剖尸体,甚至还制定出"剖尸者与杀人同罪"的刑法,这样就影响了解剖学的发展,中医也就不能完全从解剖学角度研究人的生理病理,这就逼着中医从另外一个角度,即"从人体外在的生理病理现象,从用药物治疗后这些现象的变化"来分析人体内部的变化,再将这些实践经验以阴阳五行学说、精气学说等加以总结升华,得出一个中医学特有的概念——"证",以此来对各种症状体征进行科学的归纳与分类,并总结其病变治疗规律,这就是"辨证论治"。临床医生通过望闻问切四诊获得患者零散的症状和体征,并将其都罗列起来,用中医原有的解剖学知识把这些症状体征联系在一起,又运用中医的阴阳理论、五行学说、经络学说、病因病机理论及各种辨证方法对其进行处理,升华为一个或多个"证",就是辨证的过程;然后根据"证"制定出治疗的大法、小法,再选择好基本方剂和药物或针灸按摩等其他治疗方法,这就是"论治"的过程,合起来就是"辨证论治"的全过程。在其中最核心的是"证",只要"证"辨对了,"论治"就迎刃而解了。临床上无论内科、外科、儿科、妇科等各种病症,都是根据不同的"证"采取不同的治法,这样就有了"同病异治、异病同治"的说法,实际上就是"同证同治、异证异治"。由此,张教授常讲张仲景之所以被称为"医圣",之所以伟大,其根本原因不仅在于他的"经方"有效,不仅在于他写的《伤寒杂病论》,更重要的是,他是第一个科学地把零散的症状体征归纳为若干"证",并以此制定了治法与方药,从而形成了严谨的"理法方药"的人,他是中医辨证论治的奠基人。

张教授认为,中医学从基础到临床,从中医、中药到针灸、推拿、按摩,从治疗疾病到防病、康复、养生,纵观整个中医学体系,无不围绕一个"证"字,如果脱离了"证",直接由中医的病名联系到治法,则中医就变成"对症治疗",如果由西医的病名直接联系到治法,就等于为西医增加了一个有效的方法,等于丢掉了中医,所以只有由"证"到"治"才是中医学的特色,也就是"辨证论治"。中医人一定要掌握"证",这个辨证的过程只有懂得中医的人才会掌握。若一症一方或一病一方,中医就失去价值了。正是这种由特殊角度认识疾病的方法和治疗疾病的方法,构成了中医学的"优势",因为它不仅补充了西医认识疾病的不足,使人们对疾病的认识由"单维坐标"变成"多维坐标",由一条"线"变成一个"面",而且也由此衍生出不少用"西医办法解决不了的疾病,以中医的治法得到解决",从而大大丰富和提高了人们防病、治病的方法和效果。

第三节　经验传承是中医学发展的中流砥柱

张大宁教授指出:"现代医学是建立在自然科学的基础之上的。所以自然科学每一项大的研究成果都会推动现代医学的快速发展。如光镜的出现使医生看到了细胞,电镜的出现使医生看到了亚细胞的结构。尤其是近30年来,自然科学发生了飞跃性的发展,从而大大推动了现代医学的发展。但中医学是建立在长期经验积累的基础上,是两千多年来靠经验积累而形成的科学体系,需要一个长期积累的过程,所以发展相对较慢。但中医的疗效是在数以亿计的人体临床经验积累上得出的结论,应当说是最有说服力的,也可以说是经典性的,这不是在动物身上进行短期的实验所能比拟的。"

张教授一再强调,中医学作为一种应用科学,经验非常重要。运用中医学给人治病,人体就像一只黑箱,给它一个信号,它因此会反馈出一个信号。医生通过反馈的信号来推测人体的变化,所以经验对中医学至关重要,"离开了经验的积累,中医学将不复存在"。

现在国家中医药管理局、中华中医药学会非常重视"中医传承",把这项工作放到了很高的位置,通过设置传承奖、高徒奖,鼓励了老中医把经验传承给徒弟。张教授认为这项决策非常英明。徒弟不仅仅是听从师傅讲一些理论的东西,而且要时刻跟随师傅学习治病,因为运用中医治病,有些东西只能意会,不能言传。

张教授说:"中医学有其很大的优势:整体性、经验性、宏观性,同时也有自己的不足,如微观性、客观指标方面有所欠缺,这两方面也就恰恰决定了经验对中医学的重要性。虽然现在也正借助现代科技平台来发展中医,但主流还是靠经验。"

第四节　创新是中医学体系自我发展、
自我完善的必经之路

张大宁教授临证中,师古不泥古,出新于法度之中,他常讲:"创新是一个学科,乃至一个民族进步的灵魂,创新也是中医学体系自我发展、自我完善,并适应当前形势的必经之路,面对西医学的冲击,当务之急是敢于继承,勇于创新。"他从事中医肾病研究40余年,在长期大量临床实践基础上,继承了古代先哲的理论和经验,系统地提出了"肾虚血瘀论"和"补肾活血法"及"心-肾轴心学说"等新理论。"心-肾轴心学说"体现了心、肾、命门之间的生理关系,即在心的主导条件下,心与肾之间相互促进、相互制约的相对平衡关系,轴心表示此系统在人体的生理活动与病理变化中,所起的重要轴心作用,"心-肾轴心学说"补充并发展了中医医学理论。他博览群书,汲取众家之长,独具匠心地阐述并创立了中医肾病理论。"肾虚血瘀"仅是一例。他指出"肾虚血瘀"是构成多种慢性疾病、老年病及人体衰老的基础,在长期的中医肾病临床实践中,其他发现慢性肾病虽然临床表现复杂,变化多端,但均有不同程度的"肾虚与血瘀"。"肾虚与血瘀"完整有机地统一,肾虚必血瘀,肾虚为本,血瘀为标,互为因果,反过来,血瘀又成为慢性肾病病变发展的重要因素。肾虚是导致慢性肾病肾小球硬化的始动因素,血瘀是构成慢性肾病肾小球硬化的病理基础。同时依据此理论,确立了"补肾活血法",以"补肾活血法"为主体的理论体系,成为治疗多种慢性疾病、老年病及抗衰老的治疗大法,在这一理论体系的指导下,形成了独特的中医肾病治疗体系,使其中医肾病的诊疗水平居国内同行业领先水平,疗效颇佳,成就卓著。

张大宁教授将"循证医学"引入肾病学的研究,用于肾病文献的整理,诊疗经验的整理,使其上升为规律性、理性认识。开展多中心随机对照研究,使临床实验结果的可信度增加,促进中医肾病与现代医学的交流和对话。应用"循证医学"方法,建立客观的诊疗标准,致力于中医理论。他博采众方,触类旁通,不仅对一些常见肾病的诊治,有系统的研究,同时对新的病证,也有深入研究,如马兜铃酸肾病、高尿酸血症肾病、囊肿性肾病、Alport综合征等,首先对其进行了临床辨证论治工作,并对规范化诊疗提出新的建议与设计。

第五节　中医学的发展,要充分调动各方面力量

张大宁教授作为一代名医,一代国医大师,不但不保守,相反充分开放创新,他认为中医学的发展,要充分调动各方面力量,从文献史料研究、临床研究到基础研究、药物研究等,各方面齐心协力才能取得重大突破。对于中西医结合,张老师也非常支持,他特别推崇吴咸中院士"抓法求理带方药"的研究思路、沈自尹院士"肾的研究"及陈可冀院士的"活血化瘀法"的研究,评价他们是现代中西医结合的奠基人。

第六节　中医学是发展的,并不是越古越好

有人说,中医学保守,总是引用《黄帝内经》《伤寒杂病论》等古籍,才认为自己的论点有说服力,似乎中医仅仅拘泥于两千多年前的东西,而此后就没有了发展。面对这样的疑问,张教授是这样解释的:"喜欢引经据典只不过是中国人的习惯而已,中国人比较喜欢尊古敬老、崇拜偶像,所以在表达形式上就喜欢引用一些经典性的东西。这仅仅是一种表达形式而已,其实很多东西已经过实践证明是正确的,根本没必要引经据典,但中国人喜欢这样。引经据典并不代表中医学仅限于两千年前的成就,其实中医学的主流是发展的。如清代的温病研究,就已经跳出了张仲景《伤寒杂病论》的圈子,但清代研究温病的医学家仍然喜欢引用《伤寒杂病论》的内容。所以张教授说:"两千多年以前的中医学研究有其经典的指导作用,但中医学还是发展的,并不是越古越好。"

张大宁教授指出:"中医学同其他任何一门学科一样,都要继承与发展,而继承的目的正在于发展。几千年来,虽然在某些形式上,中医学似乎过多地强调了继承,好像'言必乎内经,用必乎伤寒',但究其实质内涵而言,仍然在继承中不断地体现了发展,金元四大家的出现、温病学说的建立、王清任活血化瘀研究的深入等等,都证实了这点。在科学迅速发展的今天,在社会需要日益强烈紧迫的今天,中医学必定会得到更加迅速的发展。"

第七节　临床疗效是任何一门医学的根本宗旨和归宿

在随张大宁教授临证时,我们经常见到外国友人,有欧美人、东南亚人等,他们不远万里

来津就医,到底是为了什么?不就是为了中医的疗效吗!张老师经常说:"临床疗效是任何一门医学的根本宗旨和归宿。任何一门医学要立足、要继承、要发展,最根本的一条是疗效,有疗效就有了一切,没疗效就失去一切。"中医学在过去的几千年中,能立足、能存在、能发展,尤其是近二百年来,西医进入我国后,作为传统医学的中医学不仅没被淘汰,反而还得到发展,最根本的原因就是中医的疗效。在医疗市场上没有爱国主义和卖国主义之分,没有计划调节与人为管理因素,"哪儿疗效好,病人就去哪儿"是一个永恒的真理。"病人都是看哪种治疗方法有效就往哪跑,怎么可能因为爱国主义而吃中药"。这就像一个完整的蛋糕,中医、西医各执一刀,"谁切的就是谁的",西医抗生素的出现,把急性炎症"切走了一大块",但慢性炎症、"体内毒素"这一块还在中医"手里";糖尿病"降糖",西医"切走了一块",但糖尿病肾病却完整地在中医"手里"。这好像达尔文"生存斗争"学说一样——"优胜劣汰",作为工作在临床一线的医生来讲,应该深感这种"斗争"的"残酷性"。所以,要继承中医、发展中医,最根本的一条是要"继承中医的疗效,发展中医的疗效"。

张大宁教授将医学的竞争分为四个等级,即副作用的大小、治疗速度快慢、治疗方法繁简、经济负担轻重。在疗效相同的情况下,比"副作用",谁的副作用小用谁的;在"疗效""副作用"都相同的情况下,比谁的"见效快";在"疗效""副作用""见效快慢"都相同的情况下,比"治疗方法的繁简",谁的方法简单,患者就用谁的,能打针的就不输液,能吃药的就不打针,能吃一次药的不吃两次等;最后,在"疗效""副作用""见效快慢""治疗方法繁简"都差不多的情况下,才比谁更经济,也就是比谁花的钱更少。所以,临床疗效第一,在疗效好的前提下,再谈其他,这就是中医学继承和发展的根本。

关于"衡量中医疗效"的问题,张老师指出,中医的优势在于它是一个独立于现代医学之外的医学科学体系,这个体系实际上是从另一个角度看待疾病,和现代医学是不同的,就像看人一样,从正面、侧面两个方向看是两个投影。中医所诊断出来的是"证",把人的疾病分成多种证来治疗;现代医学则是诊断一种"病",这是诊断疾病的两个角度,"证"是从整体出发,"病"则着重在局部。所以中西医结合是从两个角度来看待和诊断疾病的,这就像两个坐标,从两个维度出发集中到一点上,这样对疾病的诊断可以更精确、更完整。中医是"辨证论治",它治疗的是"证"而不是西医的"病",当然不排除不少"疾病"通过"证"的治疗达到痊愈,但完全以西医"病"的检查来衡量中医"证"的疗效,显然是不准确、不科学的。

总之,在中医未来的发展方向上,张大宁教授认为中医要以临床疗效为基础。医学的根本归宿在于疗效,只有把疗效提高了,中医才能立住脚。某些疾病的中医疗法受到国内外的欢迎,就是因为比西医有效。中医要经得起疗效、毒性、速度、方便、经济这五个层次的比较,才能得到患者的认可。中医学的发展要吸取现代医学的精粹,西医的发展也要吸取传统医学的精华,两门学科结合发展,才能有广阔的发展空间。

第八节　中医疗效的确认有自己的特点

"中医学的临床疗效体现在防病、治病、延年益寿等方面。其疗效的确认有自己的特点:言之有据,行之有果为上等;言之有据,行之无果应存疑待考;言之无据,行之有果为创新与发展;言之无据,行之无果应淘汰"。

"果"即临床疗效,"临床疗效是任何一门医学的根本宗旨和归宿"。用"有果"与"无果"来判定医疗活动是否有价值,是否应该存在或淘汰。"言之有据"与"言之无据"是指是否有理论依据。如果一项医疗活动既有理论可依,又有很好的疗效则可称为上等的典范;如果虽有前人的理论依据,但根据理论去做后人没有取得应有的疗效,张教授认为暂时不能予以否认,可认为目前尚不清楚,有待进一步研究;如果在前无古人而提出新的理论并付诸实践而取得疗效,那可称为创新与发展了,如张大宁教授提出的"肾虚血瘀论"与"补肾活血法",现已得到多学科的有效验证,可谓中医的创新、中医理论的发展;如果医疗活动既无理论依据,有无临床疗效则无生存价值。

第九节　关于中西医结合

张大宁教授指出,"治法"与"治病"的有机结合、整体治疗与局部治疗的有机结合,是中西医结合的关键。

"证"是中医学的核心,根据"证"进行"对证治疗",即辨证论治是中医学的特色与优势。张大宁教授认为,中医学的"证"是一种人体的"机体反应性",是人体整体对疾病的一种反应,"辨证论治"实际上是一种"整体治疗"。相对而言,西医从诊断到治疗,多着眼于人体局部,随着自然科学的不断发展及各种检查治疗设备的不断进步,从器官、组织、细胞到分子,越来越微观化,这是西医学的发展和进步。相比之下,西医在重视了"微观"的同时,却在某种程度上忽视了"宏观",忽视了"整体",在临床上经常可以看到西医认为"病"治好了,但"证""症状"还存在。当人体发生疾病时,西医先利用各种检查手段,逐步微观深入,找出哪里有问题,随后采取"靶向治疗",或者手术方法,针对局部直接给予治疗。中医多从人的整体进行观察、分析,归纳出若干"证",也就是"整体失调"的若干类型,根据这些不同的"证"、不同的"整体状态"进行治疗,通过"整体治疗"促进"局部的改变"。如果将中西医两者有机地结合起来,"病、证","整体、局部"一起治疗,不但可以提高疗效,而且对疾病的认识也深入了。

第十节　目前中西医结合是一种方法学的优势组合

张大宁教授说:"中医学、西医学是在人体的两种投影。譬如西医学是从正面分析人,而中医学是从侧面分析人。其实我国在周朝以前也从正面分析过人,但春秋战国以后,孔孟之道盛行'剖尸不仁',之后就只好从侧面分析人。这是两个不同的角度。而目前中西医结合是一种方法学的优势组合,是把两个学科的优势方法有机地结合起来,给患者以最佳的诊疗,从而相互促进、相互提高,达到优势互补的目的。从现阶段来讲,尚不构成两个学科理论体系的结合。"

张教授认为,采用现代医学的方法研究中药,这种方法是可以借鉴的,但绝不是研究中药的完全的、唯一的途径。中药的研究应该是在中医理论的指导下进行的,而现在很多造模方法很不健全,甚至不正确,如肾虚动物模型,这一方面尤其需要发展。"其实'中药现代化'是一个很复杂的问题,绝不是简单地改变中药剂型。'中药现代化'离不开中医学的理论,讲'发展中医药'应当才是比较准确的"。

"不管提法如何,也不管中、西医的理论体系如何,临床疗效是任何一门医学的根本宗旨与归宿,如果一名医生到老了的时候能够说'我是一名医生,我会治病',那么,这对一名医生来说就已足矣,其他都是次要的"。

第十一节 "辨证论治"的提出是划时代的事件

在古代,中医学历来没有教材,到了清代,由政府组织唯一系统地把中医学从基础到临床整理成一部书的教材名叫《医宗金鉴》。殿本书《医宗金鉴》是唯一用黄色的竹纸印刷的,其他的殿本书经典都是用白纸。中国古代不重视自然科学,包括医学,而重视社会科学。

1956 年毛主席提倡"西医学中医",《医宗金鉴》很受西医学者的重视,因为民国时期曾用《医宗金鉴》作为考试教材。

1958 年南京中医学院《中医学概论》教材中第一次系统地写出"辨证论治",张大宁教授认为是划时代的事件,历史功绩了不起。

第十二节 中医辨证论治应该加以延伸、更新和充实内涵

长期以来困扰中医界所谓"中医诊断不明、诊断不清"之谈,实际是一种误解,也同时暴露出中医本身缺少客观化标准和诊断知识更新。实际上中医学能够几千年长存不衰,其本身已具备完整的独特诊断学体系,即辨证论治。它是运用中医理论和诊疗方法来检查诊断疾病,观察和分析疾病。这种原则和方法,经过长期反复地验证和不断地充实完善已经形成了具有独特理论和行之有效的临床诊疗方法。从目前科学日新月异的发展和临床需要来看,中医辨证论治应该加以延伸、更新和充实内涵,即结合现代医学理论和检验方法而制定的中西医交融的一种全新的诊断学、治疗学标准。

第十三节 目前人类的医学模式
为生物-心理-社会-自然医学模式

纵观人类对疾病和健康的认识,医学模式经历了神灵主义的医学模式(唯心主义的医学观);自然哲学的医学模式(从唯心主义向唯物主义的主观迈进);生物医学模式(唯物主义医学观);生物-心理-社会医学模式(强调医学整体观)。1977 年美国医生恩格尔在《科学》杂志上发表文章提出了"生物-心理-社会医学模式"的概念。随着社会发展和医学进步,危害人类健康的因素除了生物学因素(如细菌、病毒、寄生虫等),还有心脑血管疾病、肿瘤、代谢病、精神病等心理因素和社会因素。张大宁教授在 20 世纪 90 年代提出四种医学模式为一体的综合医学模式的观点:生物-心理-社会-自然医学模式。在生物-心理-社会医学模式中加自然医学模式,其依据是"天人合一"的中医传统理论。自然因素既包括四季气候变化(因时制宜)、地域变化(因地制宜),又包含随着人类过度活动而产生的全球变暖、水土污染、乃至近年来突出的雾霾等大气污染,这些因素都威胁着人类的健康。医学模式是在医学实践中产生的,是人类在与疾病抗争和认识自身生命过程的无数实践中得出的对医学的总体认识。生物-心理-社会-自然医学模式是指导我们进行医学实践的新观点。

第十四节　纠正中医学中的两个"误区"

张大宁教授对于中医学有着深厚的感情,可以说"酷爱中医",也许正是这个原因,使他对中医学中出现的"偏颇"会毫不留情地指出,用他本人的话说,叫"对于此偏差、误区,必须客观地指出来,这样才能让后学者更爱中医,让社会更信中医,让中医学更好地、更健康地发展"。

张教授曾指出中医有两个"偏差",或称"误区"。

一是由于历史的原因,中医没有现代化的客观检查手段,没有各种尿的化验、血的化验,没有B超、CT、磁共振,只是根据望、闻、问、切的结果来决定疾病的好坏及痊愈与否,这样就易造成两个结果,一则可能判断有误,将一些暂时没有"症状或体征",但已经有"病"的病人漏掉;再则会将一些暂时看起来缓解的病症,误以为痊愈,以至在某些中医论述中,形成这样一种概念:"治病必须以完全治愈为最终结果",对于很多现在只能"控制"的疾病治法,认为"无效"。古代医案中习惯的写法是:"以××疗法而收全功"。张教授曾举了一个自身经历的例子,有一次他查房时,一个青年医生在汇报一个慢性肾衰竭的病历时,说了这样一番话:"这个病人在我们这里治了七八年了,没什么效果,血肌酐一直在300μmol/L上下徘徊。"这表明在这位青年医生眼中,只有把这个慢性肾衰竭的患者完全治愈,才称中医有效,这就是上面谈的这个"误区"。反而,患者自己说:"我经常到北京协和医院复查,西医专家说,中医效果真不错,这么多年一直控制得很好。"所以中医必须跳出这个"误区",有些病可以完全治愈,但有些病能"控制"好,让它发展慢一些,也是中医的疗效。

第二个误区,张教授认为是中医有一种"无论病症多么复杂,都可以一个方剂而包全功"的"误区"。我们知道,有些疾病是可以通过一张方剂、一种治法,甚至一味药治愈的,但有些病症非常复杂,涉及多个脏器,这就不是能在一个方剂中即能完全医治好的,所以必须运用多种方剂、多种治疗手段来共同配合才能完成。正是基于此,张教授在1984年全国尿毒症学术会议上即提出"肾衰系列方"的概念,即由十一个方剂组成,包括口服汤药、口服成药及中药灌肠等联合组成的系列治疗方案,共同完成对慢性肾衰竭的治疗,取得了较好的结果,受到与会者的共同赞赏与欢迎。至今,全国各地在治疗尿毒症等复杂病症时,不少学者使用"系列方"这个概念,体现了广大中医学术界的认可。

第十五节　关于"四大经典"的论述

"四大经典"是中医学常用的术语,被广泛地应用于中医教学、医疗、科研中。但究其命名却众说纷纭,莫衷一是。为此,张大宁教授提出自己的看法,认为中医学的"四大经典",应该是《黄帝内经》《伤寒论》《金匮要略》和《神农本草经》。

1."四大经典"的提出

张教授认为"四大经典"一词,源于"四圣"一说。清代著名医家黄元御著有《四圣心源》一书,所谓"四圣"指黄帝、岐伯、秦越人、张仲景四位医家,书中阐发《内经》《难经》《伤寒论》《金匮要略》诸书蕴义,实有"四大经典"之义,这应是最早的提法。

正式明确提出"四大经典"一词，系 1955 年卫生部在中国中医研究院第一届西学中班教学计划中明确提出的："学习中医必须要系统学习'四大经典'即《内经》《神农本草经》《伤寒论》《金匮要略》四部著作"。1960 年，卫生部组织全国五大中医学院主编全国第一版中医院校教材时，曾作这样说明："本教材取材于四部古典医籍《黄帝内经》《神农本草经》《伤寒论》《金匮要略》"。

但后来由于种种原因中医界对四大经典的说法越来越不统一，如北京中医药大学曾提出"以《内经》《伤寒论》《金匮要略》《温病条辨》为四大经典"。近年来在执业医师考试、各种晋升考试中多以"内经""伤寒论""金匮要略"和"温病"为四大经典，其中温病的含义并非《温病条辨》，而是指"温病学"。

2. "经典"的含义

《中华大字典》载："经，经书也"；《文心雕龙》云："三极彝训其书曰经"；《博物志》云"圣人制作曰经"，所以"经典"的含义应该是在某个学科的建立和发展中起到重要的奠基作用或做出巨大贡献的著作，儒家把诗、书、易、乐、礼等列为经典，当今把《资本论》《自然辩证法》等列为马列主义的经典，都是出于这个道理。具体到中医学的经典，张教授认为应该是在中医学理论体系(其中自然包括中药学)的形成、发展中起到过重要的奠基作用，或对中医学辨证论治体系的确立上做出过巨大贡献，成书年代较早，至今仍有重要指导意义的著作。

3. "四大经典"的命名

正是基于上述原因，张教授认为中医学的"四大经典"，应该为《黄帝内经》《神农本草经》《伤寒论》《金匮要略》这四部古典医药学巨著。《黄帝内经》是我国现存最早的一部医学理论巨著，约成书于春秋战国至秦汉时期。在这以前还尚未形成一门系统完整的中医学。因此，《黄帝内经》的产生，在中医学的学科形成和发展史上，起到了划时代的作用。以后的两千多年中，虽有所发展，但在最基本的理论上并未越出该书的范围，至今仍有着指导意义。

《神农本草经》是我国最早的一部药物学专著，成书于公元二世纪左右，它总结了东汉之前在药物方面的实践经验，把中药学提高到理论高度，奠定了中药学的基础。后世的中药学专著，包括《本草纲目》在内，都是在此基础上发展起来的。

东汉末年张仲景编著的《伤寒杂病论》，即《伤寒论》和《金匮要略》，总结了汉以前的临床实践经验，充实和发展了《内经》中的热病理论，强调理法方药的严谨，奠定了中医学辨证论治的基础。可以不夸张地讲，《伤寒杂病论》是继《黄帝内经》《神农本草经》之后中医学的又一次"质"的飞跃。总之，将上述四部医学巨著定为中医学的"四大经典"是当之无愧的。

4. 关于《难经》和"温病"

《难经》原名《黄帝八十一难经》，相传为战国时期名医扁鹊所著。"难"有"问难"之义，即以问答形式，阐发《黄帝内经》中的医理，好似《内经》的一部参考读物，虽有重要价值，但称之为"经典"，仍似欠妥。

关于近年来不少人将"温病"列为"四大经典"之一的问题，张大宁教授认为，这不但贬低了"经典"的水平，而且混淆了理论与临床、著作与疾病的概念。"温病"是一类外感病的总称,是"病"不是"书"。至于"温病学"则是"研究四时温病发生发展规律及其诊治方法的一门临床学科(中医学院教材《温病学》)",同内科学、妇科学等一样,属于临床医学的范畴,是由现代专家编写的不断更新的学科,怎么能称为"经典"呢?

关于《温病条辨》,系 200 多年前的著作,尽管它在温病学的发展史上做出了重要贡献,但在此前后,亦有《外感温热论》《温热经纬》等专著,论其贡献亦相差无几,如称其为温病学的"经典",尚可考虑,若为中医学"经典",并与《内经》等齐名则显然不妥。为此,张教授还建议,将"四大经典"安排在中医学院教学最后,《神农本草经》也可作为选读课。

第十六节　中医强调四部经典的原因

中医强调四部经典,有两个原因,一是四部经典的确是博大精深的巨著,内容浩如瀚海,理论深刻精洪,至今我们还有许多内容需要学习、研究和挖掘,这是最重要的原因;另一方面,是出于中医对自己四部伟大经典巨著及古代医圣的尊重。这点从中医学的发展史上也可以得到证明,两千多年来,在四大经典的指导下,历代中医大家都在不断的临床实践中,对中医学的临床诊疗、基础理论等不断给予修正、发展和提高,也就是说两千年来中医学不断在发展。《难经》《中藏经》《针灸甲乙经》《诸病源候论》,金元四大家及清代的温病四大家等,都是在原有四大经典的基础上的发展而来的,有些小部头的著作,如明代吴又可的《瘟疫论》、清代王清任的《医林改错》,虽然字数不多,但其在传染病学及活血化瘀法方面的贡献,将随着时代的发展,越发得到证实。

第十七节　中医学既治已病,又治未病

张大宁教授指出:中医学和现代医学是不同的,它是有文化底蕴的自然科学,它在形成和发展的漫长历史过程中,具有了浓厚的中华民族传统文化的底蕴和内涵,从而形成了一整套独具一格的应用科学。同时,不要认为中医学是停滞不前的,两千多年以来中医学一直是发展的,不管是中医学的基础理论、临床各科、药物方剂还是诊断治疗方法,它都一直在持续不断的发展着。不要忽视中医学"治已病"的能力,只单单地认为中医学仅仅能"治未病",从而限制了中医学的发展。"治未病"是中医学的优势,是中医学宝库中的重要组成部分,这一点,现代科学是不可比拟的,但这绝不是中医学的全部内容,中医学是一门防病治病的科学,大家必须牢记,它既能防病,更能治病,"治未病"不能取代中医学在"治已病"方面的地位。只有发展中医学"治未病"和"治已病"的两套经验,才谈得上"完整地继承与发扬"。一个不可否认的事实是,从医学竞争的五个层面来分析中医学,不论疗效、副作用、疗效的速度,还是治法的繁简、患者的经济压力,中医学都远胜于现代医学。所以,中医学在与西医竞争方面是有优势的。

第十八节　中医没有病名就打破了中医的完整科学体系

中医病名主要以"主要症状"定病名,占 70%。还有以病机定病名的(如虚劳、郁证)、以病因定病名的(如虫证),还有其他如"感冒"(有病因:六淫之邪外袭;有症状:头部症状)、瘟

疫(显示了流行趋势和严重性)等。张大宁教授认为"中医病名意义不一定很大",但"中医病名有价值","中医没有病名就打破了中医的完整科学体系","它是独立于现代医学之外的"。

关于中医病名,张教授不提倡一个西医病名对应一个中医病名,指出应根据症状等具体诊断中医病名。如临床常有将西医病名尿毒症与中医病名关格对应,其实尿毒症中符合关格诊断的不足三分之一,溺毒指口中氨味,是清代医家提出,也见于尿毒症患者,以尿毒症患者若见呕吐与小便不通并见,中医可诊断为"关格",若以口中氨味为主要表现可诊断为"溺毒",当然若以肢体浮肿为主要症状中医应诊断为"水肿"等。

第十九节　单味中药用现代医学手段提取有效成分后还应算中药

随着现代医学手段的介入,人们已经可以从部分传统中药中提取有效成分,造福于人类。单味中药用现代医学手段提取有效成分后还应算中药。以中医药理论指导下进行研究,是研究中药药理的捷径。

20世纪20年代,麻黄碱药理作用的发现在国际上引起巨大反响,美籍华人陈克辉首先发现了麻黄碱的药理作用,1924年发表了第一篇中药药理论文。麻黄碱是中药麻黄中所含生物碱的一种,是麻黄产生平喘作用的主要有效成分。1887年,日本一学者发现了麻黄碱晶体,另一学者发现麻黄碱晶体有散瞳作用,认为有害而放弃。又一日本学者发现麻黄碱晶体有类肾上腺作用,没有重视。因为他们不懂中医,不晓得麻黄碱的临床作用。而陈克辉懂中医,"根据主治,参考功能",重新研究麻黄碱而取得成果。

青蒿素是1972年从中药青蒿中分离出来的。2011年9月屠呦呦因"青蒿素、双氢青蒿素"而获拉斯克奖。屠呦呦在获奖后宣布,她的灵感来自于我国晋代葛洪的《肘后备急方》:"青蒿一握,以水二升渍,绞取汁,尽服之。"她意识到古人将青蒿"绞取汁"而不用传统的水煎熬法,是因为取青蒿的鲜汁,故另辟蹊径采用低沸点溶剂进行实验,消除了没有抗疟活性且有毒副作用的酸性部分,保留了抗疟活性强、安全可靠的中性部分。因为她的这一发现挽救了数百万疟疾患者的生命,2015年又获得了诺贝尔生理学或医学奖。

中药提取的有效成分很多,如黄连素、斑蝥素、延胡索乙素、雷公藤多苷等。

其实中医并不是全是复方,常有单味药成方的,如独参汤,一味中药也是方;中医还有很多药单味使用即生效,如三七止血、茵陈退黄等。

中医药无论是单味药组方、单味药起效,还是药物中提取的有效成分,都是在中医理论指导下完成的。所以单味中药用现代医学手段提取有效成分后还应算中药。

第二十节　阴阳失衡就是病

关于"病"的概念,西医目前对"疾病"没有严谨地解释。西医有"亚健康状态",患者自觉不舒服,但没有明确的病名。中医将人体健康状态分3种:"阴阳失衡"就是病;"阴阳平衡"为健康;"阴阳离绝"为死亡。所以阳胜、阴胜、阳虚、阴虚、阴阳两虚均为"病"。"中国古代哲学讲,任何一个事物都是不正常的,但合在一起形成阴阳统一体,互相制约就正常了"。"阴阳学说的核心是制约"。只有阴阳相互制约形成统一体才称为健康。严格地讲,"亚健康状态"存在着阴阳失衡的情况,所以在中医应称其为"病",所以中医不存在"亚健康状态"。

近年来有中医体质学说的观点,根据中医基本理论,结合临床体质调查,提出了正常质、阳虚质、阴虚质、湿热质、气虚质、痰湿质、瘀血质等临床体质分型。根据中医"健康"和"病"的概念,正常质人中医称为"健康",而阳虚质人、阴虚质人等体内阴阳失衡,中医应属于"病"的范畴。"体质的概念为生理现象。中医不存在正常的阴虚体质。阴阳失衡即为病。已经出现症状即为病,不应称其为某某体质","而西医的体质是生理概念"。

第二十一节　一个医生,首先应该是个学者

张大宁教授曾说:"一个医生,首先应该是个学者。"他将医圣张仲景的治学格言"勤求古训,博采众方"贴在屋内墙上,他崇拜追随张仲景,认为"东汉末的这位著名医学家是将祖国医学发扬光大的典范,最令人效法",并称自己"同这位先人神交久矣"。

张教授对于读书有自己独到的见解:"书,不必读多,但一定要读'精'和'经',反复咀嚼,通过思考把书读薄再读厚,只有读透了的书,才真正能变为自己的东西,想想孔子、老子那个时代能有几本书读? 今天的人,需要学会辨别外界的纷繁信息;读'经',一定要读'经'! 这些经典都是经过了时间大浪淘沙般检验的,奉为经典,一定有其道理,须静心领悟其中的精神内涵,这是老祖宗留给我们的宝藏,我们不能丢弃啊",并指出"欲学中医,古文不可不读","对一些重要文献,需背记于心,只有这样,临证时,才能作到方寸不乱,胸中有数,学习经典书籍,必须抓住其核心,领悟其内含涵,临床时方可运用精当灵活","要想在医学上有所成就,就需要在背后下苦功","要诚取教训,详视观察,抛开外部、次要、派生因素的干扰,从疾病的本质,掘取阴阳、寒热、表里、虚实的基本属性"。即所谓"知标本者,万举万当;不知标本者,是谓妄行"。

"读书还要仔细研读,不可有丝毫疏漏。举个例子以发现青蒿素而获拉斯克临床医学奖、诺贝尔奖的中国女科学家屠呦呦,正是在查阅了数以千计的中医古典医籍后,根据东晋医家葛洪所著的《肘后备急方》中'青蒿一握,以水二升渍,绞取汁,尽服之,治寒热诸疟'的记载发现了青蒿素,从而拯救了数以千万计的生命,被外国人称为中国的第五大发明"。

张教授总是保持着一颗求知的好奇心,对现代医学的新观点积极探求,对传统医学中的宝贵资源,做到不仅继承还要发展。他曾说:"永远从零开始,永远站在新的起跑线上。"

第二十二节　大医应仁心

张大宁教授作为国医大师,肾病专家,慕名求医者有各种层次的人士,但是他始终以孙思邈的《大医精诚》为座右铭:"凡大医治病,必先安神定志,无欲无求,先发大慈恻隐之心,誓愿普救含灵之苦,若有急危求救者,无问其富贵贫贱,长幼妍媸,怨亲善友,华夷愚智,普同一等,皆若至亲之想。"他每次出门诊,对众多患者个个认真仔细诊治,丝毫没有一点含糊。张大宁教授说:"病人就是病人,医生就是医生。一个病人找到你要费很大的力气,他把所

有的期望值都寄托给你,你说的一句话一个手势一个眼神,病人可能要记一辈子。有的病人过了30年跟我说,张大夫你过去嘱咐我的话,到现在我也记着。那就是说30年前一个大夫说的一句话他记了一辈子,因为当初我给他看好了。一个学生会记着老师,我看一个病人记着一个大夫比记老师还深刻。一个医生应该了解自己的重担,这样他才能做一个好医生。"

张大宁教授的认真负责还表现在对待治病实事求是的态度上。每次看门诊,他经常遇到一些不属于他专业范围内的疾病,他都非常耐心地给予解释,并介绍患者到什么学科去就医。有一次,一个从齐齐哈尔来的先天性输尿管狭窄而导致肾盂积水的患者找他就医,患者开始很兴奋,他说:"可找到张大夫了,这下有救了。"张教授看后耐心地给他解释疾病的原因,并说明这种病必须到泌尿外科去就诊治,不要耽误病情。开始患者想不通,认为找了很久,走了这么多路,这不白来一趟吗!后来听了张教授的解释,高兴地说:"过去我们到处求医,吃了许多药,不但花了冤枉钱,还延误了病情,这次虽然没开药,但没白来,我们就踏踏实实到外科去治了。"

对待患者,张大宁教授奉行这样一条警句:"从个体上、现象上讲,是病人求医生;但从整体上、内涵上看,是医生求病人。世界上是先有的病人,后有的医生,一个医生永远不能脱离病人,不懂得这个道理的医生,永远不会是个好医生。"的确,高超的医术、回春的妙手,固然是医者行医的追求,然而一颗仁心对于一名医者更是立足之根本,一生之修行。张大宁是这样讲的,也一直是这样践行的。

第二十三节 中医学将会为整个肾病学的发展作出贡献

张教授认为临床疗效是任何一门医学存在与发展的根本宗旨与归宿,近二三十年来,随着自然科学的飞速发展,以自然科学为基础的现代医学也得以快速地发展,不仅表现在诊断方法、治疗方法上,在基础理论上也取得不少突破。在这种激烈竞争的形势下,中医学将会以自己独特的疗效,赢得患者、赢得社会、赢得历史,也将会以自己独特的理论、独特的诊断视角、独特的治疗方法为世界医学的发展做出自己的贡献,造福于全人类。中医学将会在世界范围内整个肾病学的发展上做出自己的贡献。

第二十四节 中医学是一本完整的书

"中医学是一本完整的书,必须从头至尾学完,不得有半丝马虎,只有这样才可能掌握这本书的内容和精髓。"

有人认为中医学属于文化的范畴,也有人认为中医学属于医学的范畴。而张大宁教授是这样给中医定位的:"中医学从学科的属性来讲,属于自然科学中应用科学的范畴,从这一点来说,这和现代医学学科属性的划分是相同的;而它们的不同点是,在中医学形成和发展的漫长历史过程中,由于它的特殊历史背景和条件,使其具有很浓厚的传统文化的底蕴和内涵,是在经验科学的基础上,通过一些传统文化的影响,形成的一种完全不同于现代医学的独立的、完整的医学科学体系。对人体的正常生理活动、异常病理变化,以及如何诊断、治疗、预防疾病,都有着一整套完全不同于现代医学的、独立完整的医学体系。"

在20世纪六七十年代,我们提倡"一根针、一把草"。所有西医医生、护士,乃至工人都学中医,每人学 2~3 周的时间。从表面上看,这是在大力弘扬中医药,而实际上,这是对中医学的无知,甚至是亵渎。因为中医学是完整的科学体系,不是简单的医药活动。那种把中医学简单地理解为"一根针、一把草"的医药活动,显然是一种对中医学、对中华民族的传统宝库的无知表现。

从中医学的形成和发展来看,张教授认为,自春秋战国到秦汉时期,是中医学作为一门科学体系初步形成的阶段,其标志就是《黄帝内经》《神农本草经》《伤寒杂病论》等经典著作的出现。这门学科的形成是经过许许多多医药活动经验的积累,再加上阴阳学说、五行学说、精气学说等传统文化的影响,又汲取了当时自然科学的各种成就,而逐步形成发展起来的,她经历了漫长的历史过程。也就是说,有了人类的时候,就有了简单的中医药活动,但绝不是有了中医学。

"其实,现在很多中医院校的学生和一些年轻的中医大夫缺少的就是对中医学这门学科的了解,没有从根本上全面掌握中医学这门学科,只是支离破碎地掌握一些皮毛。实际上中医学就像一本完整的书,有封面,有前言、目录,有文章的开始,有发展、有高潮、有结尾。习者必须从头至尾地把这本书学完,才有可能掌握这本书的内容,而不是支离破碎地断章取义。"在这本书里,绝大多数的内容是正确的、科学的,但也不排除少数不准确、不正确,甚至不科学的成分,但这绝不影响这本书主流内容的科学性、独立性和完整性。况且有很多现在认为是不科学的内容,若干年以后会发现它是正确的。比如"胎教",其实在中医古籍中早已提到,但西医曾经认为这是唯心的,所以胎教就没有引起重视,但最近 20 年,西医又认为胎教很有道理,所以胎教又被重新重视,并逐步认识到其科学价值的所在。

第二章　张大宁话其学术思想

张大宁教授提出的"心-肾轴心系统学说""肾虚血瘀论"和"补肾活血法"的学术思想，对指导临床治疗慢性肾脏疾病、老年病及抗衰老具有重要意义。

第一节　"心-肾轴心系统学说"的最初提出

"心-肾轴心系统学说"是张大宁教授在1966年初大学五年级时提出来的，时年22岁，当时的论文题目为"试论心、肾、命门关系与心-肾轴心系统学说"，论文寄到《天津医药》杂志后，该杂志主编在审稿后准备于当年10月份发表，并寄来关于修改的几点意见。后因"文化大革命"开始杂志停刊未果，至今张教授仍保存着当时一笔一划在稿纸上写的原稿和杂志编辑部寄来的意见。

第二节　心、肾、命门的关系

中医学认为，心在人体中处于主导地位，调节人体的生理活动，为思维意识的中心。《内经》云："心者，君主之官，神明出焉。"心的功能正常与否，直接影响所有脏腑的活动。所谓"心者，五脏六腑之大主也"，"主明则下安，主不明则十二官危"。比较现代医学的神经中枢（包括下丘脑）和中医学的"心"，可以看出，高级神经系统的活动是包括在"心"的概念之中。至于"心主血"则是"心"的另一种功能。

命门最早见于《内经》，系指眼睛。如《灵枢·根结》上说："命门者，目也。"将命门作为内脏提出则始见于《难经》："生气之原者，谓肾间动气也，此五脏六腑之本，十二经之根，呼吸之门，三焦之原，一名守邪之神，故气者人之根本也。"肾间动气即指命门而言。后世医家对此渐有发挥，并且将命门与肾的关系用坎卦表示，意思是说命门为阳，居两肾之间；两肾为阴，位于命门的两侧，合称水火之脏，阴阳之宅。如张景岳说："肾两者，坎外之偶，命门一者，坎中之奇，一以统两，两以包一。"张大宁教授认为，上述观点较前两种说法更能确切表示出命门的意义。对于命门在人体中的重要作用，历代医家基本相同，即命门为生命之根本，影响着五脏六腑、四肢百骸的活动。所谓"无不借命门之火以温养也"。近年来大量研究证实，命门的功用只有作为内分泌系统重要组成部分的脑垂体（尤其是前叶）才能胜任。脑垂体为内分泌系统的重要组成部分，受神经中枢的控制，直接与它联系的是下丘脑。垂体通过各种激素影响体内代谢及各组织的活动，在人体中起着重要的作用。如果说命门类似于脑垂体（尤其是前叶），命门火就相当于其功能。

中医学相当重视肾的作用，认为肾是先天之本。《内经》云："肾藏精，主蛰，封藏之本。"这里的肾主藏精，包涵两种意义，一方面指肾滋养脏腑、骨骼、肌肉等以影响其活动的作用，另一方面指肾主人体生殖发育的作用。首先,肾主藏五脏六腑之精华,如人体肾精充实,则外表精神焕发,工作能力旺盛。肾精充实,则骨强、髓充、脑健、耳明、发荣、三焦膀胱气化正常等,故肾的强弱可以直接影响到人体的强弱。而这种类似于肾上腺(尤其是皮质)功能的看法已为学术界所公认。关于肾主藏精的第二种作用,也就是主人体生殖发育的功能,显然类似于人体性腺的机能。总之,肾主藏精的两种作用包括肾上腺(尤其是皮质)与性腺机能,而"肾主水"则是其另一作用。

中医学认为,心与命门的关系十分密切,心主君火,命门主藏相火,"相者,辅佐也",同气相求,以火相通。而命门和肾又是水火之脏,故心对肾的调节是靠命门来完成的。病理上也往往命门火上炎促使心火亢盛,心火偏盛也会引起命门火亢。从以上分析得出:心对命门的控制就类似于大脑皮质-下丘脑-垂体机制。

命门与肾总称水火之脏,阴阳之宅。命门即通过肾对其主藏精的两种作用进行调节。一方面命门通过肾,对脏腑、骨髓、脑海等进行调节,所谓"肾得命门而能作强",类似现代医学垂体-肾上腺皮质系统;另一方面,命门通过肾对人体的生殖发育进行调节,类似垂体-性腺系统。这与中医学"命门者,男子以藏精,女子以系胞"一致。

第三节　"心-肾轴心系统"的生理及病理

中医学十分重视心肾的关系及其重要性。唐代孙思邈根据《周易》"水火既济"的理论,提出"心肾相交"的学说,以后医家逐渐发展,成为藏象学说中的重要理论。为了更好地说明心肾之间的关系及其在人体生理、病理上的重要作用,我们将其称为"心-肾轴心系统"。"心-肾系统"表示在心为主导的条件下,心肾两脏互相促进、互相制约的相对平衡关系;"轴心"表示此系统在人体的生理活动和病理变化中起着重要的轴心作用。心-肾轴心系统的相对平衡有赖于心肾两脏活动的正常,心火下降,下交于肾(心对肾的调节)也就是神经中枢通过下丘脑、垂体对肾上腺皮质和性腺的调节机制,即大脑皮层-下丘脑-垂体-肾上腺皮质系统和大脑皮层-下丘脑-垂体-性腺系统。而肾水上升,上达于心,则是指肾上腺皮质和性腺通过垂体或直接作用于神经中枢的机制,所谓"反馈机制"。当然,在神经-体液调节中,神经中枢起主导作用,体液处于从属地位,这和中医学中,肾与命门从属于君主之官——心的调节之下是相同的。

"心-肾轴心系统"在发病学中有重要作用。任何一种致病因子作用于机体而发病时,都会引起两种不同的反应:一种是由于致病因子、机体体质等因素不同表现为不同的疾病;另一种是不同的致病因子,不同的疾病,在发病的某一阶段,会出现相同的机体反应,成为疾病的共性,即非特异性反应。祖国医学的"心-肾系统"实际上在疾病的发病共性中起着重要的轴心作用。临床上通过对心-肾轴心系统的调节,往往可促使疾病个性的转化。若抓住心-肾轴心系统进行异病同治,则可提高疗效,改善机体体质。进一步而言,协调好心-肾轴心系统对延年益寿、防止早衰有一定的益处。

中医学认为,疾病的过程,就是正邪消长的变化过程,疾病的表现,也就是正邪盛衰的综合表现。认识疾病的特殊性,可以鉴别疾病,采取不同的治法治疗疾病;而认识疾病的共性,不但可以进一步掌握疾病的规律,而且还可以针对不同疾病的共同表现,采取相同的治法,所谓"异病同治"的原则。那么,在疾病的共同性中,是什么因素起着重要作用呢?张大宁教授认为,心、肾、命门之间关系的异常,即心-肾轴心系统相对平衡的失调,在疾病的共同性中起着重要的作用。

1. 心-肾轴心系统机能失调的第一阶段:肾阴虚

1)肾阴虚、命门火亢期:病邪(六淫、七情、房室等)作用于人体,均能伤及正气。广泛的致病因子作用于人体时,或过度的生理活动均能引起人体的应激反应,最突出的是肾上腺皮质机能偏盛,这是塞里应激学说的重要概念。以此解释肾阴虚、命门火亢的机制,可能就是垂体-肾上腺皮质系统机能偏盛所致。

2)肾阴虚甚、君相火上炎期:肾阴虚甚,命门火亢盛,通过心-肾轴心系统促使心火上炎,形成肾阴虚甚、君相火上炎的证候。也就是说,由于垂体-肾上腺皮质系统的偏盛,而导致大脑皮质的兴奋性增强,而这又可使体内基础代谢加强,体温升高等,而现"阴虚发热"证。

2. 心-肾轴心系统机能失调的第二阶段:肾阳虚

在第一阶段,如果致病因子还不断地作用于人体,就会使疾病进入第二阶段。

1)肾阳虚、命门火衰期:此期肾和命门的功能均减弱,也就是垂体-肾上腺皮质系统和垂体-性腺系统机能兴奋性低下。

2)心肾阳俱虚期:同第一阶段的机制一样,肾阳虚、命门火衰也会通过心-肾轴心系统导致心阳虚,而成为心肾阳俱虚的危症。也就是说,由于垂体-肾上腺皮质和垂体-性腺系统机能的减低,通过其对神经中枢的"反馈机制",致使神经中枢的兴奋性低下,促使体内基础代谢减弱,体温降低,符合"阳虚则寒"的观点。

上述所论心-肾轴心系统机能失调的两阶段的发展,正是疾病由量变到质变的过程,这也可从用药上明显地看出来,在第一阶段中所用的药大部分在第二阶段适用,后一阶段用药只不过在前一阶段用药的基础上,再加大助阳之品剂量而已。此外,应当指出,疾病变化的过程可以按以上分析的顺序传变,也可以不按顺序传变,如人素常极虚,偶一发病,就可以出现第二阶段症状,如肾阳虚、命门火衰的症状。

第四节 "心-肾轴心系统学说"强调心肾关系和轴心作用

中医将心置于人体中最高主导的地位,调节着体内生理活动,为思维意识的中心,《内经》上说:"心者,君主之官,神明出焉",心的功能正常与否,直接影响着体内所有脏腑活动,所谓"心者,五脏六腑之大主也""主明则下安,主不明则十二官危"正表明了这点。肾为先天之本。心肾二脏固然重要,两者关系的正常更为重要。唐代著名医家孙思邈曾引用道家的"心肾相交、水火既济"来说明,意思是心在上属火,为人体最重要的内脏,肾在下属水,其地位低于心,但较他脏为高,此两脏相互联系,水升火降,维持心肾、水火的相对平衡,保证人体的健康。"心-肾轴心系统学说"的提出是为了更好地说明心肾之间的关系及其在人体生命活动中的重要性。"心-肾系统"表示在心为主导的条件下,心肾之间相互促进、相互制约的相对平衡关系;"轴心"表示此系统在人体的生理活动与病理变化中起着重要的作用。

第五节 中医心肾关系是神经与内分泌学说的朴素结合

"心-肾轴心系统学说"的提出不仅有坚实的中医基础理论,而且结合现代医学理论,也有其临床指导意义。现代医学认为大脑皮质为人体思维意识的中心,皮层及其以下中枢调节着机体一切生理活动,这一点应包括在中医学"心"的功能之中,已为当前医学界所公认,结合肾脏实质的研究,心肾相交的理论应指大脑皮质通过下丘脑对垂体、肾上腺皮质,性腺等的控制,即大脑皮质-下丘脑-垂体、肾上腺皮质系统和性腺系统,其中心火下降,下交于肾(心对肾的调节)则指神经中枢对垂体、肾上腺的调节机制;而肾水上升,上达于心,则是指肾上腺皮质或性腺通过垂体、或直接作用于神经中枢的机制,即所谓"反馈机制"。现代医学也十分重视神经与内分泌的作用。巴甫洛夫学说十分重视神经系统,尤其是大脑皮质的作用。近代塞里应激学说把内分泌系统,尤其是垂体-肾上腺皮质系统提到了很高的位置。两者是紧密联系和不可分割的,近年来形成了神经-内分泌学说。祖国医学关于心、肾关系的论述,实际上朴素地结合了以上两个学说的长处,并有效地指导了临床。

第六节 中医学对肾的认知是不断发展的过程

肾是人体生命之本。张大宁教授说过:"不是因为我搞肾的研究,才说肾重要。而确实肾对人的生命活动有着极其重要的作用,肾不仅是先天之本,而且是人体生命之本,这就如同一棵大树一样,肾是树根,只有根深、根充,才可枝盛叶茂,才可开花结果,所以肾的重要性可见一斑。"

中医学对肾的认知也有一个过程,也是不断地发展至今的。《黄帝内经》中虽然已经认识到肾的重要性,提出"肾者作强之官,伎巧出焉"。但其主体思想中主要强调的是"心","心为君主之官","主明则下安,主不明则十二官危"等论述都表现了"心"的至高无上的地位。到《难经》时,肾的地位有了极大的提高,并提出"肾与命门"的概念,强调肾与命门在人体生理活动中的重要意义,如《难经·三十六难》言:"其左者为肾,右者为命门,命门者,诸精神之所舍,原气之所系也,男子以藏精,女子以系胞。"这些论述也成为后世研究肾与命门学说的基础。

医圣张仲景在其《伤寒杂病论》这部中医经典巨著中,以其丰富的临床经验,在其创立中医外感病和杂病的辨证论治体系的同时,创立了如金匮肾气丸、防己黄芪汤、麻黄加术汤、十枣汤等临床行之有效的肾病方剂,从而在临床领域奠定了中医治疗肾病的理论和实践基础。

至宋代儿科大家钱乙,在继承《内经》及历代著家学说的基础上,结合自己丰富的儿科经验,根据小儿"五脏六腑,成而未全,全而未壮""阴常不足、阳常有余"等特点,在张仲景金匮肾气丸的基础去其"热燥之桂附",创立了著名的六味地黄丸,成为一直流传至今闻名海内外的滋补肾阴的基础方剂。后世又在其基础上衍生出归芍地黄丸、麦味地黄丸、杞菊地黄丸等,成为临床常用的有效方剂。

以后,肾的研究不断进展,金元四大家中的朱丹溪,渊学《内经》,继承刘河间、张子和、李东垣等医家学术思想,进一步发展了"湿热相火为病甚多"的观点,特别提出"相火论""阳有余阴不足论",发挥了《内经》关于"相火"的见解,阐述了"相火"之"常"与"变"的规律;常者"人非此火不能有生",变者"相火元气之贼"。若人纵欲伤阴,相火妄动,煎熬真阴,则诸病丛生。他创了"大补阴丸",一直沿用至今。朱氏反复告诫要收心养心,节制饮食、色欲,以防相火妄动,故后世称之为"滋阴派"。

至明代,出现了一位以研究肾而著称于世的大家——赵献可。赵氏代表著《医贯》的命名,即是认为肾水命火乃人生立命之本,养生治病等莫不以此理"一经贯之",故名曰《医贯》)。对于命门与脏腑的关系,赵氏认为其位置应于十二官之上,为"君主之官",这就等于推翻了"心为君主之官"的中医传统观点,他还形象地比喻人身好比"走马灯",而"灯"则是命门之火,"火旺则动速,火微则动缓,火熄则寂然不动"。临床上赵献可极力推崇六味地黄丸和八味肾气丸,认为六味丸主治肾虚不能制火的阴虚火动之证,补无形之水,即壮水之主以制阳光之剂。八味丸中既有六味之壮水,又有桂、附于水中补火,使水火得养而肾气自复,这是益火之源以消阴翳的方剂。现在看来,赵献可将肾与命门的作用提到如此高的位置,结合当今研究中医与神经、内分泌、免疫等方面的密切关系,确有其一定的前瞻性。

其他如明代著名医家张景岳,代表著《类经》《类经图翼》《类经附翼》《景岳全书》等,对于阴阳理论和命门学说的研究也较为突出。在阴阳理论的研究方面,他指出"阴阳治理,原自互根,彼此相须,缺一不可,无阳则阴无以生,无阴则阳无以化",并在这个理论的基础上,提出"善补阳者,必于阴中求阳,则阳得阴助而生化无穷;善补阴者,必于阳中求阴,则阴得阳升而泉源不竭""善治精者,能使精中生气;善治气者,能使气中生精"的著名治疗观点。在肾与命门的研究方面,他在"阴阳互根"的思想指导下,认为"凡水火之功,缺一不可,命门之火,谓之元气;命门之水,谓之元精。此命门之水火,即一十二脏之化源"。故张氏强调肾与命门元阴、元阳的亏损是肾脏病变的根本,并创制了左归丸、右归丸等著名的补肾方剂。

清代出现温病学说,虽然以论述热病为主,但热病伤阴后的辨证论治等,亦极大地丰富了肾病的理论与实践。

总之中医学对肾的理论和实践,在两千年的历史中不断总结、不断提高、不断发展,从而牢固地确立了"肾为人体生命之本"的特殊位置。

第七节　中医肾实质的探讨

我们认为中医肾实质包括人体内分泌系统中下丘脑-垂体-肾上腺皮质系统和下丘脑-垂体-性腺系统。国外曾有人对反复性交后的兔子的脑垂体前叶进行细胞学研究,发现其嗜碱性细胞和嗜酸性细胞的染色体均有所改变,显示其垂体前叶的功能有明显减退。

我们曾对青少年、壮年、老年人(健康者)的尿 17-羟皮质类固醇含量进行测定,发现青年组>壮年组>老年组,说明垂体-肾上腺皮质系统和垂体-性腺系统的功能随年龄变化而变化。

有人在研究老年慢性支气管炎病因时,经对老年大白鼠和摘除睾丸或肾上腺的青壮年大白鼠的呼吸道对细菌清除能力进行比较,发现两组均明显减弱,且两组之间无明显差异,说明老年人性腺、肾上腺功能均减退。

第八节　肾虚血瘀证随年龄的增长呈上升趋势

我们对 1135 例 40 岁以上随机抽样的人群进行的疾病谱和"肾虚血瘀证"的流性病学调查统计分析发现,无论心脑血管疾病、糖尿病等慢性病的发病率与年龄呈现何种关联,"肾虚血瘀证"的发生率都随着龄的增长呈现上升趋势,尤其在 60 岁以上的人群中,无论是患有慢性疾病的人群,或所谓"亚健康状态"的人群,几乎百分之百地出现"肾虚血瘀证"。

我们对上述人群进行补肾活血法的投药治疗,结果95%以上人群的肾虚血瘀证得到改善,且其原患发的不同种慢性疾病亦得到不同程度的好转,既显示了中医辨证治疗的效果,又显示了补肾活血法在非特异性治疗上的作用。

第九节　流行病学调查证实肾虚血瘀证的存在

流行病学调查和分析是认识疾病人群现象和掌握疾病流行发病规律的重要方法,也是预防疾病和治疗疾病的首要步骤。我们在 1976 年进行了大量流行病学调查和分析,包括对天津地区老年人健康调查与分析,对 224 例随机抽样老年人常见病症状、舌脉及中医辨证的调查分析,对 2122 例老年人进行的耳垂折痕观察结果分析等(详见《张大宁医学论文集》)。从以上大量流行病学调查和分析得出:①腰膝酸软或疼痛及尿频(尤其夜尿多)是老年人最常见的症状。冠心病、高血压、心脑血管病、糖尿病、慢性气管炎、前列腺炎或肥大及各类肾病等均系老年人常见病,而这些患不同疾病的老年人,尽管病种、症状各异,却都具有一个共性,就是都存在不同程度的肾虚和血瘀的表现。②耳垂折痕的发生率随年龄增大而逐渐提高;耳垂折痕与冠心病、动脉硬化有明显的关系($P<0.01$);耳垂折痕与心肾阳虚有关,与非心肾阳虚耳垂折痕发生率有显著差异($P<0.05$);耳垂折痕与血瘀有关,与非血瘀耳垂折痕发生率差异非常显著($P<0.01$)。从临床上看,血瘀的发生多因心肾阳虚而致,所谓"阳气不足,则血瘀滞塞"。综上所述,耳垂折痕确属老化现象之一,且与心肾阳虚、血瘀有明显关系,可见耳垂折痕的望诊对诊断老年人肾虚(尤其是心肾阳虚)血瘀有一定阳性意义。就是基于以上流行病学调查与研究的启发,张大宁教授于 1978 年提出了"肾虚血瘀论"及与之相应的"补肾活血法",用于临床并研制成补肾活血液,在治疗心脑血管疾病及防治衰老方面取得了明显疗效。

第十节　肾虚血瘀论形成的病因依据

"补肾活血法"的确立是基于"肾虚血瘀论"而产生。"肾虚"与"血瘀"几千年来一直作为独立的病因指导着中医临床,不论因郁、因寒致瘀,还是先天不足、房劳过度致虚,以至清代著名医家王清任最为贴近的"气虚血瘀论"都未能将"肾虚"与"血瘀"完整地统一起来。经过长期大量的临床实践发现,肾虚和血瘀不是孤立存在的,肾虚必兼血瘀,而血瘀加重肾虚,临床上往往肾虚是本,血瘀是标;肾虚为因,血瘀为果;反过来血瘀又构成了新的致病因素,从多方面加重肾虚的程度,形成恶性循环。肾虚血瘀既是病因,又是病理基础;它是气血功能失调的结果,也是"久病及肾""久病多瘀"的结果;肾虚血瘀既是人体衰老的生理特征及病理功能表现,也是各类慢性病的某一特定阶段的病理基础;同时它还是各类疾病共性(即非特异性反应)的表现。我们抓住肾虚血瘀的病因,不仅能够作为推断人体衰老的临床重要指标,而且对于治疗各类慢性病、老年病及研究各种疾病的共性都有极其重要的意义,从而为补肾活血法的立论提供了可靠的依据,为临床应用此大法打下了坚实的理论基础。

第十一节　肾虚血瘀辨证诊断标准

长期以来困扰中医界所谓"中医诊断不明、诊断不清"之谈,实际是一种误解,也同时暴露出中医本身缺少客观化标准和诊断知识的更新。实际上中医学能够几千年长存不衰,其本身已具备完整的独特诊断学体系,即辨证论治。它是运用中医理论和诊疗方法来检查诊断疾病,观察和分析疾病。这种原则和方法,经过长期反复的验证和不断地充实完善,已经形成了具有独特理论和行之有效的临床诊疗方法。从目前科学日新月异的发展和临床需要来看,中医辨证论治应该加以延伸、更新和充实内涵,即结合现代医学理论和检验方法而制定中西医交融的全新的诊断学、治疗学标准。

在大量临床实践和流行病学调查基础上,并经统计学处理,结合目前较为公认的《中医虚证辨证参考标准》《中医血瘀证诊断标准》及最新有关肾虚血瘀的实验室检查、现代医学研究成果等,我们制订了一个较为系统全面的《肾虚血瘀辨证诊断标准》(详见《中医补肾活血法研究》第3章第2节),并提出了肾虚血瘀的分期标准,即肾虚血瘀前期、肾虚血瘀初期、肾虚血瘀中期和肾虚血瘀末期。对今后应用补肾活血法提供了较为完善的客观化标准。

第十二节　异病同治的肾虚血瘀论

不同病种的老年病、慢性病患者具有一个共性,即均存在着不同程度的肾虚和血瘀的表现。且这些肾虚与血瘀的病证之间存在着某些特定的关系。"肾虚"与"血瘀"几千年来一直作为独立的病因病机指导着中医临床,始终未能将"肾虚"与"血瘀"完整、有机地统一起来。而我们经过多年的中医肾病临床实践发现,临床上出现的肾虚与血瘀不是孤立存在的,肾虚必兼血瘀。肾虚是本,血瘀是标;肾虚为因,血瘀为果,反过来血瘀又构成新的致病因素,又从多方面加重了肾虚的程度,形成恶性循环,而产生各类疾病。因此,肾虚血瘀是各类老年病、慢性病和人体衰老的共同病理基础。张大宁教授在1978年提出了"肾虚血瘀"的概念,并在临床应用中加以充实和完善,形成了对临床有指导意义的"肾虚血瘀论"。

肾虚导致血瘀,肾在生理病理上的改变,直接影响着血液的正常运行:肾虚元气不足,无力推行血液致气虚血瘀;肾阳不足,不能温养血脉致血寒而凝;肾阴不足,虚火炼液致血稠而滞;肾精不足,经脉空虚致血脉不通。清代医家王清任曾言:"元气即虚,必不能达于血管,血管无气,必停留而瘀"。《素问·调经论》中"血气者,喜暖而恶寒,寒则泣不能流,温则消而去之",肾阳虚衰,阴寒内盛,寒则气收,血行不畅,亦可致血瘀。血之源头在于肾,肾精不足,血源匮乏则血少,少则血液运行迟缓。正如张锡纯所言:"或纵欲过度气血亏损,流通于周身者,必然迟缓,血即因之而瘀。"老年人血行障碍,瘀血形成,主要是由于肾虚亏损、元气不足、阴阳虚衰所致。血瘀加重肾虚,血瘀流通,病不得生,人体以气血流通为贵,人的精神活动无不依赖血液的供给,正如《景岳全书·血证》所言:"血液灌溉一身,为四肢之用,为筋骨之柔和,为肌肉之丰盛,以至滋脏腑、安神魂、润颜色、充营血,津液得以通行,二阴得以通畅,凡形质所在,无非血之用也。是以人有此形,惟赖此血"。血液在血脉中,流行不止,环周不休,输送营养,濡润脏腑,代谢废物。浊气通过血液,运输至肺,呼出体外;运输至肾,经膀胱排出体外。因此,瘀血停滞,血行不畅,使脏腑得不到正常的滋养,功能减退,代谢废物堆积体内,毒害机体,随着瘀血的加重,血脉受阻,又易发生老年病;血瘀使组织灌注不足,缺血缺氧,细胞凝聚增加,红细胞变形能力降低,血液流量减少,加重了肾虚。总之,肾虚影响了血脉的运行,使血液瘀滞,瘀血内蓄,营养运输障碍,不能保证"肾受五脏六腑之精而藏之",愈使肾精不足,加重了肾虚。

肾虚血瘀是"久病及肾"和"久病多瘀"的结果,也就是说肾虚血瘀既是病因,又是病理基础,是各类慢性病的某一特定阶段的病理基础。肾虚血瘀是各类疾病共性的表现,即疾病的非特异性反应。抓住了肾虚血瘀这一病因,对于治疗各类慢性病、老年病及研究各种疾病的共性都有极其重要的意义。

第十三节　久病入络是慢性肾病的重要病机

"久病入络"是清代名医叶天士首倡,最早见于《临证指南医案·胃脘痛》:"初病湿热在经,久则瘀热入血","其初在经在气,其久在络在血"。他提出"经主气,络主血","初为气结在经,久则血伤入络"是指随着病程进展,病位会由浅入深,病情由轻到重,逐步入络,出现虚、滞、瘀等变化。所以叶天士有"久发、频发之恙,必伤及络,络乃聚血之所,久病必瘀闭"的论述(《叶氏医案存真》卷一)。

早在《素问·痹论》就有"病久入深,营卫之行涩,经络失疏故不通"的记载。《黄帝内经》将经络分为经脉和络脉,纵贯全身的路线为经脉,经脉上的各级分支为络脉。经中主要行营气,络中主要行血液。气病多在经,血病多在络。

明代《普济方》谓"人之一身不离气血。凡病经多日治疗不痊,须为之调血"。朱丹溪说:"血受湿热,久必凝浊"。清代王清任亦曾明确提出"久病入络为瘀"(《医林改错》卷上)。说明古人对久病致瘀早有认识。

肾脏血管细小,血液灌流量大,一旦发生疾病造成血流阻力增大、血流速度缓慢、血液黏滞度增高。现代医学中肾脏的血液动力学改变、凝血系统功能亢进、免疫复合物的沉积及肾脏病理改变(如血管袢、细胞的增殖、纤维蛋白样物的沉积、血栓形成、血管闭塞等),都属于肾络受损的范畴,与中医学理论"久病必瘀""久病入络为瘀血""因虚致瘀"等相吻合。

第十四节　补肾法的源流及流派

中医学认为,肾是人体"先天之本"。但对于肾的认识及补肾法的运用,也是逐步深入,逐渐完善起来的。早在《黄帝内经》时期,对于肾的功能,肾虚的病因、治法等已有了较明确的认识。《难经》又进一步突出了肾的作用,并正式提出了命门的概念。汉代医家张仲景在《伤寒杂病论》中,运用辨证论治的方法,对于肾虚的病机、补肾的方法、方剂药物等都作了新的补充和发展,如《伤寒论》中关于少阴病的论述;《金匮要略》中关于虚劳病的论述及肾气丸的创制等,都为后世补肾法的发展奠定了基础。

以后,随着实践的不断深入,补肾法的研究也逐步完善,其中出现了一些倡导补肾的医家,从不同的角度,促进了补肾的研究,丰富了补肾的内容。其中比较有代表性的是朱丹溪、张景岳和赵献可三人。朱丹溪,元代人,滋补肾阴派的代表,提出了"阳常有余,阴常不足"的观点,奠定了滋阴派的理论基础。张景岳,明代人,温补派的代表,针对朱丹溪"阳常有余,阴常不足"的论点,提出了"阳非有余,重视温补"的观点,临床上重在温补,故成为温补派的代表。赵献可,明代人,重视命门派的代表,对命门的重要性又有所提高,甚至将其置于心之上而为人身中之第一重要脏器的位置,临证上对于许多疾病的分析和判断,多从水火阴阳二气的盛衰着眼,遂强调八味丸、六味丸的使用,认为二方使用得当,可治百病。从此朱丹溪、张景岳、赵献可成为中医史上补肾法三个派别——滋阴派、温补派、重视命门派的代表。

第十五节　补肾活血法是补肾法与活血法的有机结合

补肾活血法是一种新型的中医防病、治病的基本大法,是张大宁教授在1978年提出的。补肾活血法是将补肾法与活血法有机结合,高度统一,通过补肾促进活血,应用活血加强补肾,两者相互协同、相互促进,达到改善肾虚血瘀病理变化,使作为人体生命之本的肾之精气更加旺盛,经络气血更加通畅,从而达到使机体阴阳平衡、邪祛正旺为目的的一种防病、治病的基本治疗大法,它绝不是补肾法与活血法的简单叠加或同时使用。从某种意义上讲,补肾活血法是通过调节神经、内分泌、免疫功能,改善微循环,改善血液黏稠状态等作用,治疗各种慢性病、健身防病,以至延缓衰老,达到长寿目的的一种基本大法,也可以说是一种防病、治病的非特异性疗法。

第十六节　"补肾活血法"的立论基础

一个立论的产生必须要有大量的实践和实验做基础,而这一基础又是靠大量、丰富、精确、科学的统计学分析所构筑的。长期以来我们从肾虚血瘀证的发生、发展规律到"补肾活血法"的疗效及作用机制都进行了广泛、深入的探讨和研究,从而确立了"补肾活血法"牢固的立论基础。

(1)我们从不同年龄组出现肾虚血瘀症状分析得出,症状出现率随增龄而增高,并证实人体确实存在"生理性肾虚血瘀"及渐进为"病理性肾虚血瘀"的过程。同时说明人体的自衰或随衰老及其他原因引起的各类疾病发展到一个特定阶段时,从特异性向非特异性(即肾虚血瘀)转化的病理过程,为临床广泛应用"补肾活血法"提供了依据。

(2)我们从中老年人不同疾病辨证分型分析中得出,非特异性的肾虚血瘀证出现率在慢性病中较高,占60%~94%($P<0.01$)。说明肾虚血瘀证是各类慢性病某一特定阶段的共同病理改变,是产生多种老年病的重要原因,也是导致衰老的主要病理学基础;同时也证明了古人"久病及肾""久病必瘀"的科学论断。

(3)我们还发现耳垂折痕与肾阳虚及血瘀证的发生有关。中医学认为:肾开窍于耳,耳为肾之外候,肾为元阳,主一身之阳气。肾阳虚则不能温煦血脉,气血失畅则三焦气化不利,脏腑功能失调则引起诸病,所谓"血之不和,百病乃变化而生"。肾虚导致血瘀,血瘀加重肾虚,两者相互影响,证明了"肾虚血瘀"在老年病发病过程中的主导地位。因此耳垂折痕的观察有助于心脑血管病、糖尿病、肾病等老年病的早期诊断。

（4）我们从"类肝掌样表现"的统计学分析发现："类肝掌样表现"与血瘀证的发生及血脂（如胆固醇和三酰甘油）升高有明显关系（$P<0.01$），是血瘀证及高脂血症的一项辅助诊断，成为中医诊断学中新的望诊内容。

（5）我们对不同肾病患者肾虚血瘀证的血液流变学进行分析，结果表明：各类不同肾病（包括原发性及继发性肾病）其肾虚、血瘀及肾虚血瘀患者的全血黏度、血细胞比容均高于正常人，而肾虚患者与血瘀患者之间差别不大，但肾虚血瘀者有非常显著性差异（$P<0.01$）。再次说明肾虚导致血瘀、血瘀加重肾虚的病理病机，而血液黏度的增高又成为两者之间的一个病理联系，从而为补肾活血法治疗各类肾病提供了理论依据。分析中我们还发现，肾病中无肾虚血瘀表现者血液流变性与正常人差异不大，但已有增高趋势，这可能说明其病理尚未达到"肾虚血瘀"程度或处于"肾虚血瘀前期"阶段。

（6）我们对动物模型微循环观察的统计学分析发现，类阳虚的动物模型不仅外周微循环存在不同程度的障碍，而且还观察到其类阳虚小白鼠肾表面毛细血管的血液流速明显减慢（$P<0.005$）。一般来讲，"血流减慢"在一定条件下可能影响肾小球的滤过作用和肾小管的重吸收作用，这与中医肾阳虚时可有小便清长或尿少等表现相吻合，也反证了血瘀加重肾虚的道理。目前临床已将微循环障碍作为"血瘀"的病理指征。本实验的统计结果表明，微循环的改变同样可作为肾阳虚的病理指征之一。中医学认为肾阳虚不仅能导致人体功能的衰退，而且可以影响到整个气血运行。本实验证明，类阳虚微循环动物实验的外周和肾脏的微循环血流不仅减慢，且大部分呈虚线状流动，甚至出现停滞状态，说明"血瘀"是在肾阳虚发展到一定程度的基础上出现的，再次证明了"肾虚"与"血瘀"之间的内在病理联系。

通过上述的实验及统计分析证实，肾虚血瘀是各类老年病、慢性病和人体衰老的共同病理基础，补肾活血法是针对肾虚血瘀论而提出的治疗大法，是有其立论根据的。

第十七节　"补肾活血法"可以改善老年肾虚

通过具有"补肾活血法"作用的"补肾活血液"（又名"强力虫草王浆液"）对 1000 例健康老年人及患有各类慢性病的 1000 例老年人观察结果证明，"补肾活血液"可明显改善健康老年人的衰老症状，明显改善患有各类慢性病的老年人其的症状、心电图、甲皱微循环及血液流变学指标（$P<0.01$）。

对老年肾虚患者采用"补肾活血法"治疗结果表明："补肾活血法"对脑血流的改善有一定作用。脑血流图的"波幅"是反映脑血流量的客观指标，因衰老而肾虚者的脑血流图有不同程度的改变，用"补肾活血法"治疗后肾阴虚者的波幅变化快而明显，提示肾阴虚患者服药后脑灌注量有较大幅度增多，但维持时间不长；而兼有血瘀者，波幅增高最多，且维持时间也较长。

第十八节　"补肾活血法"可以调节"三个轴"的功能

现代研究证实，许多老年病、慢性病与下丘脑-垂体-肾上腺皮质轴、下丘脑-垂体-性腺轴及下丘脑-垂体-甲状腺轴的功能失调有关。而补肾活血法可以调节"三个轴"的功能。有学者对数十种疾病中医辨证为肾阳虚或肾阴阳俱虚的患者进行人体的内分泌腺体形态学观察,结果可见:甲状腺滤泡上皮细胞萎缩呈扁平状,滤泡中胶质增加并变厚,表明其功能下降;肾上腺皮质索状带细胞类脂质丧失并见变性、坏死;睾丸的精母细胞及精子减少,精曲管上皮细胞变性,支持细胞增生,基膜增厚,间质细胞萎缩,胞质中可见棕色颗粒,卵巢的各级卵泡数明显减少并有异常现象;脑垂体前叶的嗜碱性细胞空泡形成,核不规则等。根据我们对大量现代研究结果的分析,肾虚者常兼有血瘀证候,即在以上病理形态学的基础上,同时兼有血液流变学及微循环的不同程度的异常,一般都有炎症、出血、水肿(即瘀血)所致的组织坏死、溃疡、增生、渗出液及瘢痕等组织形态学的改变,而以上这些相似或共同的病理改变,通过补肾活血法治疗后得以改善或恢复。

第十九节 "补肾-活血-排毒"思路贯穿于各类肾病的治疗

近年来,我们在"补肾活血法"的基础上,通过大量临床病例的调查分析,发现不同疾病、不同病症中,不但存在着"肾虚血瘀"的共性,而且随着病程的延长、病情的加重及年龄的增长,腑气不通,浊毒内蕴,都存在着不同程度、不同方式的"蓄毒"现象,对其原因及机制的研究目前尚停留在"小分子毒性物质""细胞代谢产物""体内电解质失衡""重金属及某些化学物质中毒"等假说阶段。但也成为普遍存在的病理学基础。而"排毒"同"补肾活血法"一样,也是一个非特异性的治疗大法。不论是通过调节五脏的各自功能,还是利用六腑"以通为用"的特点,"排毒"将是一个治疗各类慢性疾病共同原则的新思路。所以,张大宁教授提出了"补肾活血通腑排毒三合一"的新概念。这在一定程度上扩大了疾病共性的范围,成为一种新的非特异性的治疗大法。张大宁教授在治疗各类肾病中将"补肾-活血-排毒"的思路贯穿始终。

首先,补肾选用不燥不热的冬虫夏草为主药,并根据辨证选用补骨脂、仙茅、淫羊藿、女贞子、旱莲草、杜仲、覆盆子等。重用黄芪,用量一般 30~60g,甚至用至 90~120g,黄芪具有补肾益气健脾的功效。

其次,在运用活血化瘀药上大剂量应用川芎、丹参、赤芍、五灵脂、生蒲黄等,不仅符合肾炎发病的重要病理环节即由于免疫效应引起的肾小球毛细血管内凝血机制,而且有局部调整肾血液循环,扩张及改善肾血管和提高肾血流量的作用。并特异性地运用一些温性的活血破血药如三棱、莪术、穿山甲等,对改善肾血流微循环,促进纤维组织吸收,防止肾小球玻璃样变及纤维化有积极的作用。运用活血化瘀法宜早用,越早疗效越好,不应等患者出现明显的血瘀证才用。

在"排毒"的环节中,我们将中医的"通腑排毒"与西医的"肠道清除法"相结合,并采用了"活性炭"及吸附原理,发明了各种"炭类药",如在慢性肾衰竭治疗中的使用大黄炭、海藻炭,对减轻体内毒素的蓄积,降低肌酐、尿素氮有很好疗效。张大宁教授研制的"肾衰排毒散"是目前高效、无毒、无副作用的中药新型吸附排毒剂,且避免了患者灌肠之苦及易感染之弊。

第二十节　"补肾活血法"的十大功效

近年来国内外的大量文献证实,中医"补肾活血法"有如下十项功能:

(1) 从整体上调整机体功能的衰退,促进内脏功能恢复,促进生长发育,增强再生能力,提高内在抗病能力。

(2) 通过兴奋垂体-肾上腺系统,对抗垂体后叶素引起冠状动脉的收缩作用,达到增加冠脉流量,提高心肌效率,改善心肌缺血和心律失常,减慢心率、降低血压或有增加心率、升压作用。

(3) 具有激素样调节内分泌作用:附子具有异丙肾上腺素作用,对垂体-肾上腺皮质激素有兴奋作用;巴戟天具有类皮质激素样作用,促进肾上腺皮质激素分泌。内分泌腺细胞产生的各种激素是机体内传递调节信息的重要物质,它受控于下丘脑-垂体,而内分泌靶腺体及其激素对下丘脑-垂体又有反馈调节作用,从而构成了一个相互调控、相互制约的阴阳平衡体系。肾虚病的阴阳平衡失调,只有通过补肾才能改善。肾虚证患者垂体前叶、肾上腺皮质、甲状腺、睾丸、卵巢等腺体呈退行性改变,补肾药可以治疗这一病理变化。

(4) 补肾药对肾虚患者的环核苷酸代谢有一定调节作用。环核苷酸是许多生理功能和物质代谢的调控剂,对维持正常生命起着重要的作用。

(5) 肾虚患者免疫功能一般都下降或失调,极易患病或使慢性病迁延。补肾法不仅可以提高免疫力,加速细胞损伤的修复,还可通过调整肾阴肾阳,提高免疫功能的稳定性,抑制过高的免疫反应。

(6) 肾虚患者的形质损伤、气血亏虚及功能异常与代谢相关。肾虚时血浆过氧化脂质水平升高,而血浆过氧化脂质的水平变化,可能是肾气充盛与否的重要内在物质基础。另外,肾虚与超氧化物歧化酶活性的变化有关,肾虚患者超氧化物歧化酶活性显著降低,并随病情越重而活性降低越明显,符合中医"久病及肾"之理。

(7) 改善血液流变学的病理变化:由于血瘀疾患的病因病机不同,证象各异而表现出的血液流变学的病理改变及其有关参数的变化也不相同。心脑血管疾病患者,血液黏稠度大多升高,主要是因为红细胞、血小板表面电荷减少而至红细胞、血小板聚集或凝结而成,可能成为中医理论"内结为瘀血"的血液流变学的病理基础;出血性疾病血液黏度大多降低,主要是血细胞减少及血管破裂等原因,可能成为中医理论"离经之血成瘀血"的血液流变的病理基础;肝硬化腹水、贫血等病的血瘀患者血液黏稠度也下降,可能成为中医理论"血虚挟瘀"的血液流变学的病理基础;肺源性心脏病(简称肺心病)、肺气肿等则可能成为中医理论"污秽之血为瘀"的血液流变学的病理基础。

(8) 改善微循环的病理变化:微循环是循环系统的基本结构,瘀血证患者在微循环障碍上有一系列的病理变化。高血压、糖尿病、脑血管病等瘀血证患者多存在异常管袢增多、微血管呈瘤状膨大、囊样变或螺旋形变,血流减慢,血细胞聚集,管袢顶端扩张等,表明"久病入络"的微循环障碍病理。

(9) 维持凝血与抗凝血系统的平衡:血瘀患者的凝血-抗凝血、纤维蛋白形成-溶解两大系统的动态平衡均产生了病理改变,活血化瘀能改善两大系统的病理变化。如三七、赤芍、龙葵等有抗凝血作用,大黄、乌药、仙鹤草等有促凝血作用。

（10）其他方面的作用：如提高心率，调整心律失常，改善房室结、窦房结节律，改善传导阻滞；扩张血管作用，如扩张冠状动脉、外周血管等；改善肾功能，使肌酐、尿素氮下降；使蛋白尿减少；抑菌、抗病毒和消炎作用等。

第二十一节　补肾活血法的分类

一个完整的治疗大法是在各种具体治法基础上总结出来的纲领性大法。"补肾活血法"尽管作为新生的、独立于古八法（即"汗、吐、下、和、温、清、消、补"）及新八法[即"化（化饮祛痰）、理（理气）、活（活血化瘀）、安（安神）、开（开窍）、固（固涩）、驱（驱虫）、补（补虚）"]之外，但它仍有广义和狭义之分。

从目前临床已经普遍应用的补肾活血法（广义）可分为 7 类具体治法：①滋肾活血法；②填精活血法；③温肾活血法；④益气活血法；⑤补肾活血法；⑥壮阳活血法（狭义）；⑦固精活血法（又称固肾活血法）。

第三章　张大宁话肾病四诊

第一节　慢性肾衰竭中的四诊

慢性肾衰竭患者刻诊,我们通过望诊便能说出其症状,甚至化验数值。望而知之谓之神。首先望面色,"气由脏发,色由气华"(《四诊抉微》),面色能反映脏腑的胜衰。血肌酐值可以反映慢性肾衰竭患者的病情,数值越高肾功能越差,脏腑精气衰退越严重。正常人的面色应为红黄隐隐,明润含蓄,若面色萎黄其血肌酐多大于 $350\mu mol/L$,若面色黧黑其血肌酐多在 $500\mu mol/L$ 以上。"诸湿肿满皆属于脾",脾主黄色,肾的本色是黑色,慢性肾衰竭患者脾肾亏虚,气血不足不能上荣于面,而内蕴的湿毒上泛于面,综合结果形成肾性贫血的特殊面容,轻者萎黄,重者黧黑,若面黑枯槁,乃真脏色外露,预后差。二望耳,"耳者,宗脉之所聚也"(《灵枢·口问》),"耳者肾之官也"(《灵枢·五阅五使》),肾精充沛髓海有余,则耳窍得以濡养,听力聪慧,耳郭红润。慢性肾衰竭中晚期的患者肾精虚损,精不上荣,所以耳轮中段皮肤颜色焦暗、形态蔫萎,耳垂近屏间切迹皮肤有萎皱。三望舌,舌诊内容丰富,观察舌质、舌色、舌下脉络、舌苔可以判断气血阴阳的盛衰和邪实的性质。张大宁教授认为"胖大舌"(即舌淡体胖大有齿痕)是脾肾阳虚的重要征象,结合大便溏甚至五更泻,药用二仙、四神温脾肾之阳;舌色暗(淡暗或暗红)、有瘀斑瘀点和舌下脉络粗涨青紫都是瘀血的表现,根据瘀血轻重使用不同的活血药,轻者丹参、川芎、失笑散,重者三棱、莪术,再重水蛭、虻虫等;舌苔黄腻为湿热内蕴,张大宁教授主张午饭后口服小剂量清胃黄连片,连服 $10\sim15$ 天,其药性平稳,无腹泻作用,对肾脏无损害,可退腻苔。四望肌肤爪甲,张大宁教授通过察肾衰竭患者手掌肤色和爪甲色泽判断贫血的轻重;肢体皮肤青紫瘀斑判断瘀血轻重;浮肿部位深浅判断水邪轻重。

望闻问切四诊合参。慢性肾衰竭病情复杂,症状多样,辨证应择其要,恶心和夜尿频多是慢性肾衰竭的早期症状;闻及口中有氨味已属疾病中晚期;小便清长,没有尿臊味为晚期表现;动则气短,甚至夜不能卧为邪入心包的先兆。切诊应寸口部浮中沉俱取,必"五十动",尤重诊尺。尺脉主肾,沉取候肾,左查肾阴,右查肾阳。慢性肾衰竭患者的脉象多见沉、细、濡、弱等,如肾虚湿阻可见尺脉沉细无力,脾虚湿困多见关脉浮濡,气虚血瘀则脉涩无力,脾肾阳虚则脉弱或沉迟无力。对于病重患者要重视体会脉之有根无根,若尺脉尚有力且沉取不绝为有根,肾气未绝,还有生机;若尺脉沉取不应为无根,肾气衰败,预后凶险。

第二节　肾性贫血的特殊面容

《灵枢·邪气脏腑病形》说:"十二经脉,三百六十五络,其气血皆上于面而走空窍。"由于心主血脉,其华在面,手足三阳经皆上行于头面,特别是多气多血的足阳明胃经分布于面,故面部的血脉丰盛,为脏腑气血之所荣,加之面部皮肤外露,其色泽易于观察。凡脏腑的虚实、气血的盛衰,皆可通过面部色泽的变化而反应于外,因而临床将面部作为望色的主要部位。

对于肾病的望诊,我们提出"望诊四要",即"一望面色二看舌,三望舌下四甲错"。面部望诊为"望诊四要"之首,面部的色泽荣润或枯槁,真实地反映了体内脏腑,尤其是肾中精气的盛衰。就慢性肾衰竭而言,我们将面色分为㿠白、萎黄与黧黑等三种。

健康人面部皮肤的色泽应为明润含蓄,如《望诊遵经》所说:"光明者,神气之著;润泽者,精血之充。"《四诊抉微》:"内涵则气藏,外露则气泄。"肾功能指标血肌酐小于200μmol/L时一般面色变化不明显,当血肌酐大于350μmol/L就会有面色的变化,因为此时患者会有肾性贫血。一般贫血的患者单纯血虚,面色多苍白无华,而肾性贫血的患者面色苍白的少,因为肾病患者体内有水气、或湿浊、或湿毒的病理产物存在。疾病较早期,水气与血虚并见则面色㿠白;当疾病发展,血肌酐逐渐升高,脾脏受损明显,脾失健运,湿浊在体内蓄积,脾色主黄,湿浊上泛于面时会出现面色萎黄;看到面色黧黑的患者,问患者是否血肌酐在400μmol/L以上,但心里知道可能血肌酐已经500μmol/L以上,此时是血虚与湿浊乃至湿毒并存,肾之本色主黑,血虚与湿浊共同作用,混合后综合结果为面色黧黑。肾病患者的面色早期贫血以㿠白为主,中期表现为萎黄,晚期面色黧黑,形成特殊的肾性贫血面容。

第三节　面色黧黑多见于肾阳虚损、瘀血内停、湿浊内蕴相兼为患

面色黧黑临床较少看见,给人的印象非常突出。具体讲面色显露晦黑之色,《中藏经》称"面色苍黑",《金匮要略》首见面色黧黑一词。

面色黧黑多见于肾阳虚损、瘀血内停、湿浊内蕴相兼为患。《金匮要略·痰饮咳嗽病脉证并治》"膈间支饮,其人喘满,心下痞坚,面色黧黑,其脉沉紧,得之数十日,医吐下之不愈……"说明饮邪内停可致面色黧黑;《证治准绳·察色要略》"黑色属水,主寒,主痛,乃足少阴肾经之色也"指出该面色与肾、水有关;《灵枢·经脉》"手少阴气绝,则脉不通,脉不通则血不流,血不流则髦色不泽。故其面黑如漆者,血先死"说明面色黧黑与瘀血有关。

临床若面黑但明润有光泽,并非病色;如《素问·五藏生成》篇"黑如京炱者死……黑如乌羽者生"。

第四节　肌肤甲错是营阴亏耗与瘀血阻络共同作用的结果

慢性肾衰竭患者常常皮肤粗糙干燥,甚至出现肌肤甲错的现象。肌肤甲错又称"肌若鱼鳞",用来形容皮肤粗糙干燥、色泽发暗,如干鱼鳞甲交错的样子。临床上多表现在四肢,且先从下肢开始,延至上肢。

"肌肤甲错"源于张仲景的《金匮要略》。《金匮要略·血痹虚劳病脉证并治》"五劳虚极羸瘦,腹满不能食,食伤、忧伤、饮伤、房事伤、肌伤、劳伤、经络营卫伤,内有干血,肌肤甲

错,两目暗黑,缓中补虚,大黄蟅虫丸主之。"五劳指心劳、肝劳、脾劳、肺劳及肾劳。五脏虚损,则气血津液俱亏,肌肤失养。虚劳为久病范畴,久病入络,可致络脉瘀阻。所以"干血"是阴血亏损与瘀血阻络共同作用的结果。文中"两目暗黑"多见于肾病,"五劳虚极"必定肾虚。所以各种原因导致的"干血"即可见"肌肤甲错"。治疗当以"缓中补虚"为原则,既用大黄、土鳖虫、水蛭、虻虫等活血化瘀通络,又用足量的地黄、白芍等润滋之品以养血濡脉。张仲景在《金匮要略》中多次论及肌肤甲错,如《金匮要略·水气病脉证并治》中:"黄汗之病,两胫自冷,假令发热,此属历节。食已汗出,又身常暮盗汗出者,此劳气也。若汗出已反发热者,久久其身必甲错;发热不止者,必生恶疮",是指黄汗出后发热不退,日久不愈,其热消灼津液,而致身体枯槁,皮肤甲错;《金匮要略·肺痿肺痈咳嗽上气病脉证并治》,附方《千金》苇茎汤:"咳有微热、烦满、胸部甲错,是为肺痈"及《疮痈肠痈浸淫病脉证并治》:"肠痈之为病,其身甲错,腹皮急,按之濡,如肿状,腹无积聚,身无热,脉数,此为肠内有痈脓,薏苡附子败酱散主之。"《妇人杂病脉证并治》:"……或结热中,痛在关元,脉数无疮,肌若鱼鳞,时着男子,非止女身"是指虚冷结气在中犯及肝脾,若从热化,则热灼血干,内着为瘀血,导致新血不荣于外,周身虽无疮疡,但肌肤枯槁,状如鳞甲。所以吴鞠通在《温病条辨·下焦》篇:"邪气久羁,肌肤甲错。干血内结者,用大黄蟅虫丸;肠痈脓滞者,用薏苡附子败酱散;温邪久羁伤阴者,用复脉汤"作以总结。

慢性肾衰竭患者的发病机理为肾虚血瘀,浊毒内蕴,气血虚弱、瘀血内停,加之湿毒邪泛溢,致使肌肤不得营养,所以呈现出肌肤甲错的症状。

第五节　耳垂折痕与心肾阳虚有关

耳是听觉器官,人体听觉功能的正常与否,与肾中精气的盈亏有着密切的关系。"耳者,宗脉之所聚也"(《灵枢·口问》),"耳者肾之官也"(《灵枢·五阅五使》),"肾气通于耳,肾和则耳所闻五音矣"(《灵枢·脉度》),肾精充沛髓海有余,则耳窍得以濡养,听力聪慧,耳郭红润。若肾中精气不足,耳失所养,则可出现耳鸣、听力减退,甚至耳聋等症,老年人肾精虚衰,故多见听力减退失聪,临床上常用的《重订广温热论》中的耳聋左慈丸即是以熟地、山萸肉、五味子、磁石等补肾药物组成。慢性肾衰竭中晚期的患者肾精虚损,精不上荣,所以耳轮中段皮肤颜色焦暗、形态蔫萎,耳垂近屏间切迹皮肤有萎皱。

耳垂折痕的发生率随年龄的增大而逐渐提高,与冠心病、动脉硬化有明显的关系。我们发现耳垂折痕与心肾阳虚有关,与血瘀有关。从临床上看,血瘀之发生多因心肾阳虚而致,所谓"阳气不足,则血瘀滞塞"。综上所述耳垂折痕确属老化现象之一。且与心肾阳虚、血瘀有明显关系。可见耳垂折痕的望诊对诊断老年人肾虚(尤其是心肾阳虚)血瘀有一定阳性意义。

第六节　慢性肾衰竭导致的皮肤瘙痒应内外同治

皮肤瘙痒是慢性肾功能不全的常见并发症,在维持性血液透析患者中发病率为60%～90%。其瘙痒之剧烈正如《外科证治全书》所描述:"遍身搔痒,并无疮疥,搔之不止"。一般表现为全身或局部不同程度的瘙痒,额部、项背部及前臂手掌部为典型的发病部位。瘙痒大多阵发性发作,持续时间不等,给患者身心带来了极大痛苦,因其难以耐受往往使患者烦躁不安、失眠、甚至引起血压波动,严重影响着患者的生活质量,甚至增加其他并发症的发生。

引起慢性肾不全皮肤瘙痒的原因主要与下列因素有关:①电解质代谢障碍,慢性肾衰竭患者由于钙磷代谢异常,导致继发性甲状旁腺功能亢进,甲状旁腺素水平过高可引起高钙血症、皮肤钙化和刺激皮肤肥大细胞释放组胺,引起皮肤瘙痒。近年有报道,对尿毒症伴顽固皮肤瘙痒者,经甲状旁腺切除后,症状迅速好转。②氮质代谢产物潴留,毒素对皮肤刺激及皮脂腺及汗腺萎缩,使皮肤出现不同程度的干燥、脱屑而引起瘙痒,透析治疗可以降低体内毒素的蓄积。③过敏反应,慢性肾衰竭患者体质差,易发生过敏反应而导致皮肤瘙痒,抗组胺类药物可缓解。④尿毒症神经病变也可引起皮肤瘙痒,属于神经性皮肤瘙痒病变,透析治疗无效。

中医认为尿毒症皮肤瘙痒多为湿毒内聚、血燥生风,主要采用化湿排毒、祛风止痒方法,使用地肤子散、防风通圣散、消风丸等进行治疗。临床常用外治法治疗,如全身药浴、熏蒸气浴、中药足浴等,目的是增加毒素排泄通道,使毒素随汗液排出。元代齐德之《外科精义》指出:药浴有"疏导腠理,通调血脉,使无凝滞"的功效。清代吴师机《理瀹骈文》:"虽治在外,无殊治在内也""外治之理即内治之理,所异者,法耳"。

张大宁教授认为慢性肾衰竭的根本病机为虚、瘀、湿、逆。慢性肾衰竭患者,脾肾亏虚,湿浊内蕴,日久化为浊毒,湿浊毒素泛溢肌肤可导致皮肤瘙痒,所以改善脾肾功能,泄浊排毒是治疗关键。瘀血内停使肌肤失养也可导致皮肤瘙痒,痒多为风证,"治风先治血,血行风自灭",所以活血养血是治疗皮肤瘙痒的方法之一。临床予以补肾健脾、活血化瘀、降浊排毒,兼燥湿止痒治疗。内外同治,标本兼顾,既改善肾脏功能,使湿浊得化,又通过中药汗泄法、中药灌肠排毒法增加毒素排泄通道,从多方面治疗慢性肾衰竭皮肤瘙痒。

第七节　肾病水肿的辨析

水肿是肾脏疾病最为常见的症状,确诊为肾病的患者,水肿的不同表现可以传递给我们不同的疾病信息。肾病水肿早期多以晨起眼睑浮肿多见,因为眼睑的皮下组织疏松、皮肤伸展度较大,体内过多的体液首先分布在皮肤松软的部位。也有以下肢浮肿为首发症状,足踝、足面或胫前浮肿,尤其下午明显,休息一宿后水肿减轻,这是因为重力的作用。若病情进一步发展,水肿加重,会出现颜面微肿或下肢浮肿不退,甚至周身浮肿,因胸腔积液而胸闷憋气或因腹水而腹胀。

肾病水肿的特点为:具有可凹性;性质比较软;移动性较大。因为水属阴,质软,易于流动,所以体内潴留的水液易停留于机体组织松软、体位偏下的区域,当体位变化时水液停留的区域也相应变化,而且肿处皮肤按之凹陷。

下肢浮肿根据病情轻重一般分三种程度,水肿在足踝以下为一度,水肿在膝关节以下为二度,水肿在膝关节以上为三度。

阳水与阴水的鉴别:一般阳水病程较短,病势较急,浮肿多从头面部肿起,继则全身浮肿,肿处皮肤颜色鲜明、皮薄光亮,按之凹陷而易于恢复;阴水病程较长,反复发作,迁延不愈,浮肿多从下肢开始,继则全身,肿处皮肤颜色晦暗无泽,按之凹陷不起,甚至按之如泥。前者因感受风寒、风热、水湿、湿热、疮毒所致,病位在肺脾两脏,表证、热证、实证多见;后者多因正气虚损,病位在脾肾两脏,里证、寒证、虚证多见。所以两者的治疗大不相同。

第八节 大便是六腑的终结

我们若想了解患者五脏盛衰的情况可以问诊的内容很多,但是若想了解六腑的情况,短时间内对六腑有较快的了解有两个途径:询问患者"纳食如何"以了解胃之上口,口为六腑之始;询问患者"大便如何"以了解六腑是否通畅,"大便是六腑的终结"。一个人若纳食正常,大便通畅说明六腑的功能还算是正常的。"六腑以通为用",临诊应"重视大便"的问诊。"大便是对六腑诊断的一个终结",慢性肾病患者,问大便的情况不是单纯了解用药后患者的大便次数,不是光为了调整通便药的剂量而已,其"含义深刻"。

《素问·五脏别论》:"六腑,传化物而不藏,故实而不能满也,所以然者,水谷入口,则胃实而肠虚。食下,则肠实而胃虚",六腑受纳和腐熟水谷,传化和排泄糟粕,对饮食物有消化、吸收、输送、排泄的作用。饮食物在消化吸收排泄过程中,须通过"七冲门",即七个冲要门户,"唇为飞门,齿为户门,会厌为吸门,胃为贲门,太仓下口为幽门,大肠小肠会为阑门,下极为魄门"(《难经·四十四难》),在这个过程中,"六腑以通为用",形成的大便从最后一关的魄门而出,所以"大便是以通为用的终结"。

大便能反映很多六腑的信息,最主要的几点为:①肾阳不足导致的五更泄泻,又称五更泻、肾泻、鸡鸣泻。肾阳不足,命门火衰,不能温煦脾阳而腐熟水谷,运化失常,加上黎明之前阳气未振,阴寒较盛,故腹部作痛,肠鸣即泻,大便不成形。用四神丸治疗非常有效。②中气下陷导致大便溏软,次数增多。脾气不足导致大便先硬后软。③胃肠湿热内盛多大便色黄褐恶臭质黏。④脾胃虚寒多大便清稀,如水样,或完谷不化。⑤饮食停滞多大便臭如败卵,伴有不消化食物。⑥大肠津亏则大便干燥。

所以,临诊问大便非常有意义。

第九节 辨析肾病之尿

中医诊病要求四诊合参,问诊是四诊之一,清代陈修园的《十问歌》"一问寒热二问汗,三问头身四问便……"将"问便"放在诊病时问诊顺序的前面,便包括大便和尿。西医认为肾脏的功能有调节水、电解质平衡和排除代谢废物等,中医认为"肾……开窍于二阴"(《素问·金匮真言论》),所以尿的变化与肾脏有关。

慢性肾病的病机为肾虚瘀血。肾主水,《素问·逆调论》说"肾者水藏,主津液"。虽然人体水液代谢是在肺、脾、肾、胃、大肠、小肠、三焦、膀胱等多个脏腑共同参与下完成的,但是肾气及肾阴肾阳起主导作用。肾阳为诸阳之本,"五脏之阳气,非此不能发";肾阴为一身阴气之源,"五脏之阴气,非此不能滋"。肾气的蒸腾气化作用及其肾阴与肾阳的推动和控制作用的协调,对维持体内水液代谢的平衡是非常重要的。水液代谢异常可表现为尿液的变化。治疗肾病时应重视问尿的情况,详辨尿量的多少、尿的频次、尿液的颜色、尿质的变化,对诊病和治病有重要的参考价值。

1. 尿量变化

夜尿多、少尿、无尿均为膀胱开阖失度。膀胱是贮尿和排尿的器官,但尿液的生成和排泄必须依赖肾气的蒸化作用,只有肾阴肾阳协调平衡,肾气的蒸腾气化作用发挥正常,膀胱才能开阖有度,尿液才能正常地生成与排泄。夜尿多是肾气不足的表现,夜间阴盛阳衰,肾气的蒸腾作用减弱,故尿多且频,临床常是肾功能异常的早期信号。肾功能不全的患者大多夜尿频数,多则5~6次,而且尿液清长。少尿和无尿可见于多种情况,如肾炎、泌尿系结石、尿潴留、尿毒症晚期等。肾炎患者一般伴见浮肿;泌尿系结石患者多伴见腰痛、小腹胀痛、小便点滴而出;尿潴留者伴小腹胀满、排尿不畅;尿毒症晚期患者多口中氨味、尿色清淡无味。

2. 尿色变化

尿的颜色不同在肾病诊治的指导作用也不同。尿色清长为肾阳不足,可伴有乏力、浮肿、畏寒等;尿色深黄或短赤为下焦热盛,可伴见口渴、排尿灼热甚至疼痛,多为淋证;肉眼血尿色淡红色多为脾气虚,统血失司,可伴见乏力、气短等;若肉眼血尿色鲜红多为心热下移小肠的实热证,可伴见口渴、心烦等;若肉眼血尿色暗红多为瘀血阻滞肾络,可伴腰痛、舌紫暗等。

值得注意的是卢崇汉认为尿色黄不一定归结于火,认为与中气不足有关(《扶阳讲记》)。以《灵枢·口问》有"中气不足,溲便为之变"为理论依据。认为劳倦思虑过度可见尿色黄,因劳倦思虑损伤中气,可扰动阳气,使虚阳浮动形成郁热,进而影响膀胱气化出现尿黄。当然,临床小便色黄不可能绝对因热而起,也应参照其他症状辨证,若见乏力、气短懒言、纳呆等,因思虑过度而疏于饮水也会出现脾虚的尿黄。

3. 尿质变化

若尿中泡沫多,经久泡沫不消失常提示可能尿中有蛋白,为肾虚失于固摄致精微外泄。然而,尿中有蛋白一定尿中泡沫多,而尿中泡沫多不一定尿蛋白。尿混浊如米泔,多为湿浊下注;尿中沙石,常伴腰痛为尿中结石。

通过辨尿可辨虚实,尿色深、尿血色红、尿中沙石、尿痛,结合舌质红苔黄脉数者多属实证;尿色淡、尿血色淡、尿中泡沫,结合舌质淡红、脉弱者多属虚证。从西医诊断鉴别:慢性肾炎患者可见尿中泡沫、尿血、尿少等;泌尿系感染可见尿血、尿色短赤伴排尿疼痛;泌尿系结石可见尿中沙石;慢性肾衰竭可见尿液无味、尿少、夜尿多等。

第十节 蛋白尿一定尿中有泡沫,但尿中
有泡沫不一定是蛋白尿

正常新鲜尿液为透明、琥珀色的液体,很少有气泡。

肾脏疾病尿中蛋白增多时,尿液表面漂浮着一层细小的泡沫,且久久不散,所以蛋白尿一定尿中有泡沫,但尿中有泡沫不一定是蛋白尿。如果尿液中成分发生改变使尿液表面张力增高,尿中就会出现气泡。很多疾病会导致尿液表面张力改变,例如,肝脏疾病时尿中胆红素增多,伴黄色泡沫,残留时间很长;糖尿病时尿糖或酮体增多,尿液的酸碱度发生改变,

尿液表面张力增高,有时可闻及苹果样气味;膀胱炎、膀胱癌或泌尿道中有产气菌存在,尿中会产生气泡,但与泡沫不同等。

还有非病理性原因也可使尿中出现气泡,如逆行射精或经常性兴奋使尿道球腺分泌黏液增多或遗精后,使尿道中有精液成分;排尿过急或排尿时站得太高,但尿中形成的泡沫很容易较容易消散;饮水少或出汗多,使尿液浓缩,尿中成分浓度较高;进食大量碳水化合物或静脉注射大量葡萄糖可使尿糖一时性增高;尿池中的消毒剂或去垢剂也会使尿液形成泡沫。

第十一节　24小时尿蛋白定量的结果比尿常规可靠

慢性肾病患者常需留取24小时尿液以检测24小时尿蛋白定量。标本留取应注意几点:①24小时尿蛋白定量最好选择天气凉爽时检查,尿液不易变质影响化验结果;②24小时的尿液混合在一起后一定要搅拌均匀再取标本;③尿液标本应放于冰箱或添加防腐剂,以防尿液变质。

对于24小时尿蛋白定量的正常值一般为0~0.15g。我们认为临床患者经过治疗后,若24小时尿蛋白定量为0.2g可视为基本正常,小儿尿蛋白定量小于0.2g/d即可。一般24小时尿蛋白定量降至1g后,再往下降就不好降了。24小时尿蛋白定量0.3g左右时,尿中不应该有泡沫。

尿常规对尿蛋白的界定为半定量的性质,尿常规中蛋白"±"相当于每日流失0.15~0.8g蛋白;尿常规中蛋白"1+"相当于每日流失0.9~1.5g蛋白;尿常规中蛋白"2+"相当于每日流失1.6~3g蛋白。另有说法:尿蛋白"1+"为小于1.0g/d;尿蛋白"2+"为小于1.5g/d。

慢性肾炎尿蛋白患者只检查尿常规所得结果不准确,一方面为半定量结果,一方面存在偶然性。所以24小时尿蛋白定量的结果比尿常规可靠。

第十二节　夜尿多总以肾阳不足所致

夜尿增多是指夜尿量超过白天尿量或者夜尿持续超过750ml,一般伴随夜尿次数的增多,有的患者夜尿3~4次,甚至6次之多。有学者提出晚21:00至转天7:00时间段,人入睡以后所排的尿为夜尿,人清醒的时候排的尿不属于夜尿。正常人晚餐后一般不饮水,不进食,入睡后体内代谢率低,血流缓慢,经过肾小管的原尿可充分回吸收,故夜尿显著少于白天尿量。正常人夜间排尿一般为0~2次,尿量为300~400ml,约为24小时总量的1/4~1/3。随着年龄增长,白天尿量与夜尿量的比值逐渐减少,至60岁时比值为1:1。

夜尿增多的原因有非病理性和病理性的原因。

非病理性原因:①睡前喝了大量的水或进食含有丰富水分的食物。人正常的尿循环一般在50分钟左右,建议睡前一个小时左右最好别喝水。②睡前习惯喝浓茶、咖啡或者服用利尿剂。③长期遗尿者,为防止夜间遗尿而预防性排尿,也称精神性夜尿。④精神高度紧张导致入睡困难,膀胱稍有尿意就会起夜,起夜后影响睡眠,形成恶性循环。⑤妊娠期增大的子宫压迫膀胱。

病理性原因:①排水性夜尿增多,由于体内水潴留,特别是心功能不全时,晚上平卧后回心血量增多,肾血流量增加多,尿量亦增加。②肾功能不全时,健存的肾单位数目不断减少,代谢废物潴留于体内,残存肾单位需不分昼夜的连续工作,因此表现为夜尿增加。③肾小管间质病变时,因肾浓缩功能受损,滤液流经肾小管时重吸收减少,而致尿量增多并出现夜尿,病变早期即出现夜尿增加。④结核性膀胱挛缩、较大的膀胱结石、膀胱炎、前列腺炎时,神经感受阈值降低,尿意中枢处于兴奋状态,产生尿频。前列腺肥大、膀胱逼尿肌萎缩、盆腔等器官炎症的刺激与压迫。

《素问·灵兰秘典论》:"膀胱者,州都之官,津液藏焉,气化则能出矣。"《素问·逆调论》:"肾者水脏,主津液。"所以中医认为,夜尿多应责之肾与膀胱。《诸病源候论·小便病诸候》:"小便利多者,由膀胱虚寒,胞滑故也。肾为脏,膀胱肾之腑也,其为表里俱主水。肾气下通于阴,府既虚寒,不能温其脏,故小便白而多,其至夜尿偏甚者,则内阴气生是也。"《罗氏会约医镜·论小便不禁》:"所以少壮者,阴阳两足,夜少小便,及至老年,夜多小便者,水火俱不足也,治以八味地黄丸,去泽泻,加骨脂,即右归饮亦妙。"昼为阳,夜为阴。夜间阴气盛,阳气弱,肾阳不足、膀胱虚寒患者,到了夜间,外界阴盛加重了体内的阳虚,导致肾失固摄加重、膀胱气化失常加重,故见夜尿频多。所以夜尿多总以肾阳不足所致。慢性肾衰竭患者早期即可见夜尿频多,提示肾脏功能的异常。

第十三节 舌诊是了解人体阴阳虚实及寒热深浅的窗口

舌诊是望诊的重要内容,早在《黄帝内经》就有望舌诊病的记载,如《素问·刺热》:"肺热病者,先淅然厥起毫毛,恶风寒,舌上黄",《灵枢·经脉》:"唇青舌卷卵缩,则筋先死"等。《笔花医镜·望舌色》:"舌者心之窍,凡病俱现于舌,能辨其色,证自显然。舌尖主心肺,舌中主脾胃,舌边主肝胆,舌根主肾。"舌与脏腑、经络、气血、津液有着密切的联系,显露于外,我们可以直观所见,所以舌诊是了解人体阴阳虚实及寒热深浅的窗口。我们正常的舌苔如《辨舌指南·辨舌之苔垢》:"如平人无病,常苔,宜舌地淡红,舌苔微白隐红,须要红润内充,白苔不厚,或略厚有底,然皆干湿得中,司为无病之苔,乃火藏金内之象也。"

对于慢性肾病患者,最为常见的舌苔为:①胖大舌,常有齿痕,苔腻,为脾肾阳虚,湿浊内蕴之象。②舌质淡暗,或有瘀斑、瘀点,苔白腻或微黄腻,为脾肾两虚、瘀血内停,兼湿象。③舌红少苔或无苔为阴虚内热之象。④舌淡嫩,有裂纹为气阴两虚之象。⑤舌苔黄厚或黄腻,多为胃肠积热。⑥舌紫暗,有瘀点,为典型的瘀血内停。

慢性肾病的病机多为肾虚血瘀,或兼湿浊内停。所以通过观察舌苔表现可以很直观地了解脏腑虚损的程度、瘀血的轻重及是否有湿浊。

舌下络脉是位于舌系带两侧纵行的大络脉,管径小于 2.7 mm,长度不超过舌下肉埠至舌尖的五分之三,络脉颜色为淡紫色。舌下络脉望诊是中医舌诊的重要组成部分。

舌下络脉在《内经》称为舌下两脉,如《灵枢·卫气》:"足少阴之本,在内踝上下三寸中,标在背腧与舌下两脉也",《素问·刺疟篇》:"十二疟者……先其发时如食顷而刺之……不已,刺舌下两脉出血……舌下两脉者,廉泉也。"望舌下脉络主要是指观察其长度、形态、色泽、粗细及舌下小血络等变化。我们在临床诊病,每位患者都要望其舌下脉络,其短细色淡者为气血虚弱;粗涨青紫,甚至紫黑者为血瘀,色越深者瘀越重。

第十四节 人体衰老的外在特征

中医学由于它特殊的历史条件,长期在封建社会中形成、发展,所以"精于观察而略于解剖"。但这对于人体衰老特征的观察分析,却较精细。近年来的研究,使之更加细腻和完善。

(1) 古人以"皮肤、面、齿、发、目、肌肉、筋骨、言语、情志、动作、饮食、性的变化"等表现,作为衡量人体衰老的特征。

《素问·上古天真论》上记载了不同年龄的特征变化:"女子七岁肾气盛,齿更发长。二七而天癸至,任脉通,太冲脉盛,月事以时下,故有子。三七肾气平均,故真牙生而长极。四七筋骨坚,发长极,身体盛壮。五七阳明脉衰,面始焦,发始堕。六七三阳脉衰于上,面皆焦,发始白。七七任脉虚,太冲脉衰少,天癸竭,地道不通,故形坏而无子也。丈夫八岁肾气实,发长齿更。二八肾气盛,天癸至、精气溢泻,阴阳和,故能有子。三八肾气平均,筋骨劲强,故真牙生而长极。四八筋骨隆盛,肌肉满壮。五八肾气衰,发堕齿槁。六八阳气衰竭于上,面焦,发鬓颁白。七八肝气衰,筋不能动,天癸竭,精少,肾脏衰,形体皆极。八八则齿发去。"

《灵枢·天年》云:"人生十岁,五藏始定,血气已通,其气在下,故好走。二十岁,血气始盛,肌肉方长,故好趋。三十岁,五脏大定,肌肉坚固,血脉盛满,故好步。四十岁,五藏六腑十二经脉皆大盛以平定,腠理始疏,荣化颓落,发颇斑白,平盛不摇,故好坐。五十岁,肝气始衰,肝叶始薄,胆汁始灭,目始不明。六十岁,心气始衰,苦忧悲,血气懈惰,故好卧。七十岁,脾气虚,皮肤枯。八十岁,肺气衰,魄离,故言善误。九十岁,肾气焦,四脏经脉空虚。百岁,五脏皆虚,神气皆去,形骸独居而终矣。"

后世医家在《内经》论述的基础上加以发展,把饮食、睡眠等补充进去。如唐·孙思邈说过:"人年五十以上,阳气日衰,损与日至,心力渐退,忘前失后,兴居怠惰,计授皆不称心,视听不稳,多退少进,日月不等,万事零落,心无聊赖,健忘嗔怒,情性变异,食欲无味,寝处不安……";北宋·陈直亦言"老有肠胃虚薄,不能消纳"等都说明了这点。总之古人明确地认识到,人老之后诸脏皆损,表现为一派衰老、衰退的征象。

(2) 人体衰老的十大外在特征:近年来,我们在综合古人论述的基础上,通过500例60~100岁老年人的调查、分析、研究,总结出人体衰老的十大外在特征,即外形、体重、皮肤、齿、发、耳、目、智力、精神言语动作和性的变化。

1) 外形:包括身高、脂肪和其他三方面。从45~90岁,人体身高可下降4~9cm,个别有下降11cm者。男子在50岁以后,女子在45岁以后多出现脂肪垫,前者为下腹壁脂肪垫,后者则为腰部脂肪的增多。此外还可出现老年性驼背、瘪嘴等。

2) 体重:我们的调查证实,70岁以后的老人70%体重下降。

3) 皮肤:包括出现皮肤干枯、皱纹、老年斑和老年疣等。中医所说的"面焦肤槁"即指皮肤干枯和面部皱纹的出现。据统计,面部以眼角皱纹出现最早,以后是耳前、颐部至整个面部,额部皱纹价值不大。老年斑、老年疣多在70岁以后出现,可表现在面部、手背、足背等处。

4) 齿:指牙齿的松动和脱落。在我们调查的100名80岁以上的老人中,留有牙24颗以上的仅有12人,余剩10~15颗的32人,全部脱落的21人。

5）发：指发白、脱发等。从颜色上看，老年人有白发、黑白相兼和黑发几种。其中以黑白相兼者最多，白发次之，黑发极少。脱发有全脱与部分脱落之别，其中女性脱发较男性为迟。此外，男性眉毛、鼻毛、耳毛、女性上唇毛等的过度生长也系衰老的一种表现。

6）耳：包括耳鸣、耳聋和耳的外形的变化。耳鸣轻者如蝉鸣、重者似潮水声。耳聋经常出现在65岁以上，且右耳为重，男性为多。这还要提出的是耳的外形变化，"肾气通于耳"。人老肾虚之后，耳郭的长度、软骨长、耳垂长均增加，七十岁后更明显。其中似乎越大者衰老越重。

7）目：目的变化主要指视力减退和老年环的出现多在75岁以后。

8）智力：包括记忆力和理解力减退。70岁之前主要是记忆力的减退，75岁之后表现为理解力的减退。我们曾自行设计一"记忆测定器"，满分45分，在220名60~70岁老人中，15~25分者占28%。

9）精神言语动作：老年人精神状态发生变化多在65岁之后，往往表现为对周围事物不感兴趣，表情淡漠，注意力不集中等。言语重复啰唆，有时语无伦次，或自语。动作迟钝，易于疲劳。

10）性的变化：男性60岁以后，女性55岁以后，性欲大为减退，每月一次性生活者只占20%，两月一次者20%，余下为数月一次或更少。且男子阳痿、女子阴道萎缩。另外，男性睾丸褐色色素沉着有随年龄增长的趋势。

第四章 张大宁话治肾病之法

第一节 "补肾活血、降逆排毒法"治疗慢性肾衰竭

慢性肾衰竭(CRF)又称慢性肾功能不全(简称慢性肾衰),是指各种原因造成的慢性进行性肾实质损害,致使肾脏明显萎缩不能维持其基本功能,临床出现以代谢产物潴留,水、电解质、酸碱平衡失调,全身各系统受累为主要表现的临床综合征,也称为尿毒症。从原发病起病到肾功能不全的开始,间隔时间可为数年到十余年。慢性肾衰竭是肾功能不全的严重阶段。现代医学对慢性肾衰的治疗停留在对症治疗及替代治疗的水平,总体疗效欠佳。

我们认为慢性肾衰竭的病因主要分为三类:局部病变,疾病主要侵犯肾脏,且以肾脏为主要变现,其中以慢性肾小球肾炎、慢性肾盂肾炎最多见;下泌尿系梗阻,主要表现为膀胱功能失调,容易继发感染而引起肾衰竭,如前列腺肥大等;全身性疾病与中毒,如高血压肾动脉硬化症、恶性高血压、糖尿病及镇痛药或重金属中毒等。该病的发生发展一方面是由于各种慢性肾脏疾病迁延失治到晚期,导致正虚的结果;另一方面是由于肾脏本身虚损而导致湿浊、瘀血的产生,使气机逆乱,脉络阻滞,出现程度不同的邪实病理变化。其演变过程往往是因虚致实,再因实加重虚。

中医治疗慢性肾衰的治疗原则多以排毒为主。我们在多年肾病临床实践的基础上,通过不断摸索和创新,终于发现了该病的四大病机"虚、瘀、湿、逆"。虚证有脾肾气(阳)虚和肝肾阴虚两种表现;湿证有湿困、水湿之不同;逆证有浊阴上逆和肝阳上亢之区别;瘀证则贯穿于疾病始终。据此病机我们提出了治疗该疾病的治疗大法——补肾活血、降逆排毒法。由单一降低血肌酐、尿素氮等指标,发展为提升内生肌酐清除率,全面改善肾功能,改善临床症状,提高患者生活质量,降低病死率。

肾衰排毒散是我们根据补肾活血、降逆排毒法研制的治疗慢性肾衰的方剂,组方思路是:从扶正入手,大剂量使用黄芪、冬虫夏草等补肾益气之品,改善血液流变各项特性,改善肾脏微循环、抑制病毒细菌和消除变态反应原。不仅能保护残余的肾单位,还能修补已破坏的肾单位,达到恢复肾功能的作用。

此外重用川芎等活血化瘀药物,通过该类活血药达到降低肾小球内压,改善肾小球血流动力学的目的。有人提出血瘀是慢性肾衰病机中的"标",但中医素有"久病多瘀"之论,慢性肾衰是由多种肾脏疾病迁延日久发展而来,提示了血瘀在慢性肾衰病机中的重要性。血瘀既是病因,又是病理产物,它往往与肾虚相伴而生,互为因果。因此,我们认为,血瘀与肾虚一起作为慢性肾衰的"本",始终贯穿于该病发生发展的全过程。所以,我们将活血与补肾一起列入扶正的范畴之中。

补肾活血、降逆排毒法的另一组方特点是降逆排毒,方中大黄及大黄炭有降浊排毒作

用。现代药理学研究表明,大黄蒽琨和大黄酸蒽酮葡萄糖苷,通过抑制肾小球系膜细胞DNA 和蛋白质的合成而引发系膜细胞生长抑制,减缓残余肾组织肾小球硬化的进展。此外,大黄及其提取物还可选择性抑制肾小管细胞的高代谢状态,有效地降低肾小管上皮细胞的增殖,降低其细胞代谢,从而减轻高代谢对健存肾单位的损害。

总之,我们经过长期、大量的临床观察研究后认为,虚、瘀、湿、逆是慢性肾衰竭的四大病机,补肾活血、降逆排毒法是根据其发病机制提出的治疗该病的治疗大法。

第二节 "清热解毒、活血利湿法"治疗急性肾小球肾炎

急性肾小球肾炎主要由于链球菌感染所引发,从病因学、临床症状学、病理学、免疫学等都已经得到较明确的结论。

我们总结 640 例急性弥漫性肾小球肾炎的中医辨治,结合大量临床调查,发现 86% 以上病例均伴见发热、咽喉肿痛、皮肤疮毒、小便短赤、大便干,甚则神昏、惊厥等热毒亢盛的临床表现。因此我们拟以清热解毒、活血利湿之法,方用野菊花复方,主要药物为:野菊花、鱼腥草、蒲公英、车前子、车前草、白茅根、土茯苓、赤芍等。若蛋白尿严重者,加荠菜花等;若血尿严重者,加三七(冲服);热毒重者,加败酱草等;浮肿严重者,加茯苓皮、大腹皮等。

我们用具有清热解毒、活血利湿作用的野菊花坤草汤治疗 96 例急性肾小球肾炎,治疗有效率 96%。方药为野菊花 30g、蒲公英 30g、紫花地丁 20g、车前子 20g、大小蓟各 20g、白茅根 30g、坤草 30g、苦参 15g、鸡血藤 30g。蛋白尿严重者加土茯苓 30g、荠菜花 30g;血尿严重者,去苦参,加三七 9g 冲服;热毒重者,可加板蓝根 30g。

急性肾小球肾炎一般属于中医"水肿"中"阳水"或"风水"的范畴。该病的发生,多因感受外邪,水湿或疮毒入侵,导致肺、脾、肾三脏功能失调,气机升降失司,水湿弥漫三焦,溢于四肢而发为浮肿;湿热邪毒内侵,蓄结膀胱,热伤血络,则为尿血;肾为先天之本,藏真阴而寓元阳,为水火之脏,热毒伤肾,肾气失固,精微下泄故见尿蛋白;若热盛动风,上扰清阳,或血热扰肝,气逆上冲,发为头痛、头晕,甚则惊厥。

《内经》关于治疗水肿应"开鬼门""洁净府""去菀陈莝"治疗三法侧重于治标,而清热解毒、活血利湿则是结合现代医学对急性肾小球肾炎发病原因的认识所提出的治则。现代医学认为急性肾小球肾炎主要病理变化是肾小球基膜和其邻近组织的炎症,肾小球局部血管凝血和血小板凝集而形成微循环障碍。清热解毒药具有较高的抗菌、抗病毒作用,可以提高机体免疫力,增强白细胞的吞噬能力,在特异性免疫方面还具有抑制体液免疫而增强细胞免疫。活血利湿药主要作用为抗变态反应,改善毛细血管通透性;扩张血管,增加血流量,改善局部缺血,促进炎症消散;增加纤维蛋白溶解活性和抑制血小板凝集。试验研究表明,清热解毒与活血利湿药同用具有抗感染、抗变态反应,增加局部血流量及改善微循环等作用。

第三节 "补肾健脾、活血化瘀、清热利湿法" 治疗慢性肾小球肾炎

慢性肾小球肾炎(以下简称慢性肾炎)属中医学"水肿""尿血""腰痛""虚劳"等范畴,主要临床表现为水肿、高血压、贫血、蛋白尿、血尿等。绝大多数慢性肾炎由其他原发性肾小

球疾病直接迁延发展而来,如 IgA 肾病、系膜增生性肾炎、局灶性肾小球硬化、膜增生性肾炎、膜性肾病等。起病多因上呼吸道感染或其他感染而致,极少数病例可能由急性链球菌感染后演变而来。中医学认为,慢性肾炎主要是外邪侵袭、饮食劳倦、房事不节等损伤脾肾;或因脏腑功能失调、复感外邪而发,如《诸病源候论·水病诸候》曰:"水病无不由脾肾虚所为,脾肾虚则水妄行,盈溢肌肤而令周身肿满",说明脾肾虚损是该病的病理基础。随着近代对血证研究的发展,人们认识到瘀血与该病的发生有关,如《血证论》中"血中有气,即有水","瘀血化水,亦发水肿,是血病而兼水也"。

目前,临床上对慢性肾小球肾炎的病因病机认识基本统一。即本虚,肺、脾、肾虚是发病的基础,尤其是肾虚;标实即湿热、瘀血,是外在病因及病理产物。风寒、湿热、瘀血等标实通过本虚起作用。本虚是慢性肾炎的决定性因素,而标实是该病持续性发展和肾功能进行性减退的重要原因。

我们在长期肾病临床的研究基础上,发现该病的发生与其他各类慢性病一样,具备共同的特性即"肾虚血瘀"。肾虚血瘀是脏腑功能虚损及气血功能失调的结果,是"久病及肾"和"久病多瘀"的结果,也是各类慢性疾病包括肾病某一特定阶段的病理基础。基于上述认识提出了"肾虚血瘀论"。"肾虚血瘀论"指出,在临床上肾虚和血瘀不是孤立的,而是相关并存的,肾虚必兼血瘀,血瘀加重肾虚,肾虚是本,血瘀是标,肾虚为因,血瘀是果;反过来,瘀血又构成新的致病因素,从多方面加重肾虚的程度,形成恶性循环。因此,慢性肾小球肾炎的本证不仅仅是"本虚",既有以肾虚为主的肺、脾、肾三脏虚损,又同时兼有血瘀,故提出慢性肾小球肾炎的"本证"应为"虚中挟实之证"。而瘀血作为新的病理产物又同湿热一起,形成所谓的"标实"。故这一突破传统的新观点、新理论,我们称其为"肾虚血瘀·湿热论"。

肾虚血瘀是贯穿该病发生发展过程中的根本要素。现代研究也证实,免疫反应(主要指肾虚)是引起肾小球疾病的关键,而免疫反应介导的凝血激活(中医指瘀血)则是病变持续发展和肾功能进行性减退的重要因素。我们曾观察慢性肾炎患者的血、尿纤维蛋白肽 A(FPA)均增高,说明肾虚患者有着显著的肾内凝血;而湿热的产生又是慢性肾小球肾炎患者大量水湿存在的前提下日久化热的必然结果。它与肾虚血瘀一样始终贯穿于慢性肾炎的全过程。近年来有人通过科学实验证实,引起慢性肾炎的不是抗体或免疫复合物沉积直接所致,而是补体系统被激活所引起的破坏性炎症(指湿热)和凝血(指瘀血)的结果,证明了湿热与瘀血作为标实(重要的病理因素),作用于本虚(主要的病理基础)的事实。

我们根据中医补肾活血法,临床上采用补肾、滋阴、温阳、益气、活血、行气、清热利湿等治法,采用"补肾健脾、活血化瘀、清热利湿"法治疗慢性肾小球肾炎。

水肿是肾脏疾病的重要体征,慢性肾小球肾炎除急性发作型外,其水肿的分布与急性肾小球肾炎不同,大多数为全身性,腰以下尤甚,面色㿠白,腰酸肢冷,腹胀便溏,舌体胖大有齿痕、舌淡、脉沉细。如果是肾病型水肿,这种情况则更为突出,为全身高度水肿,甚至伴有腹水或胸腔积液。此类水肿通常由脾肾阳虚所致,治宜温阳益气,健脾利水。"补肾活血胶囊"的立法原则即蕴含此意。补肾活血胶囊组成:生黄芪、冬虫夏草、白术、补骨脂、丹参、川芎、三棱、半枝莲、蒲公英,浓缩制成胶囊。每粒 0.5g,每次 2~3 粒,每日 2~3 次,温水送服。有关研究表明,该法对慢性肾炎的早、中、晚期都有不同的作用,早期可以减少肾小管回收,由此导致水与氯化物的大量排泄,继而提高肾小球滤过率及肾脏有效血流量的增加,改善后的肾功能又在慢性肾小球肾炎后期消肿中起着关键作用。

尿蛋白是慢性肾炎最为常见的临床表现。中医学认为,蛋白质属人体的精微物质。蛋白尿的产生是脏腑功能失调,即肺、脾、肾三脏虚弱,特别应责之于肾。肾气不固,精关不固,封藏失职,致精微下注,随尿排出。而脾主升清,使精微上输,若脾虚下陷,可致精微下注。因此,脾肾气虚是蛋白尿形成病机中的重要因素。此外,瘀血与湿热同样是蛋白尿形成的重要原因。蛋白尿长期反复地存在于慢性肾炎的病程中,湿郁日久,易从热化,形成湿热;脏器虚损,易反复感染,即生湿热;久用中医温肾壮阳之品,有助阳生热、助湿化热之弊。因此,湿热贯穿蛋白尿形成演变的全过程。"久病入络""湿热阻络"皆形成瘀血,使精微不循正道进而外泄下行,形成蛋白尿。从以上看来,蛋白尿的形成过程就是"肾虚血瘀·湿热论"的全部内容体现,可以说"肾虚血瘀·湿热论"是指导慢性肾炎临床的有效原则。所以,临床上治疗蛋白尿不能一味地独用固肾涩精方药,而应补肾健脾与活血化瘀、清热利湿同用。结合慢性肾炎的中医辨证分型与现代医学的分类,我们认为,脾肾阳虚、肝肾阴虚和阴阳两虚的患者与慢性肾炎中的普通型、肾病型和高血压型似有相同之处,而湿热壅阻型更类似于慢性肾小球肾炎急性发作,当然尚需证实。

第四节 发展地看待慢性肾炎的病因病机

慢性肾小球肾炎简称慢性肾炎,系指蛋白尿、血尿、高血压、水肿为基本临床表现,起病方式各有不同,病情迁延,病变缓慢进展,可有不同程度的肾功能减退,具有肾功能恶化倾向和最终将发展为慢性肾衰竭的一组肾小球病。由于该组疾病的病理类型及病期不同,主要临床表现可各不相同,疾病表现呈多样化。在多年的临床实践中,中医对其病因病机的认识在不断发展完善。

新中国成立至20世纪70年代,慢性肾炎的病机大多被认为是脾肾虚损、水湿泛溢、精微不固,主要应用健脾、补肾、收涩固精等补法,多依据"正气存内,邪不可干"等中医传统理论,尤其在慢性肾炎蛋白尿的病机方面强调脾肾虚损,即脏腑虚损,失于固涩。脾主运化及转输水谷精微,脾虚则水谷失运,并与内生之湿浊从小便而泄;肾藏精,主蒸腾气化,肾虚失固,精气亦可随小便下泄为蛋白尿。

随着中医学的发展,现今大多数学者逐渐认识到水湿、湿浊、瘀血等实邪在慢性肾炎发病中的意义,认为其病机为"本虚标实",虚证多见,本虚为病理基础,实邪加重病情。虚在脏腑,分气、血、阴、阳;实邪在六淫之邪,分水湿、热毒、湿热、瘀血等,可贯穿于整个病程之中。

随着中医肾病研究的深入,对慢性肾小球肾炎的实证病机的研究逐渐增多。有学者提出蛋白尿的形成与"风开肾门""热扰肾窍""湿滞肾关""瘀塞肾隧"等病机有关,治疗上应"通因通用",先以祛邪为第一要务,调补后而次之。还有学者认为慢性肾炎多与脏腑郁结复感外邪有关,患者常因病程长而且疗效缓慢导致情志不舒、气机郁滞,又因长期服药造成"药邪"内蕴,影响脏腑气机,进而形成水湿、瘀血、浊毒等实邪,损伤人体正气。还有学者提出治疗慢性肾炎应"突出清利,慎用温补",认为恢复期湿热遗留未尽,可进一步引起汗出、夜热早凉、面色白、夜尿多、大便溏等症状,容易与气虚、阴虚、脾肾虚损等导致的症状混淆,认为慢性肾炎急性期及缓解期皆应以清热化湿之法治之。

我们在总结前人经验的基础上,提出"肾虚血瘀·湿热论",即该病的病机为肾虚血瘀为本,湿热为标。该病的发生,主要是外邪日久伤及脏腑功能,尤其是导致脾肾虚损而成,也因饮食劳倦、房事不节等耗伤脾肾为病,或因脏腑功能失调,复感外邪而发。如《诸病源候论》曰:"水病无不由脾肾虚所为,脾肾虚则水妄行,盈溢皮肤而令周身肿满。"说明脾肾虚损是该病的发病基础,瘀血与该病的发生也有一定关系,如《血证论》中所说:"气即水也,血中有气,即有水","瘀血化水,亦发水肿,是血病而兼水也"。肾虚血瘀是贯穿该病发生发展过程中的重要病机。

第五节 "补肾活血法"治疗难治性肾病综合征

难治性肾病综合征除有肾病综合征的共同特征外,表现为对皮质激素治疗不敏感或耐药,临床治疗难度较大。

我们提出的补肾活血法就是给患者补肾、活血、行气等药物,方剂组成主要包括冬虫夏草、黄芪、芡实、丹参、川芎、三棱、莪术、柴胡等,再根据患者的个人病例特点加减。肝肾阴虚兼血瘀者加女贞子、旱莲草、当归等;脾肾阳虚兼血瘀者加仙茅、淫羊藿、白术、茯苓、陈皮等;阴阳两虚兼血瘀者加龟板、熟地、山萸肉、仙茅、淫羊藿、赤芍等。

中医认为,肾病综合征与正气虚损、脾肾俱虚有关,其病程迁延日久,病本为虚。曾有"水病者,由脾肾俱虚故也"的论述。在湿浊、肾虚或血瘀等病理因素的协同作用下,临床辨证分型多以水湿泛滥、脾肾阳虚、肝肾阴虚等为常规。但由于"久病必肾虚""久病必血瘀",故补肾活血法即构成治疗难治性肾病综合征的基本治疗大法。

从现代医学的观点,免疫反应所引起的肾小球毛细血管内凝血也符合中医"血瘀"的概念,而许多血液流变学检查也证实了肾病各型均有血瘀。我们根据中医补肾活血法理论,采用补肾、滋阴、温阳、益气、活血、行气等治法予以扶正、培本、活血、祛邪,通过对机体局部的调整作用,扩张肾血管、提高肾血流量,改善肾脏供血,促进纤维组织吸收。在此方剂中,冬虫夏草、黄芪等能调整机体的免疫功能,调节新陈代谢,提高机体对各种复杂刺激因子的适应性与耐受性,改善体液免疫与细胞免疫,从而改善整体状况,使疗效稳定。

第六节 "补肾活血法"治疗糖尿病肾病

糖尿病是一组以血糖慢性增高为特征的代谢性疾病,长期的代谢紊乱导致多系统损害,其中糖尿病肾病(DN)是糖尿病的慢性并发症之一。糖尿病病程在 10~20 年,DN 的发生率为 30%~50%,糖尿病肾病一旦出现持续性蛋白尿,其肾功能便进行性下降,而且其发展速度较一般肾脏疾病发展至终末期肾病的速度快,出现临床蛋白尿的患者约 7 年内有 50% 进入终末期肾病阶段。

对于糖尿病应做到"有效地控制血糖、有效地控制血压、有效地控制血脂、有效地保护肾脏"。全国糖尿病患者有 1 亿多,好好地治疗,做到 4 个控制也可以长寿。陈立夫有糖尿病活到 102 岁,马树礼活到 98 岁。

中医学认为,消渴之患常始于微而成于著,始于胃而及于肺肾,糖尿病的中医病机,早期以阴虚为本,燥热为标,久则阴损及阳、气阴两耗,且伴见瘀积湿盛。病变累及于肾,则肾络损伤,功用异常,发为糖尿病肾病。

早期糖尿病肾病在中医范畴属"消渴"病,其病机总体来说,由于阴津亏耗、燥热内生。而由阴虚导致的血行艰涩、气虚导致的运血无力,进而运行不畅的血液在肾络瘀阻,最终导致了肾失封藏,也即发生了西医所说的糖尿病肾病。肾元不足是主要病因,阴虚燥热证是基本的证型,而瘀血是基本病理改变,瘀血日久入络与水湿痰浊互结使该病病程迁延,不易根治。所以糖尿病肾病病机关键为虚、湿、瘀。

糖尿病肾病在中医学中属"水肿""肾消""关格"等范畴。《内经》对消渴早有记载,如《素问·阴阳别论》称之为"消";而肾消之病名,最早见于王焘《外台秘要》;《圣济总录》"消渴病,多转变……此病不愈,能为水肿……";《景岳全书》"下消者,下焦病也,小便如膏如脂,面黑耳焦,日渐消瘦,其病在肾,故当名肾消也"。上述医家的论述更加具体与详细,消渴病肾消更能准确定位糖尿病肾病的病位、概述临床特征,且有效指导临床。

该病的基本病机特点是本虚标实。本虚指五脏,尤其是肾脏的气血、阴阳之虚弱;标实即痰浊、水湿、瘀血。瘀阻是肾气(阳)虚弱,病久缠绵的必然表现。该病在不同发展阶段,病机重点不同,变化多端。但病机辨证中应紧紧抓住肾脏虚损,湿、瘀相兼这一病机关键。

糖尿病肾病临床表现复杂,伴随症状千差万别,而其发生、发展、变化多端,"辨证之疑,论证之难",要掌握辨疑不惑,治难不乱,关键于审因查扰,切中病机,详查症候,综合辨证。这样才能去伪存真,抛开外部、次要、派生因素的干扰,从疾病的本质,掘取阴阳、寒热、表里、虚实的基本属性。疾病在不同阶段及不同类型的表现形式不一,但其病机的变化却围绕某一主要病机,并以此衍生、发展、变化。故治疗中可施以相同的治疗原则。我们经过系统而翔实地观察糖尿病肾病患者的临床特征,在大量实践医学基础上,结合中医文献及现代科研,提出"肾虚血瘀"是糖尿病肾病总的关键病机。即"肾虚血瘀论";而相应的治疗原则即"补肾活血"。消渴肾方治疗,药物组成:黄芪60g,白术15g,补骨脂15g,石斛15g,丹参15g,川芎30g,三棱15g,蒲公英15g,败酱草15g,苦丁茶15g,地骨皮15g,煅牡蛎15g。

我们研究结果发现消渴肾方能显著改善患者血流变指标、减少尿微量白蛋白排泄率及降低血浆内皮素-1。方中黄芪补气升阳,益气固表,利水消肿;丹参活血凉血、川芎血中气药、三棱破血祛瘀,三药共奏活血化瘀之效;白术健脾益气、补骨脂补肾壮阳、石斛滋养胃肾之阴,三者使脾肾健旺,气血阴精生化旺盛;方中蒲公英、败酱草、苦丁茶、地骨皮清热化湿解毒,煅牡蛎收敛固涩,全方共奏补肾活血、清热燥湿、益胃生津、收敛固涩之效,对于糖尿病肾病早期治疗有一定的疗效。

糖尿病肾病中晚期患者,用补肾活血法治疗,药用:黄芪30~60g,赤芍10g,金樱子20g,芡实20g,益智仁15g,丹参20g,当归15g,川芎15g,土茯苓15g,败酱草15g,女贞子15g,旱莲草15g,茯苓20g。水肿明显者加用猪苓10g、茯苓皮15g、泽泻10g、苍术10g;气虚明显者加用党参15g、太子参10g;肾精亏损明显者加山药30g;血瘀明显者加五灵脂10g,蒲黄10g。本方中重用黄芪补肾益气,气旺则血行。研究表明,黄芪、当归可使尿蛋白减少,改善肾功能,对机体有免疫调节作用,还可以促进自由基清除,调节细胞功能代谢。另外,黄芪还可以通过抑制肝脏代偿性产生过量脂蛋白的反应而降低高胆固醇血症,使血浆白蛋白升高。丹参、赤芍、川芎能扩张血管,改善微循环。土茯苓、败酱草清湿毒降浊,女贞子、旱莲草补肝肾,金樱子、芡实、益智仁补肾固涩以减少尿蛋白。本方可明显降低尿白蛋白排泄率(UAER)、24小时尿蛋白定量、糖基化血红蛋白(HbAlc)、血肌酐(Cr),减少蛋白尿,改善肾功能,从而阻止或延缓糖尿病肾病肾功能减退的进展,提高生存质量。

　　糖尿病肾病是糖尿病常见的微血管病变,是糖尿病患者在长期的高血糖、蛋白质非酶糖化、微血管内壁氧化损伤的作用下,机体发生了广泛微血管病变和血液理化性质改变,从而导致了肾脏病变。现代医学病理发现,肾脏的高灌注、高压力、高滤过是造成糖尿病蛋白尿及肾小球硬化的重要原因。这与中医学的"津枯血燥,脉络瘀阻"的认识是一致的。

第七节　"补肾活血、祛湿利水法"治疗肾性水肿

　　水肿是肾脏疾病常见的症状,轻者眼睑微肿或下肢微肿,重者周身浮肿,可累及头皮、颜面、四肢、胸腔、心包、腹腔等,多见于肾炎、糖尿病肾病及慢性肾衰竭后期等。我们认为肾病水肿的病机为肾虚血瘀,水湿内停,最后导致水瘀互结。

　　五脏皆有虚实,独肾只虚不实,肾脏发病,其肾必虚;而且肾病多病程较长,病情迁延难愈,久病及肾,肾脏更虚。临床上,慢性肾病患者无论是否有舌质紫暗伴瘀点、瘀斑等瘀血症状,其体内必有瘀血。《素问·痹论》篇有"病久入深,营卫之行涩"的记载,说明疾病日久深入营血,影响营血的运行。后代医家叶天士进一步提出"久病入络"的观点。所以,肾虚和血瘀是慢性肾病的主要病机。

　　无论肾虚还是血瘀均可发为水肿。肾虚导致水肿多为肾阳不足,命门火衰,蒸腾气化失司,三焦功能失常,肾失开阖,水液代谢异常,发为水肿。瘀血与水肿的关系也很密切,清·唐容川在《血证论》中说:"血积既久,亦能化为痰水","瘀血化水,亦发水肿,是血病兼水也",明确提出瘀血可以导致水肿,瘀血与水肿往往互结为病。《素问·调经论》中载:"孙络水溢,则经有留血",说明全身或局部水肿可以阻塞经遂,致气血不畅,留血成瘀。

　　我们针对肾虚血瘀、水瘀互结的病机,提出治疗肾病水肿应采用补肾活血、祛湿利水的治疗大法。

　　补肾药中避用附子、善用冬虫夏草。水肿与肺脾肾三脏有关,肾虚是根本,肾中阳气不足,气化失权为主要原因。我们多用补骨脂、肉桂、仙茅、淫羊藿等温补肾阳之品,取其助阳化气的功效,避免使用纯阳燥热的附子,一来附子太过辛燥容易助湿生热,湿热互结,邪更难去;二来附子有毒,恐其对肾脏不利。冬虫夏草性味甘平温,益肾补肺,止血化痰。《本草纲目拾遗》有:"冬虫夏草性温暖,补精益髓,保肺气,实腠理。"对肾病水肿的患者使用冬虫夏草既可以使肾气足,又可使肺气旺,水道通调,气化有权,而且药性温和,利于水肿的消除。

　　活血药中选用三棱、莪术、丹参、川芎。血瘀是肾病水肿的重要致病因素,选用活血化瘀药时用药力峻猛的三棱、莪术破血祛瘀,行气活血,《本草纲目》有:"三棱、莪术治积块疮硬者,乃坚者削之也。"说明二药对再顽固的瘀血也能消除,但三棱"能泄真气,真气虚者勿用",而莪术"虽为泄剂,亦能益气",所以两者合用可使脏腑经络的瘀滞荡涤而不伤正气;丹参活血化瘀,养血补血,有"一味丹参,功同四物"之称;川芎活血行气,通达气血,更是"血中气药"。诸药并用,补肾、行气、活血、破血,活血化瘀作用强又不伤正气。

　　应重视益气和行气在治疗肾病水肿中的作用。气为血之帅,气行则血行,气滞则血瘀,气虚亦可致血瘀。同时气对津液也有统帅的作用,气旺则津液运行正常,气滞则津液运行受阻。治疗肾病水肿时应益气和行气并用,益气重用黄芪,行气多用柴胡。《珍珠囊》中记载:"黄芪甘温纯阳,其用有五:补诸虚不足,一也;益元气,二也;壮脾胃,三也……活血生血……五也。"可以说黄芪通过补脾肾之气以活血消肿;柴胡在《本草纲目》中被记载为"推

陈致新,久服轻身明目益精……除……大肠停积水胀……宣畅气血……补五劳七伤……添精髓,……",所以柴胡有补肾益精、行气活血、祛水除胀的功效。

利水而不逐水。肾病水肿严重者虽然周身浮肿,胸腹水并存,但是鉴于其发病为本虚标实,故用药不可攻伐太过,所以不用甘遂、芫花、大戟等峻下逐水之品,多选用白术、陈皮健脾燥湿,茯苓健脾渗湿,茯苓皮、桑白皮、槟榔、大腹皮等行气、利水、消肿之品。

肾病水肿多较顽固,而且病情反复,病机为肾虚血瘀,水瘀互结,其中肾虚以肾阳虚或肾阴阳两虚为主,血瘀在整个发病过程中都存在。肾虚、血瘀、水湿三者往往相互作用。其一,肾虚和血瘀并存,肾虚必兼血瘀,血瘀加重肾虚。其二,肾虚和水肿互为因果,肾虚是因,水肿是果,肾虚是本,水肿是标;反过来,水肿又妨碍了肾脏的气化作用,加重了水肿。其三,水肿和血瘀交互作用,"血水同源","血不利则为水","孙络水溢,则经有留血"。肾虚、血瘀、水湿的相互作用是肾病水肿顽固难治的根本原因,充分认识到这一点,用药才能有的放矢。

第八节　治疗肾性血尿应适当运用活血药

肾性血尿不仅包括肉眼血尿,还包括镜下血尿,多见于 IgA 肾病、紫癜性肾病、多囊肾等慢性肾脏疾病。我们认为其病机为肾虚血瘀。自古就有"久病及肾""久病多瘀"和"久病入络"的中医理论,它们是古人对久病条件下"肾虚"与"血瘀"的内在联系的高度概括。慢性肾炎所致的血尿,虽然是出血性疾病,但因为是慢性疾病,所以同样存在肾虚血瘀的病理。针对肾性血尿我们提出健脾补肾、活血止血、升提固涩的治则。

肾性血尿的病因病机概括讲是肾虚血瘀,具体可分为脾肾气虚、肝肾阴虚、瘀血内停、精微失固等。具体用药除了补肾健脾、滋补肝肾、升提固涩等,活血药是必用的。张大宁教授在肾性血尿的治疗中,活血药使用最多的有三七、阿胶、茜草。

1. 三七

甘、微苦、温。归肝、胃经。化瘀止血,活血定痛。三七本是"金创要药",既可活血、止血,又可生肌、定痛,是伤科首选药物。但是它活血化瘀并止血,适用于瘀血引起的出血证,有止血不留瘀的优点,对人体内外各种出血,无论有无瘀滞均可,所以对因瘀血导致的肾性血尿很适合。而且三七属五加科人参属的植物,与人参、西洋参同科同属不同种,是一个家族的三兄弟,它还有补气血的作用,对慢性肾病有一定的补虚作用。《本草新编》记载:"三七根,止血之神药也,无论上中下之血,凡有外越者,一味独用亦效,加入补血补气药中则更神。"所以治疗肾性血尿多选用三七,每日 10g 量,嘱药房切成片剂与群药同煎,考虑三七片较三七块更容易煎煮出较多的有效成分。

2. 阿胶

甘,平。归肺、肝、肾经。补血、滋阴、润肺、止血。我们选阿胶治疗肾性血尿取其补血、止血之功。阿胶为血肉有形之品,甘平质润,为补血要药,多用于治疗血虚诸证,尤治出血导致的血虚尤佳。该药味甘质黏,又为止血要药。慢性肾炎,长期出血,即使是镜下血尿,每日出血量少,但时日长久终会导致血虚,故选用阿胶治疗,既可止血,又可防血虚。临证止血常用蒲黄将阿胶炒成的阿胶珠,一则煎煮方便,免去烊化的不便,二则蒲黄炭可加强止血功效。

3. 茜草

苦,寒。归肝经。凉血化瘀止血,通经。它对血热夹瘀的各种出血证尤宜。有凉血、止血、活血三种作用。按照作用强弱,止血作用强于活血化瘀作用,活血化瘀作用强于凉血作用。《神农本草经》记载:"(茜草)主寒湿风痹,黄疸,补中。"说明茜草也有补益作用,适合慢性肾脏疾病的出血证。

我们治疗肾性血尿,对于虚证选用有补益作用的止血药,其中气虚明显者用三七,血虚明显者用阿胶。茜草也有一些补益作用。临证还注意辨别寒热,偏寒证者选温性的三七;偏热证者用苦寒的茜草。而且肾性血尿,虽然是尿血,但不能一味止血,应在止血药中加少量活血药,或应用三七、茜草之类的止血化瘀之品。

第九节　"益气升提法"治疗肾性血尿

益气升提法是针对脾虚气陷而采用的健脾补气为主,佐以升举阳气的治疗方法,我们极其重视益气升提法在治疗肾性血尿中的作用。益气升提的代表方剂是李东垣创立的补中益气汤,方中在黄芪、人参健脾补气,升麻、柴胡升举阳气,可治疗脾胃气虚、清阳下陷所致的内伤发热、内脏下垂、久泄、久痢等。补中益气汤"治在人参黄芪,定在升麻柴胡",即中气不足,以黄芪、人参补益;中气下陷,用升麻、柴胡向上升举。我们用大剂量黄芪(30~50g)补三焦之气,佐少量升麻(3~10g)升阳明之气,没有效仿李东垣使用柴胡作为升阳之品,是鉴于"柴胡劫肝阴"之虞。《本经疏证》指出:柴胡既能升阳,亦能升举阴气。盖阴阳不可相离,但用法之妙在乎必与养阴益血之药为伍,则阳升而阴随之。否则独用柴胡不用阴药,则无阴可升。肾性血尿为慢性病,患者需长期服药,若柴胡久服必耗肝阴,有研究显示柴胡长时间、大剂量使用可造成大鼠肝损害,所以我们不用柴胡,只用一味升麻升举足以。升麻能升举阳气,张元素说:"若补其脾胃,非此为引用不能补。"然而升麻为升发之品,属风药,用量不宜过大,即所谓"脾胃不足证,须少用升麻",量大则耗散真气,所以临床中升麻用3~10g。

第十节　"补精贵知积"治疗肾炎蛋白尿及血尿

血尿及蛋白尿是慢性肾病常见的症状。肾虚是慢性肾病最重要的病因和病理机制,先天禀赋不足及后天诸多因素都可直接或间接损及肾脏,或通过其他脏腑累及肾脏导致肾虚,即"五脏之伤,穷必及肾"。蛋白尿及血尿病位在肾,病程少则数月,多则数年,"久病及肾",肾脏更虚。

中医的精有多种含义,从液态精华物质的角度出发,血及蛋白均属于广义之精范畴。精和血都由水谷精微化生和充养,化源相同。血的化生有赖于肾中精气的气化,肾中精气的充盛,亦有赖于血液的滋养。精能生血,血能化精。精与血化源相同而又相互滋生的关系称为"精血同源",所以血即精微物质。"肾者主蛰,封藏之本,精之处也"(《素问·六节藏象论》),"夫精者,身之本也,宜藏而不宜泄",精微物质失于封藏,随尿液排出体外,即可形成血尿或蛋白尿。

补肾固涩法是临床治疗蛋白尿和血尿的常用方法,多使用具有补肾作用的酸涩之品,如水陆二仙丹(金樱子和芡实)益肾固精,覆盆子固精缩尿、益肝肾,五味子收敛固涩、益气生津、补肾等,使肾气充沛,固涩封藏功能恢复。对于肾性血尿和蛋白尿的治疗除了补肾气、活血化瘀、清利湿热,还要重视填补肾精、固涩肾精,即"补精贵知积,只补不知固,入仍不敷出,乃是空补"。

第十一节 "补肾益气、清热解毒、利湿通淋法" 治疗慢性泌尿系感染

泌尿系感染主要表现为尿频、尿急、尿痛、排尿不适等症状,与此对应的中医学的认识可见于《金匮要略·消渴小便不利淋病》中的"淋之为病,小便如粟状,小腹弦急,痛引脐中"。即把这种小便频数短涩,滴沥刺痛,欲出未尽,小腹拘急,或痛引腰腹的病症称为"淋证",故笼统地讲,泌尿系感染属中医"淋证"的范畴。《景岳全书》云:"淋之初病,则无不由乎热剧,无容辨矣。"认为早期以下焦湿热为主。久病耗伤正气,或年老体虚,或素体虚弱,劳累过度,房室不节,均可致脾肾气虚而成慢性虚证。《巢氏病源》云:"诸淋者由肾虚膀胱湿热故也。"结合临床实践,我们发现此病虽是多由风、寒、湿、热等外邪因素诱发,但"风雨寒热,不得虚,邪不能独伤人",内因正气不足是发病的关键。

我们依据中医辨证论治原则将慢性泌尿系感染分为4型:脾肾阳虚型、肝肾阴虚型、阴阳两虚型和湿热壅阻型。临床上在确诊泌尿系感染的基础上,我们采取"定性与定量"辨证的方法,即凡具有以下证型中任意3项或3项以上症状或体征者,则可确定此证型。

(1)脾肾阳虚:纳呆,腹胀,下午尤甚,便溏,面浮或肢肿,畏寒肢冷,腰脊或腰膝酸软或疼痛,性功能障碍(包括阳痿、早泄、性淡漠等),周身无力,面色萎黄无泽,舌质胖淡、齿痕,脉沉细无力或沉迟无力。

(2)肝肾阴虚:两目干涩或视物不清,眩晕,耳鸣,五心烦热,口咽发干,腰脊或腰膝酸软或疼痛,男子遗精,女子月经不调,易于急躁,舌红少苔,脉细数或沉细。

(3)阴阳两虚:面色无华,少气乏力,午后低热或手足心热,口干咽燥,腰脊酸痛等。

(4)湿热壅阻:遍体浮肿,胸脘痞闷,咽喉肿痛,感冒发热,大便秘结,烦热口渴,小便赤短,舌苔黄腻,脉沉数或濡数。

对256例随机抽样的泌尿系感染患者进行了辨证分型分析,其中脾肾阳虚型59例,肝肾阴虚型64例,阴阳两虚型52例,湿热壅阻型81例。四型之间似无明显差异。

滋肾通利胶囊是由张大宁教授研制的治疗慢性泌尿系感染的中成药(天津市中医药研究院院内制剂,批号:BC2005002),主要由野菊花、土茯苓、车前子、蒲公英、半枝莲、牛膝、女贞子、旱莲草、黄芪等十几味中药组成。采用补肾益气、清热解毒、利湿通淋法治疗该病,口服每次2~3粒,一日2~3次,连服一个月治疗。

现代医学虽然对此病症有较为对症的治疗药物,但副作用大;又由于滥用抗生素而产生的耐药菌株的出现,易形成抗药性,且复发率高,进一步增加了感染相关的泌尿系——肾脏疾病的复杂性和严重性。滋肾通利胶囊功用补肾益气、清热解毒、利湿通淋,标本兼治,增强患者体质,恢复机体正常免疫功能,在临床用药观察中,长期疗效尤其显著,为泌尿系感染患者的治疗开辟了一新的途径。

第十二节　"补肾益气、清热通淋法"治疗泌尿系结石

目前,全世界有 5%~15% 的人口饱受泌尿系结石的困扰,其复发率接近 50%,其石中以含钙结石最常见,占 80%~95%,又以草酸钙和磷酸钙混合结石及单纯草酸钙结石为主。

中医认为该病病位在肾、膀胱及输尿管,且和肝、脾关系密切。其形成多以肾虚为本,下焦湿热蕴积为标,日久而成石。结石阻滞,损伤血络,可见血尿,亦常并发泌尿系感染、肾盂积水等疾病,严重者可致肾衰竭。

益气利尿通淋汤:生黄芪 50g,茯苓、茯苓皮、白术、车前子、车前草、扁蓄、半枝莲、马齿苋、川牛膝各 20g,金钱草、海金沙、鸡内金、石韦各 30g,穿山甲 15g。

随证加减:尿血甚者加大、小蓟各 20g,三七粉 2g(冲服),杜仲炭 20g;腰腹刺痛者加白芍药 30g,生甘草 15g,乌药 20g;合并泌尿系统感染者加蒲公英、败酱草、白花蛇舌草各 20g;伴肾积水、输尿管扩张者加杜仲 30g,益母草 20g。

并嘱患者多饮水,使每天尿量大于 2500ml,鼓励患者多走动,拍打腰部,跳跃。

泌尿系结石属于中医"石淋""血淋""腰痛"等范畴。《诸病源候论》云:"诸淋者,由肾虚而膀胱热也",又云:"肾主水,水结则化为石,故肾客砂石"。其致病关键在于肾气亏虚,膀胱气化不利,湿热蕴结,煎熬尿液,结为砂石。小者如砂,大者如石,或在于肾,或在于尿道,或排出而又产生。砂石阻塞尿路则郁滞不下,尿突然中断,或小便艰涩,滴沥不禁,时有疼痛,肾区疼痛向会阴部放射;结石损伤脉络,则尿中带血或纯下血尿;日久则伤及脾肾,而见神疲乏力,脘闷纳差,腿软无力,表现为虚实夹杂之证。故治疗时当标本兼顾,扶正祛邪。

益气利尿通淋汤运用大剂量黄芪,扶助正气,并加入白术、茯苓益气利水,气行则水道通;现代药理研究表明:补肾益气之品对已有循环障碍的肾脏能促进其排泄功能,鼓舞肾气,增强输尿管蠕动,从而推动结石下移,积水得以改善;另外,益肾气还能调节尿液成分,降低草酸钙浓度,增加晶体形成抑制物,阻止草酸与钙在肾小管内结成砂石。金钱草、海金沙、鸡内金具有化石、溶石之功,使结石缩小,减少或消除结石在输尿管的梗阻;配合石韦、车前子、车前草、萹蓄、半枝莲清利之品,一方面利水使尿液增多,提高肾盂内压,使结石松动,促进结石向下移动;另一方面,稀释尿液,改变尿液成分,使结石密度降低,迫使结石裂解,使结石由大变小利于排出;牛膝引药下行,并有活血化瘀、利尿通淋之功,与穿山甲同用,软坚散结,减少梗阻,增加肾血流量;马齿苋现代药理研究具有解除平滑肌痉挛、扩张输尿管之功效。

配合多饮水,加大尿量,拍打,跳跃,意在提高肾内压力,促使结石松解,加快结石下移并排出,并减少尿中结晶盐,防止结石再增长。总之,本方具有补益肾气、溶石化石、通淋排石之功。补肾气不仅加快结石排出,还可防止攻伐太过使疾病缠绵难治。

第十三节　"补肾活血法"治疗马兜铃酸肾病

1964 年,我国学者吴松寒首次报告了 2 例因服用大剂量木通导致急性肾衰竭(ARF)的病例,此后又陆续有相关的个例报道,但未引起相应重视。1993 年比利时学者 Vanherweghem 等首先发现 2 例女性患者服用含相同中草药(广防己等)成分的减肥药后,出

现慢性肾衰竭(CRF),病理组织学表现为弥漫性肾间质纤维化;之后,比利时又有多例报道,共48例肾衰竭病例,31例作了肾移植手术;英国报告两例患者由于服用了关木通导致晚期肾衰竭,需要肾移植;日本曾报道患者因服用中药出现Fanconi综合征;美国、加拿大、澳大利亚、法国等国家也先后报告了不少类似病例。由于这些病例均与中草药有关,国外将此类肾病患称为"中草药肾病"(Chinese herb nephropathy,CHN)。

关木通、广防己等中草药均属于马兜铃属植物。马兜铃属植物有350多种,我国的马兜铃属植物主要有关木通、广防己、汉中防己、马兜铃、天仙藤、青木香、寻骨风、朱砂莲、威灵仙、大风藤及细辛等;而国外的一些草药如德国的铁线莲状马兜铃、美洲的蛇根马兜铃、印度马兜铃等均含有马兜铃酸,所以笼统地命名为"中草药肾病"有欠考虑;中草药中的雷公藤、斑蝥等亦可导致肾损害,而该损害的临床表现、病理变化等与马兜铃所致损害不同。所以,将该病命名为"中草药肾病"是片面和不恰当的。

1999年,郑法雷等应用纯马兜铃酸5mg/(kg·d)给雌性Wister大鼠腹膜注射16周,观察至24周,成功地建立了实验性慢性马兜铃酸肾病动物模型,结果表明导致大鼠慢性肾衰竭的主要原因是肾间质纤维化,发现引起这些中草药肾损害的主要毒性成分是马兜铃酸(aristolochic acid,AA),首次应用AA成功地诱导大鼠发生慢性肾间质纤维化和慢性肾功能衰竭,首先提出了将CHN称为马兜铃酸肾病(aristolochic acid nephropathy,AAN);国外Cosyns等报告腹膜内注射马兜铃酸可诱发家兔发生肾间质纤维化,也证实了马兜铃酸为该种类型肾损害的主要成分。而"马兜铃酸肾病"的命名也越来越被国内外学者所接受。

对某些含有马兜铃酸的中成药,《中华人民共和国药典》并无剂量、疗程的规定,因此这些成药已成为引起肾脏损害和AAN的重要原因。主要有龙胆泻肝丸、八正丸、耳聋丸、关木通饮片、分清止淋丸、妇科分清丸、复方珍珠暗疮片、排石颗粒(冲剂)、纯阳正气丸、大黄清胃丸、当归四逆丸、导赤丸、跌打丸、冠心苏合胶囊、辛夷丸、十香返生丸、济生结核丸、清血内消丸等。

马兜铃酸肾病有3种类型,急性AAN多在短期内大量服用含AA中药后发生,临床以少尿或非少尿性急性肾衰竭为主要表现,病情发展迅速,治疗效果不佳;肾小管功能障碍型AAN病理改变轻,仅呈肾小管变性及萎缩,临床出现肾小管酸中毒(RTA)和(或)Fanconi综合征,但病情不稳定,可迅速进展至慢性肾衰竭;慢性AAN是马兜铃酸肾病中最常见的类型,临床出现慢性进行性肾衰竭,进展速度不一,病理以寡细胞性肾间质纤维化为主,多为长期间断少量服药后发生。

依据中医辨证论治原则,我们将马兜铃酸肾病分为三个类型:脾肾阳虚型、肝肾阴虚型和湿热壅阻型。脾肾阳虚的临床表现为纳呆、腹胀、面浮或肢肿、便溏、畏寒肢冷、周身乏力、舌质胖淡、齿痕、脉沉细无力等;肝肾阴虚的临床表现为眩晕、耳鸣、五心烦热、两目干涩或视物不清、口咽发干、腰膝酸软、易于急躁、舌红少苔、脉细数等;湿热壅阻的临床表现为遍体浮肿、胸脘憋闷、咽喉肿痛、大便秘结、小便赤短、烦热口渴、舌苔黄腻、脉沉数或濡数等。

根据中医补肾活血法理论,采用补肾、滋阴、活血、温阳、益气、行气等治法予以扶正、培本、祛邪的治疗,药物组成主要包括:黄芪、冬虫夏草、芡实、杜仲、白术、丹参、川芎、三棱、莪术等。我们曾进行研究实验,结果经补肾活血法治疗后,三种类型AAN的总有效率为81.5%,三种类型AAN疗效比较,慢性AAN和肾小管功能障碍型AAN效果好,前者效果最为明显,对急性AAN效果不明显。三种中医辨证分型马兜铃酸肾病,经补肾活血法治疗后均有疗效,脾肾阳虚型效果最为明显。从病理学改变我们发现,治疗后显效患者的肾穿刺报告显示纤维化的肾间质面积减少,纤维化程度减轻,肾小管较治疗前数目增多,无单核细胞及淋巴细胞浸润,未见明显的肾小球毛细血管袢塌陷等,较治疗前明显好转。

我们认为"虚""瘀"为各型 AAN 的共同基本病机,所以补肾活血法为治疗马兜铃酸肾病的基本治法。通过对机体局部的调整作用,扩张肾血管、提高肾血流量,促进纤维组织吸收。在此方剂中,尤其重视对冬虫夏草和黄芪的应用,药理实验证实,其有补肾、健脾、利尿和降血压的作用。我们还曾经给小鼠每日灌服冬虫夏草、黄芪汤剂,可使小鼠游泳时间延长、体重增加等变化,说明冬虫夏草、黄芪等能调整机体的免疫功能,调节新陈代谢,提高机体对各种复杂刺激因子的适应性与耐受性,改善体液免疫与细胞免疫,从而改善整体状况,使疗效稳定。

第十四节　健脾补肾、利湿降浊治疗肾性高尿酸血症

慢性肾脏病常合并高尿酸血症时,严重时诱发痛风。临床多见患者面色晦暗,乏力腰酸,纳呆恶心,舌有瘀斑等脾肾气虚、瘀浊内蕴证。有学者对中医药治疗高尿酸血症的用药规律进行分析发现,经常使用的 136 味中药以利水渗湿、清热、活血化瘀、祛风湿、补气为主。

我们实验研究,用清血汤(生黄芪 40g,丹参 20g,五灵脂 10g,蒲黄炭 10g,茵陈蒿 20g,大黄 10g,白花蛇舌草 15g,败酱草 15g)治疗肾性高尿酸血症,不仅可以降低血肌酐、尿素氮,升高肾小球滤过率、还能降低升高的血尿酸。

肾性高尿酸血症是由于肾功能障碍所致,临床可见虚、瘀、湿、逆病机所致的脾肾气虚,瘀浊内蕴证。清血汤中大剂量生黄芪健脾补肾,丹参、失笑散五灵脂、蒲黄活血化瘀,大黄活血降逆,白花蛇舌草、败酱草、茵陈蒿清热利湿祛浊,共奏健脾补肾、活血祛浊的功效,可以降血尿酸。黄芪可以增加肾小球滤过率和肾脏血流灌注量,改善大鼠体内的氧化应激状态。丹参酮可以促进小鼠尿酸排泄。大黄通过竞争性抑制黄嘌呤氧化酶而降低尿酸性肾病大鼠的血肌酐、尿素氮和血尿酸,减少尿酸盐在肾小管中沉积及炎性细胞浸润。茵陈失笑散茵陈、五灵脂、蒲黄可以降低早期慢性肾衰患者的尿素氮水平。清利湿热中药能降低血液黏滞度,使肾小球毛细血管通透性降低,调整肾脏微循环及改善肾小球间质细胞基质增生。

第十五节　"升清降浊法"治慢性肾衰之浊毒内蕴

慢性肾衰是以乏力、恶心、纳呆、小便不利或浮肿为主症的疾病。中医认为该病由脾肾功能失司,致浊毒内蕴,属本虚标实。我们将其病机归纳为虚、瘀、湿、逆,即肾虚血瘀为本,浊毒内蕴为标,用补肾活血、降浊排毒法治疗,对"浊毒"采用升清降浊的方法。

浊毒内蕴是该病的重要特征,浊毒可以化热,所在部位最常见于中焦,严重者弥漫三焦。生理情况时,脾主升清气、胃主降浊气,形成中焦的升降功能。若脾胃虚弱,饮食入胃后不能被脾脏运化,成为湿浊,进一步湿浊内蕴日久酿为浊毒,阻于中焦,影响脾胃的升降功能。脾不健运则纳呆;胃气上逆则恶心呕吐;脾主四肢、胃主肌肉,湿毒内阻则周身乏力困重;湿阻气机、气化不利则小便不利,甚至浮肿。浊毒形成的原因我们认为与脾肾两虚、瘀血内停有关。

治疗慢性肾衰强调升清降浊,药用升麻与大黄,升麻升举清气,大黄荡涤肠腑降浊。

升麻在《神农本草经》中无"升举"之义,"主解百毒,辟温疾、瘴邪"。慢性肾衰中的浊毒之邪应为百毒之一,温疾和瘴气虽有特异性,但与浊毒和湿热有相似的性质。李东垣在补中益气汤中用升麻"引胃气上腾而复其本位,便是行春升之令",治疗中气下陷、气虚发热时用升麻升举下陷之中气。《脾胃论》曰:"脾胃气虚,则下流于肾,阴火得以乘其土位,故脾证始得……脾胃之气下流,使谷气不得升浮,是春生之令不行,则无阳以护其荣卫,则不任风寒,乃生寒热,此皆脾胃之气不足所致也。"张锡纯治疗胸中大气下陷时也强调升麻有升举之义,取"升麻为阳明之药,能引大气之陷者自右上升",与"柴胡为少阳之药,能引大气之陷者自左上升"共同升举下陷之气,"至若少腹下坠或更作疼,其人之大气直陷至九渊,必需升麻之大力者以升提之……"。升麻的升清作用有两个含义:其一,升麻性甘微寒,性能升散,有宣发透散的作用;其二,升麻可引下陷的脾胃清阳之气复其原位。慢性肾衰患者湿浊、浊毒内蕴导致纳呆、呕恶,清气下陷还会出现尿蛋白、尿潜血等精微外泄,所以升麻既可向上宣畅气机,又可升举中气,达到升清的目的。

《神农本草经》中大黄主"下瘀血,血闭寒热,破癥瘕积聚,留饮宿食,荡涤肠胃,推陈致新,通利水谷,调中化食,安和五脏"。古人对大黄的功能认识已经很全面了,而今人用大黄多取其通腑排大便的作用。其实大黄的通降作用不单指下肠道积滞,还有下瘀血、破癥积、清利湿热,只有瘀血、宿食、癥积、湿热清除,才能推陈致新、安和五脏。

我们用升麻与大黄作为对药调节中焦气机,一方面使"脾气散精,上归于肺……水精四布,五经并行",下陷精微得以提升,一方面使瘀血、宿食、癥积、湿热得以荡涤下行,最终使湿浊上下分消得以化解。

《素问·六微旨大论》记载:"出入废则神机化灭,升降息则气立孤危。故非出入,则无以生长壮老已;非升降则无以生长化收藏。是以升降出入,无器不有。"升清降浊法即调节气机,用大黄、决明子通腑泄下湿浊、湿毒、瘀血、宿食,轻取升麻、苏叶辛散向上,提壶揭盖,一升一降,恢复脾肾升降出入的功能,推陈致新。

第十六节　"补肾健脾法"治疗肾性贫血

肾性贫血是慢性肾衰竭的常见并发症,为正细胞正色素性贫血。肾性贫血是由于促红细胞生成不足,造血原料的缺乏及红细胞寿命缩短等原因。祖国医学认为,该病属于"虚劳""肾劳""血痨"等范畴。

我们用生方治疗肾性贫血,其组成:黄芪30g,党参、枸杞子、当归各20g,淫羊藿、女贞子、旱莲草各15g,酒大黄或生大黄10g,水煎服,每日1剂,每次100ml,每日2次口服。

中医认为肾为先天之本,藏精生髓,是血液化生的源泉动力;脾为后天之本,气血生化之源,脾胃所化生的水谷精微是化生血液的基本物质,"精血同源",血可养精,精可化血,相互转化。故本方从脾肾入手治疗肾性贫血。方中黄芪、党参益气健脾;淫羊藿、枸杞子补肾;女贞子、旱莲草补益精血;当归养血补血;大黄通腑泄浊,全方共奏补益脾肾、养血通便之功效。本方一方面可促进骨髓造血,并能增加机体的免疫力,以改善贫血;另一方面促进毒素的排泄,减少因毒素抑制红细胞的生成而加重贫血,从而达到改善贫血的目的。

现代药物研究表明,黄芪、党参可增加机体免疫力,刺激造血器官,提高血浆内促红细胞生成素的浓度,促进红细胞和血红蛋白增加;黄芪还可使红细胞的生存时间相对延长;当归对肾脏有保护作用,当归多糖能改善小鼠的贫血状态;枸杞子能加速血液中红细胞和血红蛋白的生长;党参、黄芪、当归、淫羊藿都具有促进造血的功能。大黄通过改善肾功能来减轻贫血的发展。

第十七节 "炭剂吸附法"治疗慢性肾衰竭

我们根据多年的临床实践总结出"虚、瘀、湿、逆"是慢性肾衰的四大病机,对于湿浊的治疗炭剂吸附法疗效很好,临床常用大黄炭、生芪炭、蒲黄炭、海藻炭、杜仲炭等炭剂。

关于中药炭剂中医临床已经应用了两千多年,早在《五十二病方》就有"止血出者,燔发,以安其病"的记载,并收录了动植物炭药 10 余种。元代葛可久在《十药神书》中用"十灰散"治疗吐血,并有"大抵血热则行,血冷则凝,见黑则止"之说,为后世用炭药止血奠定了理论基础。明代李时珍在《本草纲目》中记载了炭类中药近 200 种,广泛应用于临床各科。清代赵学敏在《本草纲目拾遗》载炭药 60 余种,数目虽不多,但创新者达 30 余种,还完善了药物煅炭方法。炭药的主要作用有止血、止泻、去腥臊、对清热类药缓和药性、使补益类药补而不腻。

1. 大黄炭

大黄味苦性寒,归脾、胃、大肠、肝、心包经。在《神农本草经》记载:"下瘀血,血闭寒热,破癥瘕积聚,留饮宿食,荡涤肠胃,推陈致新,通利水谷,调中化食,安和五脏。"治疗肾衰竭时大黄与大黄炭同用,取大黄通脏腑、降湿浊、下瘀血、清瘀热、导湿热外出作用,既化瘀血、又祛浊排毒。大黄炭是大黄炒炭存性,与大黄的作用基本相同,只是苦寒之性减弱、峻下作用缓解、还有止血作用,活血止血,长期使用不致损伤正气。大黄炭的制炭工艺一般为传统的炒炭法:用武火烧烫铁锅后,将大黄投入锅中,用武火或中火不断翻炒致药物表面呈焦黑色,内呈焦黄或焦褐色,微喷水,熄灭火星,取出晾干。

2. 蒲黄炭

蒲黄,甘平,归肝、心包经。有止血、化瘀、利尿的功效。《神农本草经》记载:蒲黄"主心腹膀胱寒热,利小便,止血,消瘀血。久服轻身益气力。"《本草汇言》云:"蒲黄,血分行止之药也,主诸家失血。至于治血之方,血之上者可清,血之下者可利,血之滞者可行,血之行者可止。凡生用则性凉,行血而兼消;炒用则味涩,调血而止血也。"蒲黄炭偏于止血,是活血止血的良药。我们临证蒲黄炭与五灵脂同用,因五灵脂苦咸甘温,有活血止痛作用,炒用也可化瘀止血。五灵脂、蒲黄即宋代《太平惠民和剂局方》的失笑散,专治血瘀作痛,可以使瘀血疼痛霍然若失,故《古今名医方论》曰"失笑"者,忍俊不住而发笑。蒲黄炭与五灵脂均化瘀止血,改善肾络瘀阻。

关于蒲黄炭的炮制多采用电烤箱代替传统炒法,因为蒲黄是质地松软、颗粒细小的花粉,若用传统炒炭法,与锅接触的干燥花粉极易炭化或色泽不均匀,很难达到炒炭存性的要求。

3. 海藻炭

海藻炭是海藻炒炭。海藻是指马尾藻科植物大叶海藻和小叶海藻,其味咸性寒,归肝肾经,有消痰软坚、利水消肿的功效,用于治疗瘿瘤瘰疬、痰饮水肿。《神农本草经》载海藻"主瘿瘤气,颈下核,破散结气,痈肿癥瘕坚气,腹中上下鸣,下十二水肿"。《本草纲目》记载:"海藻,咸能润下,寒能泄热引水,故能消瘿瘤、结核、阴肿之坚聚,而除浮肿、脚气、留饮、痰气之湿热,使邪气自小便出也。"

肾主水,慢性肾衰时肾的气化功能失常,导致水湿内停,与瘀血互结,阻于经络脏腑。海藻可以除痰祛湿,使湿祛瘀孤,与活血药同用则湿瘀可除。海藻炭用既能制海藻的寒性,又可去其腥味,还保留了消痰利水的功效。

4. 杜仲炭

杜仲,甘温,归肝肾经,有补肝肾、强筋骨、安胎作用。《神农本草经》载杜仲"主腰脊痛,补中,益精气,坚筋骨,强志,除阴下痒湿,小便余沥。久服轻身耐老"。对于慢性肾衰患者腰痛明显者用杜仲炭,取其补肾壮腰、除下焦湿气的作用。杜仲炒炭后有效成分易于煎出,可增加疗效,而且补而不腻。杜仲炭的炮制方法为:取杜仲块置锅内,用武火炒至黑色并断丝,但须存性,再用盐水喷洒取出,防止复燃,晾干即可;或取杜仲块,先用盐水拌匀吸尽后置锅中,用武火炒至黑色并断丝存性,用水喷灭火星,取出晾干。

中药炭剂的炮制过程要求火候"贵在适中,不及则功效难求,太过则气味反失"(明·陈嘉谟《本草蒙鉴》),使炒炭存性,防止灰化。研究表明,药物炒炭后其表面形成炭素(活性炭),使整个药变成为疏松多孔的物质,有吸附收敛胃肠道毒素的作用。

我们治疗慢性肾衰选用大黄炭、蒲黄炭、海藻炭、杜仲炭等除药物本身的作用外,还能吸毒排毒,保护肾功能。

第十八节 "补肾为主,肝肾并治,活血化瘀,辛温香窜" 治疗男子性功能障碍

阳痿通常是指男性在性欲冲动和性交要求下阴茎不能勃起,或阴茎虽能勃起但不能维持足够的硬度,以致性交时阴茎不能置入阴道,或置入阴道内即疲软。它是最严重的男性功能障碍。阳痿可分为原发性和继发性两种,后者较多见,10倍于原发性阳痿。偶尔出现的阴茎勃起障碍是相当普遍的现象,尤其是在年龄较大、精神紧张、过度劳累时容易发生。这种暂时的勃起障碍不属于病理现象。由器质性病变引起的阴茎勃起障碍具有病程渐进性加重,无夜间或清晨勃起,在性刺激下,虽能激起性兴奋,但阴茎不能勃起等特点。而由于纵欲过度、焦虑、忧抑、惊恐、疑惧等精神因素引起的功能性阳痿则比较多见。

古人将阳痿概括以"萎而不举""举而不坚""坚而不久"。有认为肝胆湿热,循经下注宗筋,阴器不用的,如《景岳全书》"凡肝脾湿热以致宗筋弛纵者亦为阳痿";有精神情志变化可致阴茎兴奋勃起受挫者,如《类证治裁》云:"伤思虑者,心脾郁结,阳事不举",《沈氏尊生书》曰:"失志之人,抑郁伤肝,肝木不能疏达,亦致阳萎不起";有房劳过用,精液消耗,肾精亏虚者,如《素问·举痛论》曰:"强力入房则精耗,精耗则肾伤,肾伤则髓内枯"。清代医家

徐大椿说："精之为物，欲动为生，不动则不生，故自然不动者有益，强制者有害，过用衰竭，任其自然而无勉强，则自然之法也。"

古人在观察性活动时即认识到男有三至的重要，《广嗣纪要》"阳道奋昂而振者，肝气至也；壮大而热者，心气至也；坚劲而久者，肾气至也。三至俱足，女心之所悦也"。这和目前"迅速、坚挺、持久"的勃起标准相近。这里所说"肾气至、肝气至、心气至"，实属肾精天癸充实，肝气疏通畅达，心脾气血鼓动有力之体现。

我们认为阳痿的基本病机是肾之阴阳失衡、心肝受损、心肾不交、脾胃失健，而致各脏之功能虚衰。

中医学认为肾主生殖，《内经》云："肾气盛，天癸至，精气溢泻，阴阳和，故能有子"，这里的肾气指肾中所藏精气，肾主生殖是通过肾中精气化生天癸实现的，生理欲望的产生及生殖之精的溢泄均是天癸至的结果，"肾气未盛，癸水未足，则不生欲念也；肾气衰，癸水绝，则欲念自除矣"。中年之后，随着肾中精气的逐渐衰少，"天癸"也随之衰少而至枯竭，性功能、生殖能力及欲念逐渐衰退。可见肾中所藏精气对生殖活动的盛衰起着决定性的作用。

中医认为勃起功能的实现还有赖于肝的疏泄功能，心脾之气的鼓动等因素的正常发挥。肝主疏泄，是指肝具有保持全身气机通而不滞、散而不郁的作用，推动气血津液运行，在性欲念的作用下疏导气血下注于宗筋而致勃起。《万密斋云》："肝之脉环于阴器而出其挺末，肝实而阳道奋发矣"，《辨证录》："肝气旺则宗筋伸"。中医学还认为，情志活动与肝的关系极为密切，肝气条达，情志活动才能正常，气血的运行才能通畅。情志不畅，所欲不遂又可反致肝气郁滞，气机失常而致勃起障碍。《沈氏尊生书》："失志之人，抑郁伤肝，肝木不能疏达，亦致阳痿不起"。《医镜》云："少年阳痿，有因意志不遂所致者，宜其抑郁，则阳气舒，痿立起，勿概作阳虚补火"。心主血，脾主气。心脾之气血贯经脉而润宗筋。脾虚气血津精化生不足，心血不足鼓动无力，亦可影响勃起功能的发挥，《景岳全书·阳痿》："若以忧思太过，抑损心脾，气血亏而阳道斯不振矣"。

我们在"补肾填精壮阳"的大法基础上，提出"补肾为主，肝肾并治，活血化瘀，辛温香窜"的基本治法，运用"黄芪川芎汤"治疗男子性功能障碍。根据中医辨证，我们将阳痿分为肾阳虚血瘀型、单纯肾阳虚型及阴阳两虚型3种，我们曾将496例患者进行辨证，结果肾阳虚血瘀型368例占74.2%，单纯肾阳虚型40例占8.1%，肾阴阳两虚型88例占17.7%。给予口服黄芪川芎汤，方剂组成：黄芪90g、川芎60g、蛇床子30g、冬虫夏草3g等，每日2次，每次300ml，3日1剂，疗效好。

"补肾填精壮阳"法是中医传统治疗阳痿的基本大法，历代医学潜方用药基本如此。两千年来阳起石、淫羊藿、巴戟天及各种动物"肾"的广泛使用，均说明了这点。但由于疗效不佳，"上火"不良反应的大量出现，证明此种治法存在不少弊端。我们根据古人"壮阳当以填精为本"及"肝主筋""罴极之本"的理论，结合当今对"活血行气"的最新研究，大胆提出"肝主筋，为罴极之本，筋不舒则阳不举，活血行气使气行血畅，气行血畅则阳自举，阳痿自愈"的新的治疗观点。在选药上，突出冬虫夏草的阴阳并补，川芎的"辛温香窜、行血中之气"，研制成黄芪川芎汤治疗阳痿，临床上取得突出疗效，既延长了勃起时间，又增强了性欲，且改善了患者的整体素质，显示了中医中药的优势。

第十九节 "补肾活血、清利湿热法"治疗慢性前列腺炎

慢性前列腺炎属于中医"精浊""淋浊""劳淋""白淫"范畴,《医碥》谓:"有精浊、便浊。精浊出自精窍与便浊出自溺窍者大异。"其病因复杂、经久不愈、容易反复,慢性前列腺炎包括慢性细菌性前列腺炎和非细菌性前列腺炎两部分。非细菌性前列腺炎是多种复杂的原因和诱因引起的炎症、免疫、神经内分泌参与的错综的病理变化。慢性前列腺炎的主要临床表现为骨盆区域疼痛,可见于会阴、阴茎、肛周部、尿道、耻骨部或腰骶部等部位。排尿异常可表现为尿急、尿频、尿痛和夜尿增多等。由于慢性疼痛久治不愈,患者生活质量下降,并可能有性功能障碍、焦虑、抑郁、失眠、记忆力下降等。

中医认为前列腺在男性的作用类似于女子胞在女性的作用,它是同排尿、生育、性等活动密不可分的脏器,是男性的生育之根。前列腺归属于奇恒之府,作为任、督、冲的集结点和源泉,它具有藏泄两种看似矛盾的作用。该病是多种病因综合作用的结果,多见于青壮年男性。根据统计,烟酒、辛辣、频繁手淫等可以助长该病的发生,如果耽误了治疗,可能会出现血瘀症。前列腺炎的发病主要和以下因素有关。

(1)前列腺的非正常充血,如性生活过频、过度节制、过多手淫,久坐,长时间开车、骑车、骑马,如司机、白领等人群,还有酗酒、过食辛辣、感冒受凉。

(2)病原微生物感染:细菌、原虫、真菌、病毒都可能成为导致前列腺炎的感染源。病原菌除血行感染、淋巴感染之外,直接蔓延是很常见的一种感染方式。男性排尿时尿液要经过前列腺,尿液细菌直接感染前列腺而发病。故男性前列腺炎反复发作、久治不愈时,其爱人也应该检查是否有泌尿系或生殖系的感染。因此提倡夫妻同治。

(3)精神的焦虑、抑郁和恐惧:常因不了解前列腺炎,而在得了前列腺炎后产生很重的心理负担,从而夸大了躯体不适症状的程度和范围,对治疗产生很严重的负面效果,加重病情。

我们认为慢性前列腺炎的主要病机:其一,情志不遂,是指感情得不到宣泄或者志向不能伸展,导致郁结于心,经络不能畅通,因此产生血瘀。肝主疏泄,调畅气机,当肝气郁结,气机不畅,情志失调,往往影响人体的其他脏腑功能,最终导致疾病发生。正如《素问·举痛论》所云"百病生于气也";《丹溪心法》中所云"气血冲和,万病不生,一有拂郁,诸病生焉。故人身诸病,多生于郁"。其二,湿邪入侵,是指外感湿邪,导致前列腺肿胀、出现脓性分泌物。其三,湿热下注,是指身体虚弱的患者,被湿热乘机而入,导致气滞血瘀。其四,肾气虚亏,是指患者肾气虚亏,不能保持体内的正气,因此藏泄功能失调,并容易被湿邪等入侵。《诸病源候论·劳淋候》指出其病因为"劳伤肾气而生热成淋也"。综上可知,慢性前列腺炎的各发病机制互为因果,综合作用,因此使得该病迁延不愈,治疗起来比较棘手。但该病归根结底还是由虚、瘀、湿、热四者相互作用的结果,即肾虚血瘀、湿热互结,以肾虚为本,湿热瘀浊为标。属本虚标实、虚实夹杂。

我们用补肾活血、清利湿热法治疗慢性前列腺炎。前列清利汤(胶囊),药物组成:冬虫夏草、石韦、女贞子、旱莲草、蒲公英、半枝莲、牛膝、萹蓄、败酱草,补益肝肾,清利湿热。前列腺炎属中医"精浊"等范畴。肾虚湿热内生,蕴结不散,气血凝滞,膀胱气化不利是引起临床诸症的病机,治疗当以补益肾气、清利下焦湿热郁结为法。本方以虫草补益肾气,石韦清利

下焦湿浊为主药;以女贞子、旱莲草助虫草益肾养肝为臣药;以蒲公英、半枝莲、萹蓄、败酱草清热解毒利湿浊为佐药;牛膝益肝肾且引药下行,为使药。共为补益肝肾、清利湿热之剂。

临床辨证:

(1) 肾虚湿热证:尿频、尿急、尿痛、小腹胀痛、阴囊潮湿、瘙痒坠胀、心烦易怒、口苦咽干、小便短赤、舌红、苔黄腻、脉滑数。治宜补肾活血、清热利湿。前列清利汤合八正散化裁。

(2) 肾气虚寒证:尿频、尿急、尿痛、小腹胀痛、精气清冷、头晕耳鸣、腰膝酸软、精气委靡、畏寒肢冷、舌淡白、脉沉细。治宜补肾温阳、活血养阴。前列清利汤合右归丸化裁。

(3) 心脾两虚证:尿频、尿急、尿痛、小腹胀痛、面色无华、心悸气短、胃纳欠佳、夜寐不安、舌淡、苔薄、脉细。治宜补肾健脾、养心安神。前列清利汤合柏子养心丸化裁。

(4) 肝气郁结证:尿频、尿急、尿痛、小腹胀痛、胸胁苦满、性急易怒、少腹胀痛、舌红、苔薄、脉弦。治宜前列清利汤合柴胡疏肝散化裁。

平时注意调情志、适劳逸、节饮食。"病从口入",重视饮食调理,强调"未病先防,既病防变"。生活中应注意:性生活(排精)规律,保持在一周 2~3 次,尽量喝水冲刷尿道;不抽烟,不喝酒,少吃辛辣、油腻、厚味、发物;每天增加睡眠 1~2 小时,每天运动 30 分钟左右(运动前 1 小时不要饮水,且用药后、餐后 30 分钟避免剧烈运动,以免影响吸收),运动最好是慢跑加更多下体锻炼,避免剧烈运动和不运动;均衡饮食,少食多餐(坚决不能吃得太饱,各种主食、蔬菜、水果、鸡肉、猪肉最好),保持大便通畅,特别强调晚餐对排便的影响,晚餐要少而且早;多喝水,喝水最好安排在早上和中午,睡前 2 小时不要饮水;避免着凉,特别是洗澡的时候要注意,保持前列腺部位温度,非常重要;避免前列腺充血,不能忍精不射,不能洗桑拿,避免久坐,避免长时间骑车,避免憋尿;尽量选择具有杀菌效用的中草药,配合西药使用,没有说空腹服用的药一定要饭后服用,减少副作用,饭后具体指饭后 20 分钟;坚持治疗,相信医生,至少三个月;保持精神愉快。

第二十节　"补肾活血、清利湿热法"治疗前列腺增生

前列腺增生症属于中医学"癃闭"范畴。《素问·宣明五气》言:"五气所病……膀胱不利为癃,不约为遗溺。"明代楼英《医学纲目》谓:"癃闭合而言之一病也,分而言之,有暴久之殊。盖闭者暴病,为溺闭,点滴不出,俗名小便不通是也。癃者久病为溺癃,淋漓点滴而出,一日数十次或百次。"良性前列腺增生症(BPH)病理学证实是细胞增多,而不是细胞肥大,是 50 岁以上男性老年常见疾病。主要表现为尿频,尿急,尿流变细、分叉点滴而下,排尿困难呈进行性加重,排尿无力,尿程缩短,尿不尽或淋漓。

我们认为肾虚血瘀、膀胱湿热是前列腺增生症的病理基础。

(1) 肾阴亏虚、肾阳虚损、中气下陷均是以肾气亏虚为基础,是肾气亏虚进一步发展的结果;肾气亏虚,气化不利,膀胱失于约束,开阖失常,则排尿异常。因此,可认为肾气亏虚是前列腺增生症的基础病机。

(2) 血瘀下焦是前列腺增生症的主要病机之一,《景岳全书·癃闭》所言:"或以败精,或以槁血,阻塞水道而不通也。"此皆缘于病久瘀血内阻,气滞血瘀,气血运行不畅,脉络瘀阻,日积月累,凝结成块则为积。王清任《医林改错》中特别强调积聚之成无不与瘀血有关:"无论何处,皆有气血……气无形,不能结块,结块者,必有形之血也。"

（3）饮酒、外感湿热的情况下可以诱发前列腺增生症，或使原有病情加重，临床表现为酒后出现暴闭，或小便频数、滴沥灼热、少腹急满疼痛、大便秘结、舌苔黄腻等膀胱湿热证候，水湿内停、郁而化热，湿热蕴结于膀胱，精室瘀滞，尿道梗塞，而出现尿闭。所以我们总结该病多为本虚标实，以肾虚为本，以湿热、湿浊、气滞为标，痰瘀是病变中进一步的病理变化。肺失肃降，不能通调水道，下输膀胱；脾失转输，不能升清降浊；肾的气化功能失常，关门开阖不利，均可发生癃闭。此外，肝气郁滞、痰瘀阻塞均可影响三焦的气化，而导致癃闭。总之，其病因不外乎湿浊或湿热下注、肺热气壅、肝郁气滞、中气不足、肾虚、痰瘀几个方面，但久病入肾而致虚，久病入络，脉络瘀阻，渐积而成前列腺增生症，出现虚实夹杂，标本兼病。

补肾活血，兼以清利湿热为治疗前列腺增生的总治则。由于种种原因，西医治疗缺乏满意疗效，其药物治疗主要应用α-还原酶抑制剂和α-肾上腺受体阻断剂来减轻前列腺增生症所致功能性梗阻或机械性梗阻。然而每种药物都有其局限性，且其药效仅为缓解症状，特别指出某药物副作用很大，如乏力、直立性低血压，而对老年人来说存在着潜在危险性。我们提出补肾活血为其大法，与现代医学认为的年龄增长造成上皮与间质的持续相互作用和睾丸非雄性激素作用观点，是前列腺增生症的必要条件的理论相近似。临床采用前列通利汤（胶囊）治疗前列腺增生，药物组成：冬虫夏草、三棱、莪术、女贞子、旱莲草、牛膝、丹参、蒲公英，以补益肝肾，活血化瘀。本方治疗肾虚血瘀所致前列腺肥大而见尿频，尿余沥，排尿不畅，尿流变细，尿等待等症。前列腺肥大是中老年男性常见的疾患，多因肝肾不足，肾气虚衰，膀胱气化失司所致，故以补益肝肾为主。古人有"久病致虚，因虚致瘀"之论，临床实践也证实肾虚患者多伴有血瘀之象。所以补肾同时还要治血，通过活血促进补肾，通过补肾增强活血，改善下焦循环。本方以冬虫夏草补肾养肝，以三棱、莪术活血逐瘀，疏通下焦血流，共为主药；女贞子、旱莲草补益肝肾，丹参活血化瘀用为臣；牛膝不仅养肝肾，且引药下行，蒲公英清化下焦湿浊，用为使药。

临床根据患者具体病情辨证施治。

（1）肾虚血瘀证：尿频、尿急、小腹胀痛、阴囊潮湿、腰膝酸软、头晕耳鸣、舌暗红、苔薄黄、脉弦滑。治宜滋阴补肾、清热泻火、化瘀通淋。方选前列通利汤合猪苓汤。

（2）肾虚湿热证：尿频、尿急、小腹胀痛、阴囊潮湿、瘙痒坠胀、心烦易怒、口苦咽干、小便短赤、舌红、苔黄腻、脉滑数。治宜清热利湿、化瘀通淋。方选前列通利汤合八正散。

（3）肾气虚寒证：尿频、尿急、小腹胀痛、精气清冷、头晕耳鸣、腰膝酸软、精气委靡、畏寒肢冷、舌淡白、脉沉细。治宜温阳补肾、化瘀软坚通淋。方选前列通利汤合右归丸。

（4）肝气郁结证：尿频、尿急、小腹胀痛、胸胁苦满、性急易怒、少腹胀痛、舌红、苔薄、脉弦。治宜疏利气机、通利小便。方选前列通利汤合柴胡疏肝散。

根据辨证与辨病相结合原则，前列腺增生症中医辨证为痰瘀互阻脉络，凝结为块而成，因此临床须配伍软坚散结、活血化瘀的药物，如桃仁、琥珀、三七、当归、昆布、冬葵子、皂角刺、穿山甲、王不留行等。另外由于该病排尿不畅、尿液潴留，又极易并发尿路感染，致湿热毒邪客于膀胱，可加入金银花、连翘、蒲公英、紫花地丁、黄柏、败酱草、红藤等，以清热解毒，控制炎症。还可加入升提中气的药物，如柴胡、升麻之类，取清气上升则浊阴下降，欲降先升之义。从经脉的分布来看，肝经绕阴器，抵少腹，所以肝经有病，致经气阻滞，影响膀胱气化，可导致前列腺增生症。因此我们常选用入肝经药如柴胡、延胡索、乌药、枳实、橘核、青皮等作为引经药以引药物直达病所。

第二十一节　补肾活血、辛温香窜治疗早泄

现代医学关于早泄的定义:国际性医学学会(ISSM)第一次采用循证医学定义早泄(2008年),指出早泄是一种功能障碍,它有以下几个特征:①射精往往或总是在插入阴道1分钟左右发生;②多次或每次插入阴道后,没有延长射精的能力;③有消极的后果,如烦恼、痛苦、沮丧和(或)避免性的亲密接触等。性交时射精早晚无一定标准,个体差异很大。一个具有正常性功能的人,在不同条件下射精快慢也有较大差别,因此正常人在性交时偶尔出现射精过早,不应视为病理现象。只有经常射精过早,以致不能完成性交过程时,才能视为病理性的。

传统中医学对早泄的论述,如《沈氏尊生书》载有"未交即泄,或乍交即泄"。《秘本种子金丹》云:"男子玉茎包皮柔嫩,少一挨,痒不可当,故每次交合,阳精已泄,阴精未流,名曰鸡精。"《辨证录·种嗣门》:"男子有精滑之极,一到妇女之门即便泄精,欲勉强图欢不得,且泄精甚薄"。

我们认为早泄病机主要是:肾阴亏虚,相火偏亢;心火旺盛,心肾不交;肾精肾气不足,封藏失职。情志心理因素是早泄发病的首要因素。《内经》曰:"心者,君主之官,神明出焉",若心气不足则出现心虚胆怯的症状。心虚胆怯是早泄患者常见的心理现象,通常表现为不自信,无法战胜自己的恐惧和焦虑。早泄的机理为"宗筋拘挛"。如果一个人情绪处于不稳定状态,尤其是处于过分激动、兴奋、紧张、焦虑或忧郁等状态时,高级神经中枢的控制功能便会失调,于是出现了早泄现象。一旦发生早泄,这个现象会化为一种信号,在脑海中留下一种"痕迹",即"痕迹反射",以后每逢性交,一想到早泄问题就会引起这种痕迹反射,结果真的又引起高级神经中枢功能的紊乱,于是早泄反复出现。这与"心-肾轴心系统学说"相印证,即在心为主导的条件下,心肾之间相互促进、相互制约的相对平衡关系。大脑皮质通过下丘脑对垂体、肾上腺皮质,性腺等的控制,即大脑皮质-下丘脑-垂体-肾上腺皮质系统和性腺系统,其中心火下降,下交于肾(心对肾的调节)则指神经中枢对垂体、肾上腺的调节机制;而肾水上升,上达于心,则是指肾上腺皮质或性腺通过垂体、或直接作用于神经中枢的机制,即所谓"反馈机制"。

早泄从根本上说是射精所需要的刺激阈太低,因此早泄的治疗就是要努力提高射精刺激阈。治疗包括:心理疏导,行为调摄,药物干预。通过药物调整性欲值高低,延长射精潜伏期。我们用补肾活血、辛温香窜为基本治则,以肾灵汤(散)为基本方。早泄的中药治疗无论是从辨证分型治疗,还是从心、肝、肾脏腑辨证的角度治疗,主要与心、肝、肾三脏关系密切,如《格致余论》中谓:"主闭藏者,肾也。司疏泄者,肝也。二脏皆有相火,而其系上属于心。心,君火也,为物所感则易动,心动则相火亦动,动则精自走,相火翕然而起,虽不交会,亦暗流而疏泄矣。"历代医家对早泄多从"补肾涩精安神"的角度治疗,现代中医认为早泄与"心神"也密切相关。《素问·灵兰秘典论》说:"心者,君主之官也,神明出焉。"心为五脏六腑之大主,心气足,心神安定,性生活控制自如。心气不足导致心神对脏腑控制能力降低,性生活控制亦下降。所以现在早泄的治疗应该兼顾心、肝、肾三脏,从整体上辨证论治,以达到治疗早泄的目的。

临床辨证:

(1)湿热下注证治法:清肝泻火,利湿涩精。主方:肾灵汤合龙胆泻肝汤加减。常用药:龙胆草、生地黄、当归、柴胡、泽泻、车前子、木通、黄芩、栀子、甘草。加减:阴部湿痒,肢体困重甚者,加茯苓、萹蓄;小便短赤重者,加淡竹叶、滑石、黄柏、苦参;食欲不振重者,加神曲、山楂。

(2)阴虚火旺证治法:滋阴降火,补肾涩精。主方:肾灵汤合知柏地黄丸加减。常用药:天门冬、熟地、人参、黄柏、砂仁、甘草、肉苁蓉、知母、山药、山萸肉、丹皮、龙骨、牡蛎。加减:腰痛甚者,加杜仲、菟丝子;潮热盗汗重者,加地骨皮、银柴胡;口干尿赤重者,加天门冬、石斛、黄精。

(3)肾气不固证治法:补肾助阳,益气固精。主方:肾灵汤合金锁固精丸加减。常用药:沙苑蒺藜、芡实、莲须、龙骨、牡蛎、莲肉。加减:性欲淡漠,腰膝冷痛重者,加鹿茸、淫羊藿、仙茅、锁阳、杜仲;面色不华,小便清长甚者,加巴戟天、补骨脂、益智仁、人参、黄芪;腹泻者,加补骨脂、吴茱萸、肉豆蔻、五味子。

(4)心脾两虚证治法:养心健脾,安神摄精。主方:肾灵汤合归脾汤加减。常用药:白术、茯苓、当归、黄芪、远志、龙眼、酸枣仁、人参、木香、炙甘草。加减:肢体乏力甚者,加山药;心悸不宁重者,加生龙骨、生牡蛎;纳差者加神曲、麦芽、山楂;身体肥胖,痰多者,加泽泻、薏苡仁。

(5)肝郁化火证治法:疏肝解郁,泻火涩精。主方:肾灵汤合丹栀逍遥散加减。常用药:丹皮、栀子、当归、白芍、白术、柴胡、茯苓、甘草、煨姜、薄荷。加减:两胁胀痛者,加青皮、木香、枳实;食少纳呆,恶心呕吐者,可加佛手、甘松、厚朴、砂仁;头晕胀痛,面红目赤,急躁易怒,恶梦纷纭者,加夏枯草、石决明。

平时要注意调摄与预防。完善的性生活,需通过肉体和精神两方面去完成,两者相辅相成,不可缺少。因而,要实现婚姻美满和房事协调,需要从精神和肉体,男方和女方,两对矛盾,四个方面着手,关键是"相互激励"和"相互协调",否则就可能产生性挫折和性功能障碍。要达到这些要求,必须重视以下一些因素:

(1)树立性的正确认识,由于我国受到几千年封建思想的影响,把性知识神秘化,或视为下流淫秽,从不公开讨论,只是私下流传,更少有人研究。其实,性与饮食、大小便一样,都是生活行为,都是正常的生理现象。认为性行为不光彩、下流,性交无非是生儿育女、传种接代,性交有损健康等错误观念,需在思想上加以摒除,否则会对正常的性生活产生不利的影响。

(2)去除精神压力,除上述的许多错误观念外,还有各种各样的恐惧感,会产生强大的精神压力,抑制性兴奋反应。如在性交前性反应正常,阴茎勃起良好,而一旦行事,阴茎立即萎软,害怕性伴不满,害怕性伴不适等。

(3)创造安定的性交环境,性交的环境对性反应的发展具有十分重要的影响,应避免性交外的任何干扰。

(4)创造一个十分轻松愉快的气氛,性交前和性交时,必须保持亲热和睦的气氛和情绪。

(5)相互照顾各自的爱好,性交常是男女爱情的最高表现,在做爱和性交的过程中,如能相互照顾,各自主动地投其所好,可增进爱情,增长快感。

（6）注意表示性要求的艺术性，当要向性伴提出性要求时，最好不要直言，注意表达的艺术。

（7）熟知性器官的生理功能，性交前做爱和性交时，应充分注意到最易诱发性兴奋的部位。

第二十二节　"补肾活血法"治疗动脉粥样硬化

动脉粥样硬化是心脑血管疾病的主要病理过程，是各类缺血性疾病的病理基础，其特点为病变发生在动脉内膜，且主要局限于该处。先后有脂质和复合糖类聚积、出血和血栓形成、纤维组织增生和钙质沉着并有动脉中层的逐渐退变和钙化。病变多累及大、中型动脉，多呈偏心性分布。

我们采用补肾活血法，取虫草地黄活血汤治疗动脉粥样硬化，方药组成包括冬虫夏草、熟地、山萸肉、山药、丹皮、茯苓、泽泻、丹参、川芎、三棱、莪术、柴胡等，即六味地黄汤加活血药，通过补肾促进活血，又通过活血加强补肾，外加"柴胡"一味，以达到"气行则血行"的功效。再根据患者的个人病例特点进行加减。

实验证明，虫草地黄活血汤能明显对抗动脉粥样硬化患者的血清脂蛋白含量的升高，有降低患者血清总胆固醇、三酰甘油、低密度脂蛋白、血清脂质过氧化物的活力、载脂蛋白B、脂蛋白(a)、氧化型低密度脂蛋白、血浆内皮素水平及升高高密度脂蛋白、全血谷胱甘肽过氧化物酶活力、血清超氧化物歧化酶活力、载脂蛋白A的作用。

近年对动脉粥样硬化的中医病因病机探讨，认为其外因为嗜食肥甘厚味，内因为脾肾不足，属本虚标实之证，脾肾不足为本，痰浊瘀血为标。故补肾活血法采用滋补肝肾、益气健脾，佐以行气活血以奏效，能有效的治疗动脉硬化。

第二十三节　张大宁临证医案数则

一、慢性肾盂肾炎致慢性肾衰的治疗医案

患者姓名：王某，性别：女，年龄：23岁，就诊日期：2012年8月1日，初诊，发病节气：大暑。

主诉　间断腰痛8年。

现病史　自觉腰坠痛8年，休息后缓解，未重视。2011年夏天，发热、尿频、尿痛，就诊于中国武警总医院，考虑为"肾盂肾炎"，尿中有蛋白、白细胞，抗炎治疗2天，热退，复查尿常规正常。2012年6月，再次发热、尿痛，就诊于中国武警总医院，时尿常规（Rt）：PRO 2+，BLD 3+，LEU 3+，镜下RBC 330个/μl，SG 1.010。血常规（Rt）：WBC 10.53×10^9/L，中性粒细胞0.86，Hgb109g/L，RBC 3.35×10^{12}/L，考虑为"肾盂肾炎"，予氨曲南静脉滴注3天，奥硝唑静脉滴注1天，热退。2012年6月16日查血 Scr 251μmol/L，BUN 9.11mmol/L，Hgb 95g/L，尿常规（Rt）：PRO±，BLD±，肾脏B超示：双肾实质弥漫性损伤。右肾9.65cm×3.95cm，左肾9.99cm×3.83cm。考虑"慢性肾衰，肾性贫血"，给予口服包醛氧淀粉、百令胶囊、叶酸、皮

下注射重组人促红细胞生成素及中药治疗。现症:面色萎黄、腰痛、双下肢肿,午后较甚,右腿麻木,纳可,寐安,大便不畅,日1行,尿量可,夜尿1次。舌淡暗,苔腻,脉沉细。

既往史 肾盂肾炎8年,发现肾功能异常1月余。

过敏史 否认药物及食物过敏史。

体格检查 BP 110/90mmHg。面色萎黄,双下肢水肿。

辅助检查 2012年7月30日血Scr 253.9μmol/L(<92μmol/L),BUN 8.8μmol/L,K 3.8mmol/L。

中医诊断 腰痛。

证候诊断 肾虚血瘀,湿浊内蕴。

西医诊断 慢性肾衰;肾盂肾炎。

治法 补肾活血,降浊排毒。

处方 生黄芪90g,土茯苓30g,荠菜花30g,大黄30g,大黄炭60g,丹参30g,赤芍30g,茵陈60g,土茯苓30g,五味子60g,五灵脂30g,蒲黄炭30g,决明子30g,海藻炭30g,蒲公英60g,败酱草60g,川芎30g。

水煎服,3日1剂,每日2次,每次300ml,饭后温服。

成药 补肾扶正胶囊3粒每天3次,活血化瘀胶囊3粒每天3次,肾衰排毒胶囊3粒每天3次。

2012年8月22日复诊 仍腰痛,浮肿消失,纳可,二便调,舌质暗红,苔黄,脉沉。BP 105/70mmHg。2012年8月21日化验:尿Rt(-)。血Rt:Hgb 90g/L,Hct 27.2%。血Scr 237μmol/L,BUN 7.15mmol/L,UA 280μmol/L,K 4.0mmol/L,Ca 2.13mmol/L,CO2CP 19.6mmol/L。中药处方上方去赤芍加三棱30g、盐补骨脂30g、女贞子30g、墨旱莲30g。服法及余药相同。

2012年9月26日复诊 无不适主诉,舌质暗,苔黄。化验:血Hgb 10.5g/L,尿Rt:PRO 1+,BLD±,血CR 218μmol/L。中药处方去盐补骨脂30g、女贞子30g、墨旱莲30g,加砂仁30g、山药30g、金银花30g。

按语:患者15岁既有腰痛症状,说明肾气不足。腰为肾之府,肾气不足、肾精亏虚不能濡养腰脊会出现腰痛。邪之所凑,其气必虚。对于体虚之人,外泄容易乘虚而入,深入体内。该患者因肾脏相对虚弱,所以表现为肾盂肾炎,而且反复发作,1年左右即累及到肾功能,出现肾衰竭。慢性肾衰竭其自然发展进程是肾功能不可逆转的进行性恶化疾病,张老师紧紧抓住肾功能受损这一主要矛盾,以保护肾功能为治疗目的。辨证为肾虚血瘀,湿浊内蕴,治疗以补肾活血、降浊排毒为大法,通过近2个月的治疗,腰痛消失,肾功能逐渐改善。说明老师的治疗思路是正确的。补肾用生黄芪为主要药,活血选用丹参、川芎、赤芍。方中降浊排毒之品有大黄、大黄炭、决明子等通腑之品,也有蒲公英、败酱草等清利湿浊之品。

二、膜性肾病合并系膜增生型IgA肾病致慢性肾衰的治疗医案

患者姓名:张某,性别:男,年龄:63岁,就诊日期:2012年10月10日初诊,发病节气:寒露。

主诉:双下肢浮肿伴乏力4年。

现病史:2008 年无明显诱因出现双下肢浮肿,就诊于中日友好医院,肾穿刺示:"膜性肾病合并系膜增生型 IgA 肾病",予泼尼松,环磷酰胺(累计量 6~8g),吗替麦考酚酯(每次 750mg,日 2 次),规律减量,24 小时尿蛋白波动在 1.09~3.84g,吗替麦考酚酯一年半后停服,激素减至 2 片时复发,再次依前药治疗。反复双下肢水肿 4 年半,今年 7 月发现肾功能异常 Scr 121μmol/L,24 小时尿蛋白定量 5g,慕名就诊。现症:双下肢微肿,周身乏力,时头晕,耳鸣,视力下降,纳可,寐欠安,尿量可,夜尿 5~8 次,大便日 2~3 次,舌淡红,苔白,脉沉细弱。

既往史:既往高血压病史。现服药:非洛地平(10mg,每天 1 次),缬沙坦(80mg,每天 1 次),骨化三醇(0.25μg,每天 1 次),未服用激素。

过敏史　否认过敏史。

体格检查　双下肢水肿 2+。

辅助检查　(由福建省第二人民医院提供):2012 年 10 月 4 日 Scr 130μmol/L,BUN 9.60μmol/L,UA 399μmol/L,ALB 28.6g/L;24 小时尿蛋白定量 6.7g;尿 Rt:PRO 3+,BLD 2+,RBC120.50/μl(21.70 个/HP),小圆上皮细胞 12.50/μl,病理管型 1.93/μl。

中医诊断　水肿。

证候诊断　肾虚血瘀,湿浊内蕴。

西医诊断　慢性肾衰;慢性肾炎;膜性肾病合并系膜增生型 IgA 肾病。

治法　补肾活血,祛湿利浊。

处方　生黄芪 90g,土茯苓 30g,荠菜花 30g,丹参 30g,川芎 60g,醋三棱 30g,五灵脂 30g,蒲黄炭 30g,茵陈 60g,覆盆子 30g,五味子 60g,青蒿 30g,炒白术 30g,砂仁 30g,大黄炭 60g,冬瓜皮 60g,蒲公英 60g,半枝莲 60g,败酱草 60g,水煎服,每 3 日 1 剂,每日 2 次,每次 300ml,饭后半小时服。

成药　补肾扶正胶囊,每日 3 次,每次 3 粒;活血化瘀胶囊,每日 3 次,每次 3 粒;肾衰排毒胶囊,每日 3 次,每次 3 粒;保肝片,每日 3 次,每次 4 粒;黄葵胶囊,每日 3 次,每次 5 粒;雷公藤多苷片,每日 3 次,每次 20mg;复方 α 酮酸片,每日 3 次,每次 5 粒;药用炭片,每日 3 次,每次 5 粒。

2013 年 1 月 16 日复诊　患者症状同前。化验:2012 年 11 月 28 日血 Scr 95.9μmol/L;24 小时尿蛋白 4.35g。2013 年 1 月 16 日血 Scr 104μmol/L;24 小时尿蛋白 3.83g(1.4g/L)。中药处方如下:

生黄芪 120g,土茯苓 30g,荠菜花 30g,丹参 30g,川芎 60g,五灵脂 30g,蒲黄炭 30g,茵陈 60g,覆盆子 60g,五味子 60g,青蒿 30g,炒白术 30g,砂仁 30g,大黄炭 60g,冬瓜皮 60g,蒲公英 60g,半枝莲 60g,女贞子 30g,墨旱莲 30g。

水煎服,每 3 日 1 剂,每日 2 次,每次 300ml,饭后半小时服。

余药继服。

2013 年 6 月 26 日复诊:患者双下肢水肿消失,乏力减轻,无头晕耳鸣,仍视物不清,纳可,寐安,尿量可,大便日 2~3 次,舌淡红,苔白,脉沉细弱。化验:血 Scr 94μmol/L,BUN 8.0mmol/L,UA 436μmol/L;TP 53g/L,ALB 33g/L;24 小时尿蛋白 5.0g。患者虽然尿蛋白仍比较多,但是肾功能已较前恢复正常。中药继续服用,上方加海藻炭 30g、陈皮 30g。

按语:患者顽固性蛋白尿,并累及肾功能,出现慢性肾衰,而且肾穿刺提示膜性肾病合并系膜增生型 IgA 肾病，泼尼松、环磷酰胺和吗替麦考酚酶治疗效果都不理想。症见浮肿、乏力、头晕、耳鸣，视力下降、寐欠安、夜尿频、脉沉细弱，一派脾肾气虚，湿邪困阻之象。老师中医辨证为肾虚血瘀，湿浊内蕴。药用生黄芪90g并与白术、砂仁同用补肾健脾；丹参、川芎、醋三棱活血化瘀。冬瓜皮、蒲公英、半枝莲、土茯苓、荠菜花、大黄炭等祛湿利浊。五灵脂、蒲黄炭、茵陈三味中药组成"茵陈失笑散"，是张大宁发明的治疗慢性肾衰的特异性方剂。经治疗患者尿蛋白虽然还较多，但血浆白蛋白已接近正常，不会导致严重的水肿，而且肾功能已经正常。

三、局灶增生性 IgA 肾病伴缺血性肾损害致慢性肾衰的治疗医案

患者姓名：齐某，**性别**：男，**年龄**：41 岁，就诊日期：2013 年 3 月 13 日，初诊，发病节气：惊蛰。

主诉　腰酸、乏力半年。

现病史　患者 2012 年 8 月因"脑梗死"住院，发现高血压，BP 180/110mmHg，血 Scr 457μmol/L，BUN 21.3mmol/L，血 Hgb 92g/L，尿 Rt：PRO 3+，BLD 1+，肾穿刺示：局灶增生性 IgA 肾病伴缺血性肾损害，诊断为"慢性肾衰，慢性肾炎，高血压性肾损害，脑梗死"，曾服用泼尼松、雷公藤多苷片治疗。效果不满意，遂来我院就诊。现症：腰酸、周身乏力，纳可。大便调，夜尿多，舌质暗红，苔黄腻，脉弦细。

既往史：高血压 7 个月。发现慢性肾炎、慢性肾衰 7 个月。脑梗死史，未留后遗症。

过敏史　否认过敏史。

体格检查　面色少华，无浮肿，双肾区无叩击痛。BP 140/90mmHg。

辅助检查　2012 年 11 月血 Scr 371μmol/L，BUN 19.89mmol/L；尿 Rt：PRO 3+，BLD 1+。2012 年 8 月肾穿示：局灶增生性 IgA 肾病伴缺血性肾损害。

中医诊断　腰痛。

证候诊断　肾虚血瘀，湿浊内蕴。

西医诊断　慢性肾衰；慢性肾炎；局灶增生性 IgA 肾病伴缺血性肾损害；高血压。

治法　补肾活血，祛湿降浊。

处方　生黄芪90g，生芪炭30g，土茯苓30g，荠菜花30g，丹参30g，川芎60g，莪术30g，大黄炭60g，五灵脂30g，蒲黄炭30g，茵陈60g，五味子60g，青蒿30g，覆盆子30g，海藻炭30g，白花蛇舌草30g。

水煎服，每 3 日 1 剂，每日 2 次，每次 300ml，饭后半小时服。

成药　补肾扶正胶囊，每日 3 次，每次 3 粒；活血化瘀胶囊，每日 3 次，每次 3 粒；肾衰排毒胶囊，每日 3 次，每次 3 粒；药用炭片，每日 3 次，每次 5 片；包醛氧淀粉，每日 2 次，每次 10g；降压药继服。

2013 年 4 月 3 日复诊　患者仍乏力、腰酸，双下肢时抽搐，无恶心，无皮肤瘙痒，纳可，大便日 2 次，夜尿 2~3 次，舌淡红，苔薄微黄。BP 140/80mmHg。化验：2013 年 3 月 2 日血 Scr 314μmol/L，BUN 14.08mmol/L，UA 353μmol/L，Hgb 110g/L；血 TP 68g/L，ALB 46.9g/L。尿 Rt：PRO 2+。双肾 B 超示：左肾 10.1cm×4.4cm，右肾 9.4cm×3.3cm，右肾实质回声增强。患者尿检查及肾功能化验指标较前好转，中药继服，上方减生芪炭、白花蛇舌草、覆盆子，加陈

皮 30g、白术 30g。余药继服。

2013 年 6 月 26 日复诊　患者腰痛不明显,仍乏力,大便日 2 次,夜尿 4~5 次,舌淡红,苔中黄腻。2013 年 6 月 24 日尿 Rt:PRO 3+;血 Scr 296μmol/L,BUN 20.66mmol/L,UA 377μmol/L。中药继服,上方加覆盆子 30g。

按语:患者主症为腰酸、周身乏力,夜尿多,舌质暗红,苔黄腻,脉弦细。化验尿中以蛋白为主,肾功能异常。患者局灶增生性 IgA 肾病伴缺血性肾损害,不除外与高血压有关。老师中医辨证为肾虚血瘀,湿浊内蕴。面色少华、腰酸、乏力、夜尿多、脉沉细为脾肾两虚、精气亏虚、肾阳不足所致;舌质暗红是瘀血征象;苔黄腻为湿浊内蕴并日久化热征象。老师用补肾活血、祛湿降浊法治疗。生黄芪、陈皮、白术、覆盆子、五味子补脾肾;丹参、川芎、莪术、五灵脂、蒲黄炭活血化瘀;土茯苓、荠菜花、大黄炭、茵陈、青蒿、海藻炭、白花蛇舌草祛湿降浊。方中的炭剂的使用值得关注。"生芪炭"是将"生黄芪"炒炭,"海藻炭"是将"海藻"炒成炭,"大黄炭"是将"大黄"炒成炭,老师用这些炭类药治疗慢性肾衰几十年,其目的是一方面取它们的自身药用作用,如黄芪补虚、大黄通腑活血、海藻软坚,另一方面取炭剂吸附肠道毒素的作用。该方药是老师治疗慢性肾衰的经典方,疗效确切。

四、多囊肾致慢性肾衰的治疗医案

患者姓名:孙某,性别:女,年龄:59 岁,就诊日期:2013 年 1 月 23 日,初诊,发病节气:大寒。

主诉　肉眼血尿 1 个月。

现病史　2012 年 12 月无明显诱因左下腹疼痛伴肉眼血尿,就诊于某院,血 Scr 910μmol/L,UA 500μmol/L,BUN 高(具体数值不详),B 超示:多囊肾,诊断为"慢性肾衰(尿毒症晚期),多囊肾",建议透析治疗,患者拒绝。遂就诊于北京协和医院,时 Scr 816μmol/L,BUN 33.1mmol/L,UA 574μmol/L,CO$_2$CP 16.8mmol/L,Ca 2.01mmol/L,诊断为"慢性肾衰,多囊肾"(B 超:双肾弥漫性病变,左肾 9.2cm×4.8cm×3.8cm,右肾 7.9cm×4.68cm×3.5cm),建议透析,仍拒绝,曾内科药物治疗。后慕名来我院就诊。现症:口中异味,无肉眼血尿,无腰痛,无浮肿,纳可,大便日 1 行,尿量可,夜尿 2~3 次,舌淡暗,苔黄腻,脉沉细。

既往史　否认既往病史。

过敏史　否认过敏史。

体格检查　面色晦暗,无浮肿。BP 160/100mmHg。

辅助检查　2013 年 1 月 28 日血 Scr 746μmol/L,BUN 25.26mmol/L,UA 438μmol/L,CO$_2$CP 22.9mmol/L,Ca 2.01mmol/L,P1.78 mmol/L,K 6.2mmol/L;Hgb 92g/L。

中医诊断　尿血。

证候诊断　肾虚血瘀,浊毒内蕴。

西医诊断　慢性肾衰(尿毒症期);多囊肾;高钾血症。

治法　补肾活血,祛浊排毒。

处方　首先必须将血钾降至正常才可服用中药。

生黄芪 90g,土茯苓 30g,荠菜花 30g,丹参 30g,川芎 60g,大黄 30g,大黄炭 60g,五灵脂 30g,蒲黄炭 30g,茵陈 60g,五味子 60g,金樱子 30g,覆盆子 30g,青蒿 60g,砂仁 30g,败酱草

60g,海藻炭30g,蒲公英60g,半枝莲60g。

水煎服,每3日1剂,每日2次,每次300ml,饭后半小时服。

成药 补肾扶正胶囊,每日3次,每次3粒;活血化瘀胶囊,每日3次,每次3粒;肾衰排毒胶囊,每日3次,每次3粒;肾衰灌肠液,隔日1次,每次150ml保留灌肠。

2013年5月29日复诊 患者仍口中异味,余无不适。化验:血Scr 497μmol/L,BUN 27.06mmol/L,UA 497μmol/L,CO_2 CP 19.2mmol/L,Ca 2.01mmol/L,P 2.26mmol/L,K 5.3mmol/L;尿PRO 3+。患者血肌酐下降明显,肾功能有所恢复,中药继服,上方青蒿60g改为30g,加覆盆子30g、焦三仙各10g。

按语:多囊肾是遗传病,成年以后肾脏会逐渐增大,被多个囊占据,有时会出现肉眼血尿,B超检查可以确诊。该患者在北京协和医院等均确诊为多囊肾,诊断应该是准确的。只是患者已经59岁,其肾脏没有增大,而且右肾还萎缩了。但是患者的血肌酐、尿素氮和血尿酸均异常,肾功能受损是肯定的,所以治疗以恢复肾功能为主。患者面色晦暗、口中异味、舌质淡暗、苔黄腻、脉沉细。虽没有恶心、呕吐,但口中氨味也是浊毒上逆的表现,其原因为脾肾不足,清浊不分,清气不能上升,浊气不能下降所致。老师中医辨证为肾虚血瘀、浊毒内蕴,治疗以补肾健脾、活血化瘀、祛浊排毒为大法。土茯苓、荠菜花、大黄、大黄炭、茵陈、青蒿、败酱草、海藻炭、蒲公英、半枝莲都有利湿祛浊的作用,使上逆的浊毒清除体内,再与补肾健脾的生黄芪、活血化瘀的丹参、川芎、五灵脂、蒲黄炭同用,逐渐恢复肾功能。

多囊肾的遗传率60%,一般30岁才出现多囊肾。老师建议患者子女应从16岁开始每年做1次肾脏B超,20岁时半年做1次肾脏B超,30岁以后就会发现问题。若>50岁无多囊肾就可以排除了。多囊肾和多囊肝并见的遗传率更高,概率为60%,无论男女。有患者20多岁即发现多囊肾和多囊肝。老师曾见过一共6个孩子全是多囊肾,也见过一共4个孩子都有多囊肾。对于肾囊肿患者腰带系的太紧会刺激囊肿长得快。吃中药囊肿长得慢一点儿,不服中药囊肿长得快。女性多囊肾易合并泌尿系感染。

五、马兜铃酸肾病致慢性肾衰的治疗医案

患者姓名:赵某,性别:男,年龄:71岁,就诊日期:2011年3月30日初诊,发病节气:春分。

主诉 腰痛间断发作20年。

现病史 腰痛间断发作20年,未诊治。2011年3月11日查Scr 476μmol/L,BUN 14.75mmol/L,Hgb 74.2g/L,PRO 1+,BLD 1+,GLU 1+,外院诊断为"慢性肾衰",拒绝血液透析治疗。现症:腰痛乏力,口苦咽干,纳可,夜尿3次,大便干3~4日1行。舌暗,苔黄腻,脉沉细。

既往史 近10年因口苦、皮肤扁平疣曾服用龙胆泻肝丸,每日6袋,间断服用半年。

过敏史 否认药物及食物过敏史。

体格检查 贫血貌,无浮肿,血压130/80mmHg。

辅助检查 2012年3月29日化验:血Scr 453μmol/L,BUN 18.56μmol/L。尿Rt:PRO 1+。血Rt:Hgb 62g/L,RBC $1.95×10^{12}$/L。双肾B超:右肾9.6mm×40mm,左肾8.6mm×41mm,双肾实质回声增强。

中医诊断　腰痛。

证候诊断　肾虚血瘀,湿热内蕴。

西医诊断　慢性肾衰;马兜铃酸肾病;肾性贫血。

治法　补肾活血、降逆排毒。

处方　生黄芪90g,土茯苓30g,荠菜花30g,丹参30g,川芎60g,黄连30g,三棱30g,大黄30g,大黄炭60g,茵陈60g,五灵脂30g,蒲黄炭30g,白术30g,蒲公英60g,生芪炭30g,五味子60g,覆盆子30g,草决明30g,赤芍30g。

3日1剂,每日两次,每次300ml,饭后半小时温服。

成药:补肾扶正胶囊3粒,每天3次;活血化瘀胶囊3粒,每天3次;肾衰排毒胶囊3粒,每日3次;清胃黄连片4片午饭后服用连服10天。

2012年9月26日复诊　仍腰痛乏力,口苦咽干,纳可,夜尿1~2次,大便干3日1行。舌暗淡,苔黄腻,脉沉细。BP 140/80mmHg。2012年9月6日化验示血Scr 413μmol/L,BUN 17.35mmol/L。尿Rt:PRO 1+,BLD 1+。虽症状无明显改善,但化验提示肾功能有所改善。中药继服,上方去赤芍,加半枝莲30g、败酱草60g、海藻炭30 g。

按语:患者既往口苦、扁平疣考虑为湿热体质,但每日6袋超量服用龙胆泻肝丸(正常服用剂量为每日2次,每次1袋),而且时间较长,间断服用6个月,故导致肾衰竭伴发贫血。乏力、腰痛、夜尿频及脉沉细为肾虚所致,舌暗及腰痛为瘀血的表现,口苦、咽干及舌苔黄腻为湿热内蕴、熏蒸肝胆所致。老师从改善肾功能着手,补肾活血、降逆排毒,用黄芪补肾气、五味子滋肾阴,用丹参、川芎、三棱、五灵脂、蒲黄炭、大黄等活血化瘀,用土茯苓、荠菜花、茵陈、大黄炭、蒲公英、半枝莲、败酱草等利湿解毒。方中黄连和小剂量中成药清胃黄连片清热泻火。午饭后小剂量口服清胃黄连片是老师对于舌苔黄厚腻属于湿热内蕴患者的用药经验,临床很有效。通过治疗,患者在半年时间血肌酐由476μmol/L降至413μmol/L说明肾功能不仅没有进行性发展,在中药的干预下还有所改善。

马兜铃酸肾病既有肾间质的损害又有肾小球的损害,因为现在人们已经认识到了关木通等含有马兜铃酸中药的副作用,临床新发病例逐渐减少。

马兜铃酸为硝基菲羧酸,主要有马兜铃酸Ⅰ、马兜铃酸Ⅱ、马兜铃酸Ⅲ、马兜铃酸Ⅳ等四种。在我国含有马兜铃酸的植物有40余种,主要包括马兜铃(果)、青木香(马兜铃根)、天仙藤(马兜铃茎)、广防己(木防己)、汉中防己(异叶马兜铃)、寻骨风(锦毛马兜铃)、朱砂莲、关木通(木通马兜铃)等。中药中细辛、厚朴、胖大海、辛夷、苍耳子等含马兜铃酸,长期使用可造成肾间质损害,致马兜铃酸肾病,临床慎用。马兜铃科植物不一定含马兜铃酸,但马兜铃属的植物一般都含马兜铃酸。服用冠心苏合丸(含青木香)每日1~2丸,8个月可发展为尿毒症;有患者服用冠心苏合丸,每日1丸,连服78个月,导致马兜铃酸肾病,血肌酐501μmol/L。服用龙胆泻肝丸(含关木通)每日1~2次,每次1袋,10个月后患有尿毒症。

马兜铃酸作用在肾小管上皮细胞、肾间质成纤维细胞,可以降低肾小球滤过率,使血肌酐、尿肌酐增加,引起肾衰竭,可以分为急性马兜铃酸肾病、小管功能障碍型马兜铃酸肾病、慢性马兜铃酸肾病等。

六、别嘌醇严重过敏致慢性肾衰的治疗医案

患者姓名:杨某,性别:女,年龄:49 岁,就诊日期:2012 年 9 月 5 日初诊,发病节气:处暑。

主诉　乏力 6 个月。

现病史　2000 年因痛风服别嘌醇后出现严重过敏反应,并出现肾功能异常,查血 Scr 180μmol/L,服用我院中药三年,血 Scr 160μmol/L 左右停药,以后血肌酐逐渐上升。2012 年 3 月血压升高。现症:乏力,纳可,尿量 2200ml,大便日 2 行,舌质淡红,苔白腻,脉沉细。

既往史　有痛风史,高血压病史 3 个月。

过敏史　口服别嘌醇过敏。

体格检查　面色少华,BP 110/80mmHg。

辅助检查　2012 年 7 月 4 日血 Rt:Hgb 87g/L。B 超:左肾小囊肿 0.6cm×0.7cm,左肾 8.0cm×3.7cm×3.3cm,右肾 7.6cm×3.0cm×3.2cm。

2012 年 8 月 2 日 Scr 433μmol/L,BUN 15.7mmol/L,UA 366μmol/L。

中医诊断　虚劳。

证候诊断　肾虚血瘀,湿浊内蕴。

西医诊断　慢性肾衰。

治法　补肾活血,祛湿降浊。

处方　生黄芪90g,土茯苓 30g,荠菜花 30g,丹参 30g,川芎 60g,三棱 30g,大黄 10g,大黄炭 60g,五灵脂 30g,蒲黄炭 30g,五味子 60g,茵陈 60g,白术 30g,蒲公英 60g,海藻炭 30g,女贞子 30g,旱莲草 30g,覆盆子 30g,决明子 60g。

水煎服,3 日 1 剂,每日 2 次,每次 300ml,饭后半小时温服

成药　肾康宁胶囊,每日 3 次,每次 3 粒;肾衰排毒胶囊,每日 3 次,每次 3 粒。

2012 年 9 月 26 日复诊　乏力,腰酸,皮肤瘙痒、纳可,大便日 3~4 次,舌质淡红,苔白腻,脉沉细。2012 年 9 月 24 日 Hgb 78g/L,Scr 328μmol/L,BUN 15.82mmol/L。药物继服,中药上方去大黄、女贞子、旱莲草,加丹皮 30g、败酱草 30 g、白鲜皮 30 g、地肤子 30 g。

2012 年 11 月 7 日复诊　无明显不适,纳可,寐安,大便日 2 次,舌暗红苔黄,脉沉细。BP 120/80mmHg。化验:Scr 302μmol/L,BUN 14.26mmol/L。中药继服,上方加半枝莲 60 g、陈皮 30g。

按语:患者因痛风服用别嘌醇后严重过敏,导致肾功能异常,以乏力、腰酸、皮肤瘙痒为主症,结合舌质淡红、苔白腻、脉沉细应辨证为肾虚血瘀,湿浊内蕴,治疗以补肾活血、祛湿降浊为大法。方中使用多种炭剂,如大黄炭、蒲黄炭、海藻炭,它们既保留了本来药物的作用,又起到了吸附毒素的作用,尤适于慢性肾衰的毒素蓄积。炭有很多细小的空隙,可增加与周围物质的接触面积,所以有一定的吸附作用。老师筛选出几种中药炭剂治疗慢性肾衰,即可保留其药物本身的功效,又起到吸附毒素作用,常用的如大黄炭、蒲黄炭、海藻炭、杜仲炭等。大黄炭可活血、通腑、吸附毒素。蒲黄炭能化瘀、止血、利尿、吸毒,《本草汇言》记载:"蒲黄,血分行止之药也,主诸家失血。至于治血之方,血之上者可清,血之下者可利,血之滞者可行,血之行者可止。凡生用则性凉,行血而兼消;炒用则味涩,调血而兼止也。"所以蒲黄炭

可活血止血,炭用有吸附作用。海藻味咸性寒,归肝肾经,可以消痰软坚、利水消肿,即可去痰湿水饮。肾衰竭患者瘀浊阻于肾络,用活血药化瘀,用海藻可去痰浊,用炭剂可制其寒性并增加吸附功能。

七、肾癌术后慢性肾衰的治疗医案

患者姓名:任某,性别:男,年龄:40 岁,就诊日期:2014 年 10 月 22 日初诊,发病节气:寒露。

主诉　发现血肌酐高 8 月余。

现病史　8 个月前,患者于"肾癌术后"常规体检时发现肾功能异常,时血 Cr 131.1μmol/L,当地医院考虑"肾癌术后、慢性肾衰",予百令胶囊、肾康宁胶囊治疗。并于 2014 年 6 月在北京五方桥医院予超氧治疗。肾功能相对稳定。2014 年 10 月 1 日,查 B 超:左肾大小形态未见异常。CT:右肺中叶表面肺大泡,左肾未见异常,肝内多发囊肿,尿常规:蛋白及潜血均阴性。肾功能:血 Cr 124.3μmol/L,BUN 4.1mmol/L,UA 443μmol/L。近日患者自觉腰酸乏力不适,为求中西医结合治疗,就诊于我院。现症:乏力,腰酸胀不适,纳可,寐差,大便日 2 行,舌紫暗苔白脉沉细。

既往史　患者 2013 年 11 月因右肾癌,行右肾摘除术,时肾功能正常。术后 3 个月复查一次肾功能。高血压 6 年,坚持降压治疗,血压控制可。

过敏史　无明确药物及食物过敏史。

体格检查　血压正常。

辅助检查　2014 年 10 月 1 日肾功能:血 Cr 124.3μmol/L,BUN 4.1mmol/L,UA 443μmol/L。

中医诊断　腰痛。

证候诊断　肾虚血瘀,湿浊内蕴。

西医诊断　慢性肾衰竭;肾癌术后。

治法　补肾活血,利湿降浊。

处方　生黄芪90g,土茯苓30g,荠菜花30g,丹参30g,川芎60g,大黄炭60g,莪术30g,茵陈60g,大黄30g,五灵脂30g,蒲黄炭30g,五味子60g,草决明60g,青蒿60g,白术30g,海藻炭30g。水煎服,3 日 1 剂。

成药　肾康宁胶囊 6 粒,每天 3 次;肾衰排毒胶囊 3 粒,每天 3 次;别嘌醇缓释胶囊 0.25g,每天 1 次;碳酸氢钠片 0.5g,每天 3 次;药用炭片 5 粒,每天 3 次。

2014 年 12 月 31 日复诊　腰酸减轻,无浮肿,纳可,寐差,尿量可,大便调,舌淡紫苔少,脉细。BP 120/85mmHg。化验 2014 年 12 月 16 日肾功能:血 Cr 87.9μmol/L,BUN 4.1mmol/L,UA 328μmol/L,CO_2CP 20.8mmol/L。AST 150μ/L,AST 74μ/L。处方:上方加芡实30g、升麻10g。因肝功能异常加必需磷脂256mg,每天 3 次,保护肝脏。

按语: 患者肾癌术后发现肾功能异常,乏力,腰酸胀不适,脉沉细为肾气不足的表现,舌紫暗为瘀血的表现。肾脏切除后肾气虚弱,肾精不足不能濡养腰脊则腰酸痛,乏力。久病入络,瘀血内停,影响肾脏功能。所以治疗补肾活血为主。对于肾癌术后的患者既要预防癌变复发,又要预防肾功能受损。

有人说人体有一个肾脏就行,可以负担正常的代谢功能。但老师认为用进化论观点说明两个肾脏是有用的,否则人类生理解剖有一个肾脏就可以了,为什么人类生下来就有两个肾脏。所以对于一侧肾切除的患者应很好地保护另一个肾脏。

八、神经源性膀胱致慢性肾功能不全的治疗医案

患者姓名:左某,性别:女,年龄:17 岁,就诊日期:2011 年 8 月 24 日初诊,发病节气:小寒。

主诉 遗尿 17 年。

现病史 患者先天性脊柱裂,出生后 28 天手术治疗,术后出现遗尿症状至今。2 年前因"双肾积水、神经源性膀胱"于郑州某医院行人工体神经内脏反射弧术。间有排尿困难,口干多饮,近期发现肾功能异常。现症:形体瘦小,发育不良,面色暗,口干多饮,周身疼痛,时有排尿不畅,定期导尿,尿量可。舌质淡红、苔白,脉沉细。

既往史 先天性脊柱裂及手术史,神经源性膀胱及手术史。

过敏史 否认过敏史。

体格检查 形体瘦小,发育不良,BP 90/60mmHg。

辅助检查 2011 年 4 月 11 日 CT:脊柱裂,神经源性膀胱,双肾及输尿管积水,双肾萎缩,骨质改变——考虑肾性骨病。B 超:双肾积水,输尿管扩张,膀胱残余尿量增多。2011 年 7 月 8 日血 Scr 118μmol/L,BUN 11.6mmol/L。尿 Rt:PRO 1+,WBC 3+,WBC>80/μl。

中医诊断 遗尿。

证候诊断 肾虚,膀胱气化失司。

西医诊断 神经源性膀胱;慢性肾功能不全。

治法 补肾活血,祛浊排毒。

处方 生黄芪 10g。

水煎服,每 2 次,每次 150ml,饭后半小时服。

成药 补肾扶正胶囊,每日 2 次,每次 2 粒;活血化瘀胶囊,每日 2 次,每次 2 粒;肾衰排毒胶囊,每日 2 次,每次 2 粒。

2012 年 4 月 7 日复诊 患者服药半年余,口干多饮明显减轻,夜间饮水量明显减少,仍遗尿,但尿量可。舌质淡红、苔白,脉沉细。2012 年 1 月 11 日血 Scr 106μmol/L,BUN 5.6mmol/L。2012 年 3 月 15 日血 Scr 102μmol/L,BUN 7.6mmol/L,UA 239μmol/L,血钙 2.04mmol/L。B 超:慢性肾实质损害,水双肾积水,膀胱尿潴留,残余尿较前略少。继服前药,上方加石斛 10g,水煎服,每 2 次,每次 150ml,饭后半小时服。

2012 年 9 月 12 日复诊 气色转佳,体力渐恢复。仍遗尿,尿混浊,尿量可,时憋气,腰易困重。舌质淡红、苔白,脉沉细。血 Scr 158μmol/L,BUN 10.25mmol/L,UA(-)。尿 Rt:PRO 2+,BLD 2+,WBC 3+。B 超:双肾实质回声增强,排尿前双侧输尿管上段扩张并双肾积水,排尿后右肾积水。

中药处方 生黄芪 30g,大黄 10g,大黄炭 30g,五灵脂 10g,蒲黄炭 10g,茵陈 20g,五味子 10g,海藻炭 10g。

水煎服,3 日 1 剂,每日每 2 次,每次 150ml,饭后半小时服。

余药继服。

2013年10月23日复诊　周身疼痛消失,腰困不明显,无胸闷憋气。双下肢无力,行走不利,尿不尽,定期导尿。舌质淡红、苔白,脉沉细。2013年8月6日化验:血Scr 179μmol/L,BUN 7.59mmol/L,UA 210μmol/L。尿Rt:PRO 2+,BLD 2+,WBC 2+。Hgb103g/L。B超:双肾实质回声增强并肾积水。中药继服,上方加升麻10g、芡实10g。

按语:患者先天脊柱裂、神经源性膀胱、肾性骨病、慢性肾衰,为先天禀赋不足、后天失养所致,以遗尿、排尿不尽、尿混浊为主要表现。因患者年龄才17岁,老师辨证为肾气不足所致,故初诊只给予生黄芪一味中药,配合具有补肾活血祛浊作用的补肾扶正胶囊、活血化瘀胶囊及肾衰排毒胶囊治疗。服药半年后症状有所改善,中药方加石斛补肾填精,5个月后体力好转,但化验显示肾功能有所减退,又予补肾活血祛浊中药治疗1年,肾功能基本稳定。该患者父母来就诊时担心孩子病情复杂、病程长,并不乐观,想试一试而已。老师初诊时也有言在先,因患者存在肾外科疾病,但是考虑外科治疗棘手,只能先吃药看看,无效再议。通过治疗,患者体力增强,生活质量改善,肾功能恶化有所控制。患者病期长,治疗不能急功近利,应从长计议,故少量中药常服,补肾益气填精,配合有补肾活血作用的补肾扶正胶囊、活血化瘀胶囊及有祛湿排毒作用的肾衰排毒胶囊,既治标又治本,标本兼顾。虽然肾功能指标略有上涨,但比较该病的自然发展进程已经减缓了。

九、肾虚血瘀、风热袭肺致慢性肾炎的治疗医案

患者姓名:李某,性别:男,年龄:1岁8月,就诊日期:2012年12月26日初诊,发病节气:冬至。

主诉　间断浮肿3月余。

现病史　2012年9月无明显原因,眼睑及下肢浮肿,9月28日就诊于天津市儿童医院,查尿Rt:BLD 3+,PRO 1+,LUE(-),RBC 8~10个/HP,肾B超正常,BP 95/60mmHg,诊断为"上呼吸道感染",给予抗炎、利尿、保肾治疗(未用激素),9天后尿Rt转阴出院。2012年11月复发,发热,尿Rt:PRO 2+,BLD 2+,RBC 2~4个/HP,WBC 0~3个/HP,诊为"上呼吸道感染、柯萨奇病毒感染",给予抗炎治疗(未用激素),5天后尿Rt转阴。5天前,眼睑浮肿,复查尿Rt:BLD 2+,PRO 1+。现症:双眼睑浮肿,喉中有痰,无喘咳,纳少,大便日1次。舌暗红,苔薄,脉细。

既往史　发现尿常规异常3月余。

过敏史　否认药物及食物过敏史。

体格检查　眼睑微肿,下肢不肿。

辅助检查　天津市儿童医院2012年12月12日尿Rt(-)。尿培养(-)。2012年12月24日尿Rt:BLD 2+,PRO 1+。24小时尿蛋白定量735.8mg。血沉19.0mm/h。血Cr 43.4μmol/L,BUN 4.4mmol/L,TP 5.5g/L,ALB 3.63g/L,TCHO 155mg/dl。

中医诊断　水肿。

证候诊断　肾虚血瘀,风热袭肺。

西医诊断　慢性肾炎。

治法　补肾活血,疏风清热。

处方 生黄芪 6g,金银花 6g,板蓝根 10g,蒲公英 6g,半枝莲 6g,覆盆子 6g,仙鹤草 10g,白茅根 10g,生甘草 6g,丹参 6g。

6 日 1 剂,每日 10ml,每日 1 次,饭后温服。

成药 补肾扶正胶囊 1 粒每天 1 次,补肾止血胶囊 1 粒每天 1 次。

2013 年 2 月 27 日复诊 患者因泌尿系感染于 2013 年 1 月 7 日至 2013 年 1 月 21 日在天津市儿童医院抗炎治疗,出院时尿 Rt:PRO(-),BLD 1+。现无不适症状,纳可,大便干。舌淡红,苔薄,脉细。予中药处方,上方去半枝莲、丹参,加女贞子 6g,墨旱莲 6g、白茅根加量为 15g。余服法相同。

按语: 儿童不到 2 岁即反复感染(呼吸道感染、泌尿系感染),并每遇感染即累及肾脏,使尿中出现蛋白和潜血,尤以尿潜血为主,说明患儿稚阳之体并肾脏虚弱,外邪循经伤及肾脏。每次西医治疗未用激素,抗炎有效,但病情反反复复,总用抗生素治疗日久一定会出现副作用。此时中药治疗的优势就体现出来了,采用补肾兼清热解毒法,补肾选用生黄芪、覆盆子、女贞子、墨旱莲,益气滋阴,清热选用金银花、板蓝根、蒲公英、生甘草等,解毒并有预防感冒的作用。另用仙鹤草、白茅根清热止血通淋。通过补肾清热中药即可提高患儿的免疫力,使肾气充足,不易受外邪侵袭,又去除了热性病邪,使之阴阳平衡,正能胜邪。对于年龄不满 2 岁的患儿,中药剂量的掌握很重要,老师认为每日每味中药 2~5g 即可,恐量大伤及肝肾,适得其反。

十、脾肾阳虚、瘀血内停致慢性肾炎的治疗医案

患者姓名:周某,性别:男,年龄:45 岁,就诊日期:2013 年 6 月 5 日初诊,发病节气:芒种。

主诉 腰痛 8 年。

现病史 20 年前患肾盂肾炎,后未再诊治,8 年前时有腰痛,查尿潜血少量,今年体检时 BLD 3+,微量尿蛋白。2013 年 5 月 24 日查 Rt:BLD 2+,肾功能正常。现症:左腰痛,耳鸣,膝下酸冷,纳可,大便溏,舌暗苔薄,脉沉细。

既往史 20 年前患肾盂肾炎。

过敏史 否认过敏史。

体格检查 双肾无叩击痛。

辅助检查 2013 年 5 月 24 日 Scr 68μmol/L,BUN 4.95mmol/L,UA 353μmol/L。Glu 5.35mmol/L。尿 Rt:BLD 2+,RBC 1~2 个/HP。

中医诊断 腰痛。

证候诊断 脾肾阳虚,瘀血内停。

西医诊断 慢性肾炎。

治法 补肾活血,温阳止血。

处方 生黄芪 90g,土茯苓 30g,荠菜花 30g,丹参 30g,川芎 60g,白术 30g,良姜 30g,五倍子 30g,五味子 30g,升麻 10g,仙鹤草 60g,茜草 60g,阿胶珠 30g,盐补骨脂 30g,吴茱萸 15g,肉桂 30g,诃子肉 60g。

水煎服,每 3 日 1 剂,每日 2 次,每次 300ml,饭后半小时服。

成药 补肾止血胶囊,每日3次,每次3粒;肾康宁胶囊,每日3次,每次3粒。

2013年6月19日复诊 耳鸣及腰痛缓解,双膝关节酸冷,大便溏,日2次。舌暗苔薄,脉沉。2013年6月18日化验示尿常规正常。中药继服,上方将良姜改为炮姜30g,加仙茅30g、淫羊藿30g、肉豆蔻30g。

2013年7月17日复诊 偶有腰酸痛,膝下发凉,胃脘部怕凉,便溏,1~2次/日,寐差。舌暗,有齿痕,苔薄,脉沉。2013年7月15日化验尿Rt:BLD±,镜下(-)。中药继服,上方去盐补骨脂、吴茱萸,加巴戟天30g、蛇床子30g。

2013年9月4日复诊 诸症减轻。尿常规:BLD±。中药继服,上方生黄芪120g改为160g,去荠菜花、仙茅、淫羊藿,加党参30g。

按语:患者腰痛、耳鸣、膝下酸冷、胃脘怕凉、大便溏、脉沉细,典型的脾肾阳虚证。虽然慢性肾炎以尿潜血为主,但老师根据辨证使用温补脾肾药如良姜、炮姜、仙茅、淫羊藿、肉桂、吴茱萸、巴戟天、蛇床子等不仅症状改善,尿潜血也好转。老师运用生黄芪最多至160g,加强脾肾补益作用,李东垣称黄芪可"以益元气而补三焦"。方中丹参、川芎活血化瘀;五倍子、诃子肉涩肠止泻;仙鹤草、茜草、阿胶珠补虚止血;五味子滋肾阴;白术、升麻健脾升阳,共奏补肾活血、温阳止血之功。

老师曾说,尿血一症,从《内经》到张仲景均认为热证所致,到《巢氏病源候》提出虚证。虚证一般为虚热,所以,用平性或清热药治疗。

《景岳全书·血证》:"血本阴精,不宜动也,而动则为病。血主营气,不宜损也,而损则为病。盖动者多由于火,火盛则逼血妄行;损者多由于气,气伤则血无以存。"一临床尿血虽然热证为多,但也可见因虚寒所致的出血证。脾肾阳气不足,一方面气不统血致血不循常道;另一方面寒凝血脉,瘀血内停,也可致血不循正道。所以老师说虚寒也可尿血。

十一、慢性肾炎尿蛋白的治疗医案

患者姓名:迟某,性别:男,年龄:72岁,就诊日期:2013年8月7日初诊,发病节气:立秋。

主诉 双下肢浮肿4天。

现病史 4天前双下肢浮肿,查血压180/135mmHg,尿Rt示PRO 3+,BLD 2+,镜下白细胞、红细胞、上皮细胞及管型异常升高,肾功能正常。现症:双下肢微肿,乏力,自汗,后项疼痛,时有头晕。纳可,尿浊,大便可,舌质暗红,苔薄白,脉弦。

既往史 高血压病史1年。

过敏史 无明确药物及食物过敏史。

体格检查 双下肢微肿。

辅助检查 2013年8月2日24小时尿蛋白定量12.42g。肝功能:TP 60g/L,ALB 40g/L,γ-GTT 62μ/L。TCHO 7.42mmol/L,TG 4.32mmol/L。Scr 99μmol/L,UA 455μmol/L。双肾B超示:左肾囊肿。

中医诊断 水肿。

证候诊断 肾虚血瘀,水湿内停。

西医诊断 慢性肾炎;高血压。

治法 补肾健脾,活血化瘀,升提固涩。

处方 生黄芪 120g,土茯苓 30g,荠菜花 30g,丹参 30g,川芎 60g,芡实 30g,五味子 60g,金樱子 30g,升麻 15g,决明子 60g,焦山楂 60g,天麻 30g,钩藤 30g,水蛭 15g,蒲公英 60g,砂仁 30g。

水煎服,每 3 日 1 剂,每日 2 次,每次 300ml,饭后半小时服。

成药 肾康宁胶囊,每日 3 次,每次 5 粒;补肾止血胶囊,每日 3 次,每次 3 粒;黄葵胶囊,每日 3 次,每次 5 粒;保肝片,每日 3 次,每次 6 粒。

嘱低嘌呤饮食,辅助西药降血压、降血尿酸、降血脂。

2013 年 8 月 21 日复诊 双下肢肿消失,自觉周身乏力,胸闷憋气,活动后明显,时头晕,无恶呕,尿量可。BP 130/90mmHg。化验:2013 年 8 月 8 日查 24 小时尿蛋白定量 9.66g。2013 年 8 月 16 日查 24 小时尿蛋白定量 6.04g。尿 Rt:PRO 3+,BLD 1+。服药后尿蛋白逐渐减少,中药处方调整如下:升麻 15g 改为 20g,加青蒿 30g,女贞子 30g,墨旱莲 30g。余药继服。

2013 年 10 月 9 日复诊 无浮肿,乏力、头晕及自汗明显改善。24 小时尿蛋白定量 3.177g。治疗同前,中药方上方青蒿 30g 改为 60g,焦山楂改为焦三仙各 10g,去女贞子、墨旱莲,加败酱草 30g。

按语 患者慢性肾炎,大量蛋白尿,尿蛋白多达 12 余克,伴血脂高、血尿酸高,症见浮肿、乏力、自汗、头晕、胸闷、尿浊等症。主症虽为水肿,结合微观辨证还应考虑"尿浊",为精微外泄。精微丢失太多致精亏,因精气同源,又导致精气不足,故乏力、头晕、胸闷气短等。卫气不足,营阴外泄会自汗;影响足太阳膀胱经经气不利致后项疼痛。究其原因,脾肾两虚,水液代谢异常,化为湿浊,因虚致瘀,瘀血内停。审证求因,知犯何逆,随证治之。所以临床治疗以健脾补肾、活血化瘀为大法。老师治疗重用健脾补肾之品,大剂量黄芪配砂仁、焦山楂,使脾运健、肾气足、气化行、湿浊化。黄芪配升麻益气升阳,兼芡实、五味子、金樱子等补肾收涩制品,固涩精微。应用丹参、川芎、水蛭活血化瘀,改善瘀血。诸药合用,使 24 小时尿蛋白定量由 12.42g 减少至 3.177g。

十二、隐匿性肾炎的治疗医案

患者姓名:孟某,性别:女,年龄:60 岁,就诊日期:2012 年 9 月 26 日就诊,发病节气:秋分。

主诉 腰痛 10 个月。

现病史 患者慢性肾炎史 6 年,BLD 3+,微量蛋白,肾功能正常,间断服用中药。10 个月前腰痛伴头晕、耳鸣,气短、前胸后背不适,BP 140/85mmHg,2011 年 11 月 16 日在我院肾病科就诊,给予中药颗粒,补肾扶正胶囊、补肾止血胶囊各 3 粒每天 3 次,海捷亚 62.5mg,每天 1 次治疗。现症:腰酸痛,旅行返回后双下肢乏力,自述服中药汤剂过敏,出现皮疹并伴瘙痒。纳可,寐安,夜尿 1~2 次,大便日 1 行。舌质暗红、体胖大,苔薄。

既往史 慢性肾炎 6 年,高血压 15 年,冠心病 10 年。

过敏史 过敏体质。曾对中药汤剂过敏,具体过敏药物不祥。

体格检查 无浮肿,皮肤有红色皮疹。BP 120/80mmHg。

辅助检查 2012年9月26日尿 Rt:BLD 3+,PRO 2+,RBC 4~6个/HP,颗粒管型偶见。

中医诊断 腰痛。

证候诊断 肾虚血瘀,湿热内蕴。

西医诊断 隐匿性肾炎。

治法 健脾补肾,活血止血,清热止血。

处方 生黄芪90g,土茯苓30g,荠菜花30g,半枝莲30g,仙鹤草60g,苎麻根60g,三七片30g,砂仁30g,蒲公英60g,茜草60g,败酱草60g,五味子60g,覆盆子30g。

3日1剂,每日2次,每次300ml,饭后温服。

成药 补肾扶正胶囊3粒、每天3次,补肾止血胶囊3粒、每天3次,黄葵胶囊5粒、每天3次,雷公藤多苷片10mg、每天3次,保肝片5粒、每天3次。

2012年10月24日复诊 服药后腰痛减轻,皮疹减少,纳可,寐欠安,尿量可,大便调。舌质紫暗,苔少,脉细滑。血压正常。化验:2012年10月8日尿 Rt:BLD 1+。2012年10月23日尿 Rt:BLD 1+。治疗同前。

按语:患者隐匿性肾炎,过敏体质,腰痛伴头晕、耳鸣、气短、前胸后背不适、活动后下肢无力,一派体质虚弱症状,结合舌脉应辨证为脾肾气虚,瘀血内停。根据该类疾病的发病特点,老师认为湿热邪气贯穿于疾病始终,下焦湿热阻碍气机运行,血行不畅,热邪迫血妄行,都可以导致尿中潜血。尿血亦属于精微物质外泄。治疗重视健脾补肾,活血止血,清利湿热。三七片为活血止血之品,并有补元气之作用,使化瘀不伤正,活血不留瘀。老师反复强调三七一定要切片使用,该药质地较硬,原药成块状,一般的中药煎服法不易使有效成分煎出,若切成三七片,药效利用大大提高。镜下血尿亦为尿血,方中大量清热止血之品,如仙鹤草、苎麻根、茜草等,其中仙鹤草也有补益作用,所以老师对于肾虚尿血者喜用仙鹤草。

随着现代医学的发展和人们对健康的增强,临床镜下血尿的患者增多,由于大部分患者不接受肾穿刺检查,不能对其作出病理诊断。但有一部分镜下血尿患者的预后不佳,会发展成慢性肾衰竭。所以对该群体患者的治疗应给予重视。

十三、紫癜性肾炎的治疗医案

患者姓名:袁某,性别:女,年龄:7岁,就诊日期:2012年1月11日初诊,发病节气:小寒。

主诉 小便色深40余日。

现病史 患者2011年11月3日膝关节疼痛,双下肢肿,皮肤紫癜,数日后腹痛,半个月左右后出现小便色深,未查尿常规。患儿2011年11月26日在淄博市中心医院住院治疗,查尿 Rt:PRO +,BLD 3+,诊断为紫癜性肾炎,予泼尼松15mg、每天2次,雷公藤多苷片10mg、每天3次,及中药汤剂治疗。现症:无紫癜,小便色深,无乏力,舌淡红,苔白,脉细。

既往史 既往体健。

过敏史 无明确药物及食物过敏史。

体格检查 皮肤无紫癜,双下肢不肿。

辅助检查 2012年1月3日血 Rt:Hb 89g/L,WBC 14.8×10^9/L,PLT 363×10^9/L。2012年1月3日双肾B超未见明显异常。2012年1月8日尿 Rt:PRO 1+,BLD 3+,LEU 1+,

RBC 3118 个/μl,RBC 561.2 个/HP,WBC 84/μl。

中医诊断 尿血。

证候诊断 肾虚血瘀,热迫血行。

西医诊断 紫癜性肾炎。

治法 补肾健脾,清热止血,固涩升提。

处方 生黄芪 20g,仙鹤草 30g,茜草 15g,大小蓟各 10g,白茅根 30g,砂仁 15g,黄芩 10g,升麻 10g,五味子 10g,覆盆子 10g,半枝莲 10g,败酱草 20g,蒲公英 10g,板蓝根 30g,青蒿 30g。

水煎服,每 3 日 1 剂,每日 2 次,每次 50ml,饭后半小时服。

成药 停服泼尼松和雷公藤多苷片。予补肾扶正胶囊,每日 2 次,每次 1 粒。补肾止血胶囊,每日 2 次,每次 1 粒。

2012 年 3 月 21 日复诊 尿色深,久置尿中有沉淀物,纳可,大便日 1~2 次,舌淡红苔白,脉细。BP 90/60mmHg。化验:2012 年 1 月 26 日尿 Rt:BLD 3+,RBC 225 个/μl;2012 年 2 月 23 日尿 Rt:BLD 3+,RBC 86 个/μl;2012 年 3 月 17 日尿 Rt:BLD 3+,LEU 1+,RBC 193 个/μl。患者尿中一直 BLD 3+,但镜下 RBC 数量逐渐减少。中药继服,上方减白茅根、黄芩,加金银花 30g、炒芡实 5g。中成药继服。

2013 年 5 月 23 日复诊 无不适主诉。化验:2012 年 4 月 14 日尿 Rt:BLD 3+,LEU 1+,RBC 38 个/HP;血 Rt:Hb 128g/L,WBC 9.56×10⁹,PLT 456×10⁹/L。2012 年 5 月 1 日尿 Rt:BLD 3+,LEU 1+,RBC 19 个/HP。2012 年 5 月 21 日尿 Rt:BLD 3+,LEU 1+,RBC 0 个/HP。2012 年 8 月 25 日尿 Rt:BLD 1+,RBC 16 个/μl,RBC 2.9 个/HP。2012 年 10 月 20 尿 Rt:(-)。患儿镜下红细胞数量逐渐减少,尿 BLD 逐渐转阴,中药继服。处方宗上方,或加金樱子 10g、沙苑子 6g。

以后因经常咽痛,病情反复,继服前药,曾加用连翘 6g、桔梗 6g、栀子 6g。2013 年 3 月查 B 超示:胡桃夹现象。2013 年 5 月 22 日尿色已清,无沉淀,纳可,寐安,舌淡红,苔薄,脉沉细,化验尿常规正常已经 1 个月,嘱停服中药汤剂,继予补肾扶正胶囊,每日 2 次,每次 1 粒;补肾止血胶囊,每日 2 次,每次 1 粒。后未再复诊。

按语:患者为紫癜性肾炎,主诉尿色深,时咽痛,舌淡红,苔白,脉细,尿中以潜血及镜下红细胞多为主。紫癜性肾炎在西医治疗一般使用免疫抑制剂,如泼尼松等,患者服用免疫抑制剂后紫癜消失,但血尿仍存在,因未做肾穿刺,其病理类型不得而知,且后来 B 超发现的胡桃夹现象也是导致血尿的一个原因。老师中医辨证为肾虚血瘀,血热妄行。紫癜的发生与体虚有关,累及肾脏提示肾气不足,结合舌淡红,苔白,脉细,说明脾肾两虚。患儿尿出血量较多,虽未见肉眼血尿,但持续尿潜血 3+,镜下红细胞上百上千,已经导致轻度贫血(血 Hgb 89g/L)。期间经常咽痛,尿中偶有白细胞,提示体内热证。所以老师用生黄芪健脾补肾;仙鹤草、茜草、大小蓟、白茅根凉血止血;半枝莲、败酱草、蒲公英、青蒿清利湿热;又用五味子、覆盆子、沙苑子、芡实、金樱子等补肾固涩;尤其方中一直使用升麻,配合生黄芪益气升提,使下陷之血归于常道;砂仁护胃,以防寒凉伤胃。患儿咽痛,老师用板蓝根 30g、金银花 30g,可见对去除该病诱发因素的重视程度。肾性血尿属于疑难病症,老师基本宗一张药方(药味变化不大),患者 1 年又 4 个月治愈,说明该病的恢复过程是需要较长时间的。

十四、系膜增生性伴节段性硬化肾小球肾炎的治疗医案

患者姓名:王某,性别:男,年龄:27 岁,就诊日期:2012 年 1 月 4 日初诊,发病节气:小寒前 2 天。

主诉　腰酸腿软 1 年余。

现病史　2010 年劳累后发热、肉眼血尿,查尿 Rt:PRO 3+,BLD 3+,WBC 3+,抗炎治疗后尿 Rt:PRO 2+,24 小时尿蛋白定量 1.14g/d。在北京协和医院行肾穿刺示:IgA 肾病Ⅲ级,系膜增生性肾小球肾炎(中度)伴节段性硬化(46 个肾小球中有 4 个球性硬化、1 个节段硬化、2 个纤维性新月体)。遂来我院就诊。现症:腰酸,下肢乏力,纳可,寐安,二便调,舌质暗红,苔薄白,脉弦细。BP 120/80mmHg。

既往史　既往体健。

过敏史　否认过敏史。

体格检查　无浮肿、双肾区无叩击痛。

辅助检查　2011 年 9 月 19 日北京协和医院行肾穿刺示:IgA 肾病Ⅲ级,系膜增生性肾小球肾炎(中度)伴节段性硬化(46 个肾小球中有 4 个球性硬化、1 个节段硬化、2 个纤维性新月体);2012 年 12 月 26 日尿 Rt:PRO 2+,BLD 4+,RBC 161.2/μl;24 小时尿蛋白定量 0.64g;肾功能正常。

中医诊断　腰痛。

证候诊断　肾虚血瘀。

西医诊断　慢性肾炎;IgA 肾病Ⅲ级;系膜增生性肾小球肾炎(中度)伴节段性硬化。

治法　补肾健脾,活血止血。

处方　生黄芪 90g,土茯苓 30g,丹参 30g,川芎 60g,醋三棱 30g,五味子 60g,覆盆子 30g,半枝莲 60g,蒲公英 60g,女贞子 30g,墨旱莲 30g,青蒿 60g,砂仁 30g,败酱草 60g,茜草 60g,三七 30g,金樱子 30g。

水煎服,每 3 日 1 剂,每日 2 次,每次 300ml,饭后半小时服。

成药　补肾扶正胶囊,每日 3 次,每次 3 粒;补肾止血胶囊,每日 3 次,每次 3 粒;肾衰排毒胶囊,每日 3 次,每次 3 粒;黄葵胶囊,每日 3 次,每次 5 粒。

2012 年 2 月 22 日复诊　患者症状同前。24 小时尿蛋白定量 0.33g;肾功能正常,血肌酐 71μmol/L。老师在前方中将覆盆子由 30g 改为 60g,加沙苑子 30g、芡实 30g。

2012 年 5 月 23 日复诊　腰部时疼痛,下肢酸软,余无不适。化验:2012 年 4 月 7 日血常规正常;肾功能血 Scr 85μmol/L,BUN 4.08mmol/L,UA 380μmol/L。2012 年 5 月 14 日尿 Rt:BLD(-),RBC 37.5/μl,RBC 80 个/HP;24 小时尿蛋白定量 0.24g。

中药继服,宗上方去金樱子、沙苑子,加金银花 30g、焦三仙 30g。

2012 年 10 月 31 日复诊　患者无明显不是主诉。化验:2012 年 9 月血 Scr 87μmol/L;2012 年 10 月 25 日 24 小时尿蛋白定量 0.33g。

中药处方如下:生黄芪 90g,土茯苓 30g,丹参 30g,川芎 30g,醋三棱 30g,五味子 60g,覆盆子 30g,半枝莲 60g,蒲公英 60g,女贞子 30g,墨旱莲 30g,青蒿 60g,砂仁 30g,败酱草 60g,茜草 60g,三七 30g,芡实 30g,板蓝根 30g,山药 30g,陈皮 30g。

水煎服,每3日1剂,每日2次,每次300ml,饭后半小时服。

成药 补肾扶正胶囊,每日3次,每次3粒;补肾止血胶囊,每日3次,每次3粒;肾衰排毒胶囊,每日3次,每次3粒。黄葵胶囊,每日3次,每次5粒。

2013年5月22复诊 患者腹胀,无浮肿,腰酸及下肢乏力不明显,纳可,夜寐欠安,大便日1次,夜尿两次,舌淡暗,苔薄,脉弦细。化验2013年5月15日24小时尿蛋白定量0.62g;2013年5月18日血Scr 82μmol/L,BUN 4.63mmol/L,UA 335μmol/L;血GLU 5.6mmol/L;血Rt Hgb 150g/L。

中药处方如下:生黄芪120g,土茯苓30g,丹参30g,川芎60g,莪术30g,五味子60g,覆盆子30g,半枝莲60g,蒲公英60g,女贞子30g,墨旱莲30g,青蒿60g,砂仁30g,茜草60g,三七30g,芡实30g,合欢花30g,陈皮30g。

水煎服,每3日1剂,每日2次,每次300ml,饭后半小时服。

2013年7月31日复诊 患者腹胀好转,夜寐安,纳食及二便调。化验24小时尿蛋白定量0.37g(尿量1850ml/d);尿Rt:BLD(-),RBC 27.4/μl。

按语:患者因腰酸腿软就诊,尿中有蛋白及潜血,肾功能虽然正常,但是肾穿刺显示病理类型不好,IgA肾病Ⅲ级,系膜增生性肾小球肾炎(中度)伴节段性硬化(46个肾小球中有4个球性硬化、1个节段硬化、2个纤维性新月体)。肾脏小球硬化、纤维体形成的微观症状都是肾虚血瘀证表现。对于血瘀证的治疗,采用了活血止血并用的原则。因为单纯活血,出血难止;单纯止血,加重血瘀。老师辨证为肾虚血瘀证,腰为肾之府,脾主四肢,腰酸和下肢乏力为脾肾气虚所致。肾主封藏,尿中出现蛋白及潜血与肾虚封藏失职有关;而且脾又主布散精微,升发清气,脾虚致清气下陷,精微外溢。老师主张因虚致瘀,肾虚血瘀同时存在,所以治疗时用补肾活血法。用生黄芪120g补肾气,五味子60g、覆盆子30g、芡实30g固肾精;对于尿中蛋白及潜血均存在,老师活血与止血并用,用丹参30g、川芎60g、莪术30g活血化瘀,用茜草60g、三七30g止血活血。慢性肾炎本虚标实,肾虚血瘀为本,湿热内蕴为标,所以老师选用土茯苓30g、半枝莲60g、蒲公英60g、青蒿60g等清利湿热。治病不忘护胃,故方中始终用砂仁保护胃气。患者肾穿刺显示有新月体形成,容易发展为肾功能不全,所以,老师嘱患者经常复查肾功能,并予肾衰排毒胶囊降浊排毒,预防肾功能受损,也体现了老师注重"未病先防"。

十五、Ⅰ期膜性肾病的治疗医案

患者姓名:宋某,性别:男,年龄:37岁,就诊日期:2014年9月10日初诊,发病节气:白露。

主诉 浮肿1个月。

现病史 浮肿1个月,2014年8月23日尿常规BLD 2+,PRO 3+,透明管型1~3个/LP,血TP 43.6g/L,ALB 24.5g/L。慕名就诊。现症:颜面及四肢肿胀,口苦干,腹胀,纳可,大便日2次不成形,夜尿2次。舌质红,苔黄,脉数。

既往史 慢性肾炎2年,24小时尿蛋白定量曾7g,曾服用泼尼松60mg、每天1次。肾穿示:Ⅰ期膜性肾病(电镜号:E34122)。激素不敏感,曾服用中草药雷公藤。现服甲泼尼龙8mg、每天1次已2个月。

过敏史　否认药物及食物过敏史。

体格检查　颜面及四肢肿胀,腹水征阴性。BP 130/80mmHg。

辅助检查　2014 年 8 月 23 日尿 Rt BLD 2+,PRO 3+,透明管型 1~3 个/LP;TP 43.6g/L,ALB 24.5g/L;TCHO 9.59mmol/L,TG 2.35mmol/L;氨基转移酶均正常;肾功能正常;纤维蛋白原 4.59g/L。

中医诊断　水肿。

证候诊断　肾虚血瘀,湿邪内蕴。

西医诊断　慢性肾炎;肾病综合征;Ⅰ期膜性肾病。

治法　健脾补肾,活血利水。

处方　生黄芪 120g,土茯苓 30g,荠菜花 30g,丹参 30g,川芎 60g,莪术 30g,水蛭 10g,白术 30g,升麻 20g,五味子 60g,补骨脂 30g,金樱子 60g,覆盆子 60g,桑白皮 60g,茯苓皮 60g,冬瓜皮 60g。

3 日 1 剂,每日 2 次,每次 300ml,饭后半小时温服。

成药　肾康宁胶囊 2.1g,每天 3 次;雷公藤多苷片 20mg,每天 3 次;保肝片 1.62g,每天 3 次。

按语:患者慢性肾炎,Ⅰ期膜性肾病,临床表现为典型的肾病综合征、高脂血症、低蛋白血症,大量蛋白尿并血液高凝。中医认为该病为脾肾两虚,运化水湿无力导致浮肿、大便不成形,血脂高。治疗以生黄芪、白术、补骨脂健脾补肾,桑白皮、茯苓皮、冬瓜皮利水消肿。因患者纤维蛋白原异常增高,符合瘀血内停的中医病机,用丹参、川芎、水蛭、莪术活血,配合大剂量生黄芪益气活血,改善瘀血。长期服用激素也加重高凝血症。中医认为瘀血内停,瘀血阻络加重水肿,水肿又加重瘀血,所以在补肾健脾利水消肿的治疗同时,重视活血化瘀。因大量蛋白尿,中医认为肾失固摄致精微外泄,所以用金樱子、覆盆子补肾涩精;脾气下陷,精微外泄,所以用升麻升举下陷之脾气。

雷公藤多苷片临床治疗尿蛋白有效,尤其适于激素不敏感的尿蛋白患者。长期使用雷公藤多苷片安全有效,与我们研制的保肝片同用可预防雷公藤多苷片所致的肝损害。

十六、慢性肾炎水肿的治疗医案

患者姓名:李某,性别:男,年龄:50 岁,就诊日期:2013 年 2 月 6 日初诊,发病节气:立春。

主诉　浮肿 3 个月。

现病史　3 个月前出现肢肿、头晕,查尿 Rt:PRO 3+,BLD 2+,BP 138/90mmHg,外院诊断为"慢性肾炎"。现症:周身乏力,水肿,时恶心、头晕,纳差,大便日 1 次,尿少,舌质暗红,苔薄黄,脉细。

既往史　2011 年 8 月曾因"心肌梗塞"介入治疗,当时尿常规示正常。坚持抗凝、降脂治疗。

过敏史　否认过敏史。

体格检查　双下肢浮肿 3+,腹水征(-),双肾区无叩击痛。BP 120/90mmHg。

辅助检查　2013 年 1 月 27 日尿 Rt:PRO 3+,BLD 2+;24 小时尿蛋白 9.51g。2013 年

2 月尿 Rt：PRO 3+，BLD 2+；血 TP 41.3g/L，ALB 17.7g/L；肾功能正常。

中医诊断　水肿。

证候诊断　肾虚血瘀，水湿内停。

西医诊断　慢性肾炎。

治法　补肾活血，化气利水。

处方　生黄芪 90g，土茯苓 30g，荠菜花 30g，丹参 30g，川芎 60g，茯苓 30g，茯苓皮 30g，冬瓜皮 30g，陈皮 30g，五味子 60g，金樱子 30g，覆盆子 30g，砂仁 30g，败酱草 60g，山药 30g，补骨脂 30g。

水煎服，每 3 日 1 剂，每日 2 次，每次 300ml，饭后半小时服。

成药　补肾扶正胶囊，每日 3 次，每次 3 粒；活血化瘀胶囊，每日 3 次，每次 3 粒；保肝片，每日 3 次，每次 4 片；黄葵胶囊，每日 3 次，每次 5 粒；雷公藤多苷片，每日 3 次。每次 20mg；泼尼松，每日 1 次，每次 30mg。

2013 年 3 月 7 日复诊　患者无浮肿，无其他不适，纳可，二便调，舌质暗红，苔黄腻，脉沉细。化验：2013 年 3 月 23 日尿 Rt（-）；24 小时尿蛋白 0.3g；血 TP 59.6g/L，ALB 33.5g/L。中药继服，上方去山药、补骨脂，加蒲公英 30g，覆盆子 30g 改为 60g。余药继服。

按语：患者慢性肾炎，症见乏力，水肿，恶心、头晕，纳差，为水湿内停阻碍气机之征象。《素问·经脉别论》中"饮入于胃，游溢精气，上输于脾，脾气散精，上归于肺，通调水道，下输膀胱，水精四布，五经并行"是对津液的生成、输布和排泄的概括。肺、脾、肾功能失调会影响津液代谢，导致水肿。脾肾两虚，则脾不能运化水湿、不能散布精液，肾不能蒸腾气化、不能升清降浊。老师辨证为肾虚血瘀，水湿内停，治疗以补肾活血，化气利水。方中茯苓、茯苓皮、冬瓜皮、陈皮都是健脾利湿、利水之品，单纯使用此类药物不易奏效，必须和温肾化气的补骨脂、温脾助运的砂仁同用才能使阳复湿去。

十七、多发性骨髓瘤化疗后肾损伤的治疗医案

患者姓名：杨某，性别：男，出生日期：58 岁，就诊日期：2013 年 3 月 20 日初诊，发病节气：春分。

主诉　乏力 2 个月。

现病史　2013 年 1 月 11 日确诊为多发性骨髓瘤，在中国医学科学院北京协和医学院血液病医院（血液学研究所）进行两个疗程的化疗。2013 年 3 月 11 日化验发现贫血、低蛋白血症。现症：乏力，腰酸背痛，胃脘胀满，双下肢微肿，周身皮肤瘙痒，手足麻木，纳可，寐尚可，夜尿多，大便日 2~3 次。舌质淡暗，苔白，脉沉细。

既往史　高血压病史 20 年，血压最高 150/100mmHg，服降压药可维持正常范围。糖尿病 3 年，口服降糖药血糖基本正常。

过敏史　否认过敏史。

体格检查　贫血貌，下肢微肿，双肾无叩击痛。

辅助检查　2013 年 3 月 6 日尿常规：酮体±，蛋白 1+。

2013 年 3 月 7 日 B 超示胸腔积液，心包少量积液。

2013 年 3 月 11 日血常规：Hgb 83g/L，WBC 3.86×10^9/L，PLT 96×10^9/L 。Scr 56.9μmol/L，

BUN 1.48mmol/L,UA 114μmol/L。血 TP 41.1g/L,ALB 24.4 g/L。

中医诊断　虚劳。

证候诊断　脾肾两虚,气血不足。

西医诊断　多发性骨髓瘤化疗后;肾损伤;高血压;糖尿病。

治法　健脾补肾活血,滋阴益气填精。

处方　生黄芪120g,炒白术30g,茯苓30g,丹参30g,川芎30g,五味子60g,芡实30g,女贞子30g,旱莲草30g,白花蛇舌草30g,砂仁10g,青蒿30g,太子参60g,黄精30g,白芍30g,生地30g,熟地30g。

水煎服,每3日1剂,每日2次,每次300ml,饭后半小时服。

成药　补肾扶正胶囊,每日3次,每次3粒;补肾生血胶囊,每日3次,每次3粒。

2013年5月8日复诊　患者乏力、腰酸背痛较前减轻,双下肢浮肿消失。仍手足麻木、皮肤瘙痒,纳可,寐安,夜尿2次,大便日两次。舌质紫暗苔白,脉弦细。2013年4月24日血常规:Hgb 126g/L,WBC 5.57×10⁹/L,PLT 114×10⁹/L 。Scr 57.5μmol/L,BUN 3.93mmol/L。血 TP 61.6g/L,ALB 42.1g/L。中药继服,上方加当归30g,去芡实。

2013年7月31日复诊　乏力,手足麻木,皮肤瘙痒,舌质暗,苔白,脉弦细。中药上方生黄芪120g改为160g,青蒿30g改为60g,加升麻15g、草决明30g 。

2013年10月30日复诊　乏力、晨起头晕、气短,双下肢麻木,皮肤瘙痒,纳可,寐安,大便日2次,尿量可,多饮多尿。舌质暗红,苔腻,脉弦滑。Hgb 160g/L,WBC 8.2×10⁹/L,PLT 155×10⁹/L。中药上方加盐补骨脂30g、白鲜皮30g。

按语:多发性骨髓瘤属中医"虚劳""骨痹"范畴。《中藏经·五痹》说:"骨痹者,乃嗜欲不节,伤于肾也,肾气内消",《素问·痿论》说:"肾主身之骨髓",说明该病根源在肾。倘若人的肾气亏虚,则外邪极易侵骨伤髓;邪毒内蕴,气血不畅,肾虚毒瘀,内伏骨髓则发病。肾虚血瘀是该病的病机。

患者多发性骨髓瘤化疗治疗后出现乏力、腰酸背痛、胃脘胀满、双下肢微肿、周身皮肤瘙痒、手足麻木、夜尿多、大便日2～3次等症,患者本身脾肾不足,加之药毒侵害,脾肾更虚。脾为气血生化之源,脾气不足,虽能食但运化无力故胃脘胀满,气血生成受阻则乏力、手足麻木;脾阳不足则大便日数次;患者周身皮肤瘙痒与血虚生风有关。肾主藏精,主温煦助膀胱气化,肾虚则腰酸背痛、双下肢微肿、夜尿多。肾主骨,骨生髓,多发性骨髓瘤一定影响肾主骨生髓的功能,所以老师治疗时不仅重视健脾益气,还使用了大量补肾滋阴填精的药物,如太子参、黄精、白芍、生地、熟地等。黄芪用量由120g加至160g,补益三焦之气。补肾可以扶正驱邪、强骨生髓,活血以通络生新、通脉化瘀。通过治疗,患者体质恢复明显,营养改善,低蛋白血症、贫血、低尿素氮、低血尿酸恢复正常。患者接受化学疗法后药毒侵袭,脾肾俱伤。治疗以健脾补肾活血、滋阴益气填精为大法。

十八、肾虚失固致泌尿系感染的治疗医案

患者姓名:杨某,性别:女,年龄:57岁,就诊日期:2014年8月20日初诊,发病节气:立秋。

主诉　尿频尿痛15天。

现病史　近 15 天,尿频,时尿痛,无尿急,查尿常规 LEU 1+ 。现症:尿频,时尿痛,无尿急,口干,纳可,大便日 1 次,夜尿 3 次。舌暗红,苔腻,脉沉。

既往史　既往体健。

过敏史　否认药物及食物过敏史。

体格检查　BP 120/80mmHg。双肾无叩击痛,无浮肿。

辅助检查　2014 年 5 月 16 日尿微量白蛋白 27.82mg/L,尿转铁蛋白 2.3mmol/L,尿 α1-微球蛋白 12.11mg/L,尿 β2-微球蛋白 0.56mg/L。

2014 年 6 月 5 日血肌酐 92μmol/L,尿素氮 7.0 mmol/L,血尿酸 375μmol/L。

2014 年 8 月 20 日尿常规 LEU 1+。

中医诊断　淋证。

证候诊断　肾虚失固。

西医诊断　泌尿系感染。

治法　补肾固摄。

处方　生黄芪 90g,熟地黄 30g,山药 30g,五味子 60g,白术 30g,芡实 30g,肉桂 30g,金樱子 30g,益智仁 30g,升麻 15g,太子参 30g,桑螵蛸 30g,覆盆子 60g,煅牡蛎 60g,石斛 30g,女贞子 30g,墨旱莲 30g。

3 日 1 剂,每日 2 次,每次 300ml,饭后半小时温服。

成药　肾康宁胶囊 1.05g,每天 3 次。

2014 年 9 月 17 日复诊　患者时尿频,夜尿多,口干。舌暗红,苔薄,脉沉。BP 120/80mmHg。2014 年 9 月 1 日化验:尿 Rt(-)。中药处方上方去白术、太子参、桑螵蛸、覆盆子,加沙参 30g、天冬 30g、麦冬 30g、萆薢 30g。余药继服。

按语:泌尿系感染多以尿频、尿急、尿痛为主症,此患者尿频、尿痛,符合中医淋证范畴。患者夜尿多,口干,脉沉。老师认为其为劳淋,所以并未使用清热通淋的八正之类,而是从健脾补肾、益气养阴、收敛固摄入手。肾虚则尿频,方中重用补肾之品,还用了黄芪、白术、芡实、山药等健脾药,可见老师重视后天的调养。方中熟地、太子参、五味子、沙参、天冬、麦冬、石斛养阴,肉桂温阳,阴阳双补。

"地气上者属肾",尿频为肾气不足,气化无力,膀胱开阖不利所致。补肾应阴阳双补,温阳而不要壮阳,这样肾气缓缓生发,助膀胱气化,则"津液出焉",排尿才可正常。所以方中只用肉桂,不用附子等壮阳之品。

十九、肾虚血瘀、膀胱湿热致泌尿系感染的治疗医案

患者姓名:周某,性别:女,年龄:44 岁,就诊日期:2014 年 4 月 2 日初诊,发病节气:春分。

主诉　尿频、尿急、尿灼热伴腰腹疼痛 1 年。

现病史　2013 年 4 月尿频、尿急、尿道灼热伴腰痛、少腹疼痛,查尿 Rt:BLD 2+,镜检 RBC 2 万/ml,畸形率 30%,诊断为"膀胱炎",未系统治疗。2013 年 5 月查尿 Rt:BLD 1+,RBC 8.15 个/HP,RBC 1 万/ml,畸形率 80%,诊断为"慢性肾炎"。2013 年 6 月 23 日查尿 Rt:BLD 3+;2013 年 7 月 18 日尿 Rt:BLD(-),PRO±;此后尿 BLD 1+~3+,偶见蛋白。查肝

肾功能、泌尿系 B 超正常,膀胱镜未见异常。2014 年 4 月 1 日尿 Rt:BLD 2+,PRO(-),RBC55.56 个/HP,细菌 29.31/ml。仍尿频、尿急、尿灼热伴腰痛、少腹疼痛,随来就诊。现症:乏力、气短,尿频、尿急,腰酸,小腹痛,自觉焦虑,纳寐可,夜尿 3 次,大便日 1 次。舌质暗红,苔黄腻,脉滑数。

既往史 2013 年 6 月曾因支原体阳性静脉滴注阿奇霉素及口服中药,妇科检查提示宫颈癌前病变、盆腔炎而外用药物治疗。胆结石 10 年。

过敏史 无明确药物及食物过敏史。

体格检查 双肾区无叩击痛,双下肢不肿。

辅助检查 2014 年 4 月 1 日尿 Rt:BLD 2+,PRO(-),RBC 55.56 个/HP,细菌 29.31/ml。

中医诊断 淋证。

证候诊断 肾虚血瘀,膀胱湿热。

西医诊断 泌尿系感染;慢性肾炎。

治法 补肾活血 清利湿热。

处方 生黄芪 90g,土茯苓 30g,荠菜花 30g,蒲公英 30g,川芎 30g,败酱草 60g,仙鹤草 60g,茜草 60g,三七片 30g,生甘草 30g,青蒿 60g,杜仲炭 30g,覆盆子 30g,金樱子 60g,小蓟 30g,芡实 30g,女贞子 30g,墨旱莲 30g。

水煎服,每 3 日 1 剂,每日 2 次,每次 300ml,饭后半小时服。

成药 补肾止血胶囊 1.05g,每天 3 次,肾康宁胶囊 1.05g,每天 3 次。

2014 年 4 月 23 日复诊 仍尿频、尿急、尿热,腰痛,少腹时胀痛,乏力,口干,纳可,大便日 1~3 次,焦虑,舌暗紫,苔白,脉数。尿常规:BLD 1+,RBC 20/μl。尿常规均好转,中药继服,上方生黄芪 90g 改为 60g,加升麻 10g。中成药继服。

2014 年 6 月 18 日复诊 尿频、尿急减轻,无尿热、尿痛,时腰痛牵及少腹,乏力,口干,纳可,大便日 1 次,舌暗紫,苔白,脉数。尿常规(-)。中药继服,上方加五味子 60g。中成药继服。

按语: 患者泌尿系感染、膀胱炎、盆腔炎、宫颈癌前病变,结合乏力、腰痛、气短、舌质暗红、苔黄腻、脉滑数可辨证为肾虚血瘀兼膀胱湿热。患者尿频、尿急既因湿热下注膀胱,又因肾虚失于封藏不能固涩所致。尿中潜血也是肾虚失于固涩兼湿热迫血妄行所致。所以治疗以生黄芪补气,金樱子、芡实补肾涩精,五味子、覆盆子、女贞子、杜仲补肾中精气,共同补肾扶正;土茯苓、荠菜花、蒲公英、败酱草清利湿热;川芎、三七活血化瘀,配仙鹤草、茜草止血而不留瘀。通过补肾活血、清利湿热使排尿不适症状减轻,尿潜血消失。

泌尿系感染、妇科感染是慢性肾炎常见的诱发因素,应该积极治疗。正气内存,邪不可干。若同一部位反复感染,说明机体正虚邪实并存。所以治疗时不能一味祛邪,因过用清热解毒等寒凉之品易伤胃气,日久更损正气,进一步导致感染的发生。应扶正祛邪、补肾涩精与清利湿热并用。同时加用活血之品,改善肾络循环,促进肾脏功能的恢复。

老师曾说,泌尿系感染的细菌源大肠杆菌较多。体质因素加外界因素导致感染。肾脉沉细者,体质很弱,很容易感染。反复泌尿系感染者可加小剂量碳酸氢钠片,改善酸性体质。部分患者肾虚膀胱湿热导致泌尿系反复感染,用二至九加小剂量生黄芪再加清热药治疗。

二十、肾虚血瘀、湿浊热蕴致泌尿系结石的治疗医案

患者姓名:李某,性别:女,年龄:53 岁,就诊日期:2013 年 3 月 6 日初诊,发病节气:惊蛰。

主诉 双肾结石 10 年,左肾萎缩半年。

现病史 10 年前发现双肾结石,每年自行排石 1 次,伴腰腹痛、发热,平时排尿尚通畅,曾做过体外碎石。2012 年 10 月 23 日在天津医科大学第二医院做 B 超示:右肾长 11.0cm,左肾长 8.8cm,右肾中盏可见 1.1cm 强光团,左肾下盏可见数粒强光团,最大 1.3cm,左肾萎缩,双肾结石。现症:腰痛,无浮肿,腹胀,尿中泡沫,排尿时有尿道疼痛感,排尿尚通畅。大便日 1 次,夜寐尚可。舌质淡有瘀斑,苔黄略腻,脉滑。

既往史 肾结石 10 年。

过敏史 否认食物及药物过敏史。

体格检查 双肾轻叩痛。

辅助检查 2013 年 2 月 13 日天津市武清区人民医院:血 Scr 89μmol/L,BUN 8.6mmol/L,GLU 6.06mmol/L,血 UA 294μmol/L,K4.5 mmol/L 。尿 Rt:WBC 2+,PH 5.5,SG 1.020。

中医诊断 腰痛。

证候诊断 肾虚血瘀,湿热内蕴。

西医诊断 双肾结石;慢性肾功能不全;慢性泌尿系感染。

治法 补肾活血 清利湿热。

处方 金钱草 60g,海金沙 30g,石韦 60g,萹蓄 30g,牛膝 30g,瞿麦 30g,延胡索 30g,白芍 30g,生甘草 30g,败酱草 60g,半枝莲 60g,茵陈 60g,五灵脂 30g,蒲黄炭 30g,杜仲 30g,大黄 20g。

3 日 1 剂,每日 2 次,每次 300ml,饭后温服。

成药 补肾不正胶囊 3 粒,日 3 次;活血化瘀胶囊 3 粒,日 3 次;肾衰排毒胶囊 3 粒,日 3 次。

按语:患者双肾结石 10 年,询问家族史,与其同吃同住的家庭成员未发现肾结石,结合尿中有白细胞,说明患者体质湿热,故体内容易形成结石,肾结石无法排泄干净,肾盏内环境不良,容易合并泌尿系感染,所以排尿时有尿道疼痛感。患者长期肾结石,合并肾盂感染,累及肾功能。因为肾内结石较大,单服中药结石排泄困难,嘱其接受体外碎石配合中药治疗,服用中药一方面改善体内容易形成结石的内环境,一方面辅助体外碎石后细小结石的排除。方中金钱草、海金沙、鸡内金、石韦为排石主药,萹蓄、瞿麦、茵陈、败酱草、半枝莲利水通淋、清利湿热,杜仲补肾,大黄活血兼通腹泻浊,延胡索、白芍等活血化瘀。整方达清热利湿、活血祛浊、促排石、保肾功的作用。本案的治疗原则以保护肾功能、改善湿热体质为主,辅助排石。对于病情较复杂的患者,要分清各种致病因素的轻重关系,掌握中药治疗的作用方向。把病情向患者交代清楚,才能使患者依从性好,治疗才能取得好的效果。

二十一、糖尿病肾病 5 期的治疗医案

患者姓名:邢某,性别:男,年龄:52 岁,就诊日期:2014 年 11 月 12 日初诊,发病节气:

立冬。

主诉 间断浮肿 8 年。

现病史 间断浮肿 8 年,尿常规 PRO 3+,未重视。2010 年查 Scr 134μmol/L,间断服用尿毒清颗粒、复方 α 酮酸片,近期 Scr 565.4μmol/L,遂来就诊。现症:颜面及双下肢浮肿,尿少,双下肢时有抽搐,偶恶心,纳可,夜尿 3 次,大便日 2~3 行,舌淡暗,苔黄腻,脉弦。

既往史 糖尿病 20 余年,用胰岛素控制血糖尚可。高血压病史 4 年,血压最高 200/120mmHg,服用非洛地平、卡维地洛降压,血压尚可。

过敏史 无明确药物及食物过敏史。

体格检查 BP 120/80mmHg,颜面及双下肢浮肿。

辅助检查 2014 年 10 月 10 日 24 小时尿蛋白定量 6.7g/d。Scr 481.4μmol/L,BUN 14.13mmol/L,UA 598.2μmol/L;血 STP 57.6g/L,ALB 34.1g/L。2014 年 10 月 20 日 Scr 565.4μmol/L,BUN 17.33mmol/L,UA 761.5μmol/L,STP 54.9g/L,ALP 30.7g/L。

中医诊断 水肿。

证候诊断 肾虚血瘀,水湿内停。

西医诊断 糖尿病肾病 5 期;慢性肾衰;慢性肾炎;高尿酸血症;高血压;糖尿病。

治法 补肾活血,通腑降浊。

处方 生黄芪 160g,土茯苓 30g,丹参 30g,川芎 60g,莪术 30g,大黄 30g,大黄炭 60g,五味子 60g,五灵脂 30g,蒲黄炭 30g,茵陈 60g,青蒿 60g,白术 30g,茯苓皮 60g,冬瓜皮 60g,蒲公英 60g,海藻炭 30g,决明子 90g。

水煎服,每 3 日 1 剂,每日 2 次,每次 300ml,饭后半小时服。

成药 肾康宁胶囊 6 粒、每天 3 次,肾衰排毒胶囊 5 粒、每天 3 次,糖肾康胶囊 5 粒、每天 3 次,黄葵胶囊 5 粒、每天 3 次,别嘌醇缓释胶囊 0.25g、每天 1 次,碳酸氢钠片 1g、每天 3 次。

2015 年 1 月 7 日复诊 恶心,纳差,颜面浮肿减轻,双下肢肿,夜尿 3~4 次,大便 1~2 次。舌淡暗,苔黄腻,脉弦。BP 160/85mmHg。化验:2014 年 12 月 31 日 Scr 466μmol/L,BUN 22.21 mmol/L,UA 434μmol/L。K 4.2 mmol/L,Ca 1.97 mmol/L,CO_2CP 17.6mmol/L。Hgb 91g/L。肾功能有所改善,中药继服,上方减蒲公英,加砂仁 30g、佛手 30g 以理气和胃,加煅牡蛎 60g 收敛固涩。

按语 糖尿病肾病 5 期患者肾衰竭,脾肾两虚,水液代谢失调,可见浮肿。湿邪停聚,蕴久化热成为浊毒,阻于中焦枢纽则纳差,中焦升降失司,胃气上逆则恶心。因虚致瘀、因湿致瘀,瘀血阻于肾络,与湿浊交织。本病病机为肾虚血瘀、湿浊内蕴,治疗除了补肾健脾、活血化瘀,调理气机,通腑泄浊很重要,瘀血化、湿浊除,则肾脏可行其气化、封藏之功。

糖尿病肾病血肌酐 500μmol/L 以上是进行血液透析的指征。该患者糖尿病肾病肾功能严重受损,并合并大量蛋白尿、低蛋白血症,治疗非常棘手。老师应用补肾健脾、活血化瘀、通腑降浊法拟方用药肾功能改善。其中决明子甘、苦、咸,微寒,既可清泻肝火、平肝潜阳适于高血压患者,又能益肝阴、润肠通便治疗慢性肾衰,肝肾同补,辅助大黄等通腑泄浊,故用量 90g(3 日)。对于大量蛋白尿患者,大剂量生黄芪 160g(3 日)与煅牡蛎同用,共奏补气固涩之功。

第五章 张大宁医话拾遗

第一节 "上工治未病"与"重视正气"
是以预防为主的指导思想

"上工治未病",语译为"高级的医生、最好的办法是治疗未发的疾病",也就是走在疾病的前面。《素问·四气调神大论》说:"圣人不治已病治未病,不治已乱治未乱,此之谓也。未病已成而后药之,乱已成而后治之,譬犹渴而穿井,斗而铸锥,不亦晚乎",即明确地阐述了这一思想。这是《黄帝内经》在集先秦时期道家、儒家、杂家的学术思想后,根据中医学的理论和实践经验,在"天人合一"的整体观念指导下,提出的比较全面而系统的"预防为主"的思想原则。

当然,所谓"治未病",包括未病先防和既病防变两个方面。未病先防指在未发生疾病之前,做好各种预防工作,以防止疾病的发生。既病防变是指发生疾病后,尽早诊断与治疗,保护未病之脏腑,以防止疾病的发展和转变。从宏观上讲,前者显得更为重要。正如金元四大家之一朱丹溪在其代表著《丹溪心法·不治已病治未病》一篇中所讲:"与其救疗于有疾之后,不若摄养于无疾之先……夫如是,则思患而预防之者,何患之有哉?"

在"预防为主"的思想指导下,中医学最重视的是人体"正气"的主导作用,《素问·刺法论》中"正气存内,邪不可干"的论述,成为两千年来指导中医学从基础到临床、从养生到预防、从药物到针灸的千古绝句。在这次预防"非典"的各种有效处方中,黄芪、太子参类"扶助正气"药物的有效使用,证实增强免疫在预防非典中的重要作用。

第二节 "天人合一"——重视自然环境对人的影响

"天人合一"是古代哲学与中医学朴素结合而产生的一种朴素的辩证法思想,是指自然环境与人体生理、病理、诊断、治疗及预防的一致性,这里既有临床医学的内容,也有预防医学的内容。

临床医学方面,中医学历来重视季节、气候、昼夜、地理等对人体生理及疾病的影响,也充分利用这种相互的同一性来治疗疾病和养生延年。这一点和世界卫生组织在20世纪下半叶提出的"医学模式从单纯的生物医学模式,转变为生物-心理-社会-环境的综合医学模式"观点是一致的。

在预防医学方面,重视了环境对人体的影响,也就强化了"环境卫生"的重要性。

重视水源。水源的卫生是相当重要的,《吕氏春秋》曾说:"轻水所,多秃与瘿人;重水所,多尰与躄人;甘水所,多好与美人;辛水所,多疽与痤人;苦水所,多疾与伛人",其分析未必准确,但"水源影响疾病"的观点却是非常正确的。为了清洁用水,古人特别提倡"井水",魏朝刘熙《尔雅·释名》解释"井,清也,泉之清洁者也",即人须服"清洁之水"之意。对于水源不洁而致传染病流行,清末南京梅伯言曾有详细的描述:"沿河居民,日倾粪桶污水,荡涤无从,郁积日增,病症日作,前此道光十一年水灾,曾经堵塞半载,满河之水,变成绿色,腥秽四闻,时疫大作,死亡不可胜计,此非明鉴也。"

此外,在城市环境卫生方面,古人也重视下水道的修建,史书方面记载公元前三世纪秦始皇在修城中已建有"沟渎",《礼记·月令》注解为:"水行地中曰沟渎。"至 15 世纪时,明宫内已有用生铜铸成和巨石制成的下水道。这些对环境卫生的整洁肯定有很大意义。

第三节 人体衰老原因的探讨

中医学认为,人体衰老是一复杂过程,根本原因还是阴阳平衡的失调。但具体地讲,主要有以下五种学说。

1."五脏皆虚"说

这种学说以《内经》为代表。《内经》在论述人体衰老的原因时明确地指出"肾气虚""肝气衰""心气弱""脾气虚""肺气虚"五脏皆虚的观点。正如《灵枢·天年》篇所载:"其不能终寿而死者,何如?岐伯曰:其五脏皆不坚……""五脏皆虚,神气皆去,形骸独居而终矣。"

2."肾虚为主"说

认为人体衰老的主要原因在于肾虚,也就是在"五脏皆虚"中突出了肾虚,该学说以朱丹溪、张景岳为代表。这里所讲的肾虚,包括先天禀赋不足和后天导致的肾虚。

3."脾虚为主"说

以金元医学大家之一的李东垣首创补土派,他根据《内经》中"五脏六腑皆秉气于胃"的理论,提倡"诸病多由脾虚"的观点,这种观点同样也反映到对衰老的认识上。《脾胃论》上说:"动止饮食各得其所,必清必净,不令损胃之元气……则亦合于天数耳"。各地在探讨脾的实质时,通过临床观察与实验,证实脾具有包括消化系统及与能量代谢、水代谢有关的一切器官系统的一种综合功能。此外研究还证实,脾的功能应包括免疫和造血功能。正是由于脾虚,人体的上述有关功能降低,方表现为衰老的现象。

4."精血衰耗"说

上海中医药大学附属龙华医院根据《内经》有关论述,认为人体衰老的机理在于随着年龄的推延,首先是精血的不断衰耗,继之才是气虚、神败、形亦坏。他们在对 235 例 20 岁以上的人群进行了辨证分析后发现,随着年龄的递增,其"精血衰耗"人数亦呈递增趋势,尤以 40 岁以上组竟达 70% 以上,符合《素问·阴阳应象大论》中"年四十,阴气自半也"的说法。

5."肾虚血瘀"说

我们在老年医学的研究中,曾对随机抽样的 300 多例不同年龄组患有冠心病、原发性高血压病、慢性气管炎、支气管扩张、消化性溃疡、慢性肝炎、慢性肾炎及无明显病症的老年人，进行了中医辨证及脑血流图、甲皱微循环等现代医学客观指标的分析，发现不同病症的老人，尽管病种不同、症状有异，但都具有不同程度的肾虚和血瘀的表现，通过近 200 例的补肾活血法治疗，对恢复具体的病症及减少十大衰老特征，都起了显著作用，从而提出"肾虚血瘀"导致衰老的观点。

第四节　有关抗衰老的研究

1. 气功防老研究

首先气功可使人体发生低代谢生理状态。有人证实，久练功者的基础代谢率降低 16%，呼吸频率、肺通气量和心率均减少，皮肤电阻明显增加，皮肤温度比练功前平均增加 1.86 ± 0.17℃，红外热象图灰度逐渐增强，红外辐射增强。

练功者 5-羟色胺代谢水平高于常人 2~3 倍，而肾上腺素和去甲肾上腺素代谢水平却只有常人的 60% 左右，其次气功可借助意识活动使机体的调控中心——大脑细胞的电活动高度有序化，使自身调节系统的噪声水平大大降低，调节信息增强，从而对全身的调控功能提示，使整个机体内部由无序向有序转化，为健康、长寿提供良好的生理、生化条件。

此外，大量研究证实，气功对于各种老年病，如高血压、冠心病、脑血管病、甚至于肿瘤，都有预防和治疗作用，无疑这也是延龄长寿的重要途径。

2. 太极拳

有人报道，经常打太极拳的人，其血清胆固醇的含量比一般人明显减低。长期锻炼，其心脏的毛细血管数增加，有使冠状动脉狭窄和阻塞的两侧小血管分支扩张、互相接通、建立侧支循环的作用，使心脏的血液供应得到改善。

还有人证实，打太极拳不仅对防治高血压有效，而且对于低血压的防治亦有效，起着一种双向调节作用，这些都为防治老年病、延年益寿起到作用。

3. 保健灸

灸是中医医学的重要内容。早在宋代窦材所著《扁鹊心书》中就曾明确指出灸对防治老年病的重要作用。他说："余年五十，常灸关元五百壮……每年常如此灸，遂得老年康健。"近年许明良氏曾介绍他的家庭每代都有长寿老人的秘诀，就在于坚持保健灸，即灸足三里。日本江间式在《身心锻炼法》中提到："每月必有十日灸三里，寿至 200 余"。另外代田文老也曾提出欲使人长寿，可使小儿灸身柱，18 岁灸风门，24 岁灸三阴交，30 岁灸三里，老年人灸三里、曲池等。魏稼氏亦提出老年保健灸可灸足三里和关元，前者补脾胃，后者助肾阳。

有人亦对保健灸的作用进行了研究，一般认为，可使人体白细胞、红细胞数增加，血红蛋白与血糖量上升，补体增加等。也有人认为可增加网状内皮系统的吞噬作用。

除了上述抗衰老的研究，中药抗衰老及延年的研究积累了丰富的经验。在数以万计的中医古典医籍中，具有延年益寿、预防衰老的方剂浩如烟海，比比皆是。近代著名医学家朱颜氏曾提出七个原则作为重点研究的标准,即:①有益无毒;②易得价廉;③制法简单;④不难吃,不碍消化;⑤不含金石药;⑥服用量不大;⑦容易贮备,不易变坏。据此可作研究者参考。

第五节 补肾方药研究,反证内分泌紊乱在肾虚发病中的作用

现代研究证明,肾与内分泌功能有关,补肾治疗可以通过调节内分泌功能使疾病向好的方面转化,起着"扶正培本"的作用。设想对各种疾病的内分泌腺体活动研究,根据轻重缓急,灵活使用补肾药物,或可提高疗效。我们选择几种代表性补肾药物和方剂,反证内分泌紊乱在肾虚发病中的作用。

1. 具有脑垂体激素作用的药物

紫河车含有生殖腺激素、动情素、助孕素类成分等,并有促进阵缩及能使母体乳腺发育泌乳素及生长激素的作用等。

2. 具有肾上腺皮质激素类作用的药物

甘草对轻度肾上腺皮质功能减退有较好疗效,小剂量甘草呈糖皮质固醇样作用,大剂量则呈现醋酸去氧皮质酮(DOCA)样作用。小剂量甘草可能对肾上腺皮质或脑垂体促肾上腺皮质激素(ACTH)的分泌有刺激作用。地黄除作为补肾首选药外,有研究用地黄治疗风湿性关节炎及类风湿关节炎,疗效较好。用药后可能出现轻度腹泻、恶心、头晕、心悸及类似皮质激素的轻微水肿等副作用。我们在此研究基础上,少佐茯苓,将地黄用量由小逐渐增大,似可减少副作用。

3. 具有性激素类作用的药物

有研究发现,长期服用人参可增强体力,智力活动亦较持久;在去势白鼠服人参后看到性冲动;动物在病危时,使用人参,可延长或挽救生命。用鹿茸提取得鹿茸精,系一种雄性内泌素,其中含有雌酮。黄芪可使白鼠动情期从1日延长达10日,认为其具有类性激素作用。将淫羊藿的水浸膏给动物口服,动物的交尾力亢进;淫羊藿苷可促犬精液分泌。蛇床子对正常及去势小白鼠有类性激素作用。

4. 地黄丸及附桂合剂

地黄丸为各科滋阴补肾的主方,通过动物实验发现,地黄丸能降低肾血管狭窄型高血压动物的血压并改善肾功能;能改善动物神经系统、性腺及肾脏本身的功能障碍。对附子、肉桂的药理研究发现,它们可改善皮质素型小白鼠的肾虚状态,加强抵抗力,且对皮质烧伤性高血压有效。注射甲状腺素造成实验性甲状腺素过多,和灌服甲基硫氧嘧啶造成实验性甲状腺功能低下时灌服本药,前者肾上腺重量增加,垂体减轻,耗氧率升高,后者相反。两种不同的肾虚证,使用附桂合剂后,均可恢复。推测附桂合剂似对一些内分泌腺体功能有调节作用。

第六节　法随证转,动态掌握

我们治疗慢性肾病虽然强调"补肾、活血、祛浊"这个大法,但同样重视辨证组方。法随证转,动态掌握。

例如,我们在活血化瘀药的应用中,一般加入风药、行气及清热药,常能使活血化瘀效果明显增强,其中的某些药物非活血化瘀药所能代替。"治血先治风,风去血自通",风药及行气药对血瘀的作用机制:①发散祛邪,通过祛风、散寒、除湿,解除引起血运障碍的病因,而恢复血脉畅通。②开郁解气,轻扬之性,芳香之气,善于开发,解郁,宣畅气机,从而有利于血脉通调。所谓"善治血者,不治有形之血,而求无形之气"。③辛温、通阳风药,多性温味辛,辛温能通,长于宣通阳气之阻遏,使阳气通达,则血液流畅。如细辛、桂枝等。④走窜通络虫类,以走窜见长,开瘀血,除顽疾如全蝎、蜈蚣等。⑤某些风药确有活血化瘀之功效,如川芎最早被列为风药,后称作血中气药,现已公认为活血化瘀的要药。⑥证"瘀"日久,郁热必相伴,加入清热之品。

根据各种药物的药性,一些药需生用,如黄芪、生地黄;一些药需煅用,如龙骨、牡蛎等;一些药需炭用,如大黄、蒲黄等,以增加疗效。一些药物需先煎或后下,如冬虫夏草,先单煎,后加入群药,既经济又增加疗效;大黄一般采用后下,以加大排毒祛浊破瘀之力。补肾药重用补气,但其药性平和以平补,如山药、旱莲草等;同时尽量选用兼以益肝,防止其他脏腑伤害的药物,如五味子、茵陈等。

第七节　"提壶揭盖"调畅气机

提壶揭盖法是中医古老的治疗方法,朱丹溪最早明确论述此法"一人小便不通……此积痰在肺,肺为上焦,膀胱为下焦,上焦闭则下焦塞。如滴水之器必上窍通而后下窍之水出焉。以药大吐之,病如失"。一般指宣发上焦气机,可通过宣肺、探吐、搐鼻取嚏法,启上焦之塞而下焦自开,治疗小便不利或通过利尿消除水肿,也可治便秘或肠梗阻。

中医自古既有上病下治,如头痛医脚,脚痛医头。"开鬼门,洁净府"中的"开鬼门"即是《内经》治疗水肿时提出的通过发汗来利小便消除水肿的方法。提壶揭盖法,参仿中国旧式水壶而提出。水壶盖上有孔,若闭其孔,则壶内之水倾之不出,唯畅其孔或揭开壶盖,则水流如注。

"提壶揭盖"被古人巧妙地运用于人体气机上下运行方面。首先肺肾相关。《灵枢·经脉》曰:"肾足少阴之脉……其直者从肾上贯肝膈,入肺中,循喉咙,挟舌本。其支者,从肺出,络心,注胸中。"提出了肺肾之间经脉相连。在生理功能上,肺肾两脏相互联系,如《景岳全书·杂证谟》曰:"肺为气之主,肾为气之根。"肺主呼吸,肾主纳气,肺肾共同调节呼吸运动。在病理上,肺肾两脏亦相互影响,《素问·水热穴论》在论述水肿时提及"其本在肾,其末在肺,皆积水也",表明肺肾功能失调时可表现水液代谢方面的障碍。其次,肺与大肠相表里。肺与大肠由手太阴肺经和手阳明大肠经相连,互为表里。若肺气不通,影响大肠的传导功能,则大便秘结甚至肠梗阻。

参考文献论述,《素问·经脉别论》云:"饮入于胃,游溢精气,上输于脾,脾气散精,上归于肺,通调水道,下输膀胱,水精四布,五精并行。"肺为水之上源,其主宣发肃降,水中清者经肺脏的宣发布散而周及全身;水中浊者经肺脏得肃降功能而下输膀胱,膀胱"气化则能出焉"。肺朝百脉,经气流归,故膀胱水液敷布,有赖肺气的肃降输化。如肺气闭塞,水精不布,肿胀乃成。治当宣肺行水,即所谓提壶揭盖法。李用粹在《证治汇补·癃闭》中曰"一身之气关于肺,肺清则气行,肺浊则气壅,故小便不通,由肺气不能宣布者居多,宜清金降气为主,并参他症治之"。《血证论》曰:"小便虽出于膀胱,而实则肺为水之上源,上源清,则下源自清。"《金匮要略·水气病》曰:"诸有水者,腰以下肿,当利小便;腰以上肿,当发汗乃愈。"《医经精义》:"理大便必须调肺气也。"都是对提壶揭盖法的论述。《侣山堂类辨》载:张志聪治一人患水肿尿闭,医用八正散等利水剂不效,张氏以防风、苏叶、杏仁各等份为剂,水煎温服取汗,小便即利,水肿全消。近代医家赵绍琴提出:"提壶揭盖水自流",指出临床遣药当以辛味轻浮之风药为选,如荆芥、防风、苏叶、独活、白芷、浮萍、杏仁、枇杷叶、前胡之属,少量轻投,取治上焦如羽之义。

我们在治疗慢性肾病时常用此法。如慢性肾病的水肿治疗,在温阳化气利水的基础上少加桔梗、紫苏叶,即可达到宣上通下的作用;慢性肾衰的治疗,在补肾活血、通腑泄浊基础上,少加升麻配大黄、决明子等也可起到宣肺通腑的作用。

"提壶揭盖"法是古人智慧的体现,通过调畅气机,上达下通,使阳气与水液运行的通路三焦畅通。其实在临床中,只要涉及三焦气机不通,不局限于肺气不通或膀胱、大肠腑气不通,都可加用宣发肺气的轻清之品。这是一种治疗理念,不能只看作一种具体的治法。人体不外气血,气行血畅则体健。大气一转,其气乃得。气机正常运行至关重要,"提壶揭盖"可以调畅气机。

第八节　动物实验研究肾阳虚与血瘀关系

补肾活血法自1978年提出后,在临床广泛地应用于多种疾病,尤其是老年病、慢性病及抗衰老。

我们在实验中采用肌内注射醋酸可的松复制肾阳虚模型,从测定的指标来看,动物体重增长速度变慢、运动能力下降、体温降低、血清睾酮水平降低、精囊腺重量减低,符合肾阳虚证。同时观察了大鼠的耳色、爪尾部,均呈紫暗色,模型组的微循环呈粒流,治疗组呈线粒流,血液流变学的改变也符合血瘀证。说明肾阳虚同时伴有血瘀证。用补肾活血方治疗后的治疗组,肾虚与血瘀的症状都得到了改善。补肾活血方的主要药物为:西洋参、黄芪、冬虫夏草、鹿茸、淫羊藿、三七、川芎、丹参、三棱、莪术等。

肾阳的温煦、肾阴的化生是血液化生、循行、津液输出的重要保证。肾精不足可致肾气亏虚,无力温煦、激发推动其他脏器。精不化血或阴血不充,诸脏腑四肢百骸失其濡养,从而出现三焦气化不利,气机升降失常,脏腑功能失调,血失通畅,脉道涩滞而致血瘀。血瘀又进一步影响气血运行,如此肾虚导致血瘀,血瘀加重肾虚,形成恶性循环,使脏腑组织器官发生各种疾患。肾虚和血瘀不是孤立存在的,而是相互并存的,肾虚必兼血瘀,血瘀加重肾虚,往往肾虚是本,血瘀是标,肾虚为因,血瘀为果;反过来,瘀血又构成新的致病因素,从多方面加重肾虚的程度,形成恶性循环。

运用补肾活血药,提高了大鼠的应激能力,改善了大鼠的微循环障碍,降低了血黏度。

实验证实了肾阳虚同时兼有血瘀的理论,为补肾活血法提供了科学依据。

第九节　补阳还五汤主治"气虚血瘀"实为"肾虚血瘀"

在古代许多医书中,前贤大多认为因郁、因寒致瘀。如《素问·调经论》曰:"寒独留而血凝泣,凝则脉不通"。《灵枢·痈疽》篇曰:"寒邪客于经络之中,则血泣,血泣则不通"。《内经》又有"气为血之帅"之说,《素问·玉机真脏论篇》指出"脉道不通,气不往来"。可见气行则血行,气滞则血瘀。血得温则舒,遇寒则凝。故自古以来,活血之法常与行气之法相配伍,且活血之药,多为温性。

清代王清任将古人"气为血之帅"之论进行发挥,强调气血之间的关系,指出:"治病之要诀在于明气血,气有虚实,血有亏瘀",创活血方剂 33 首,如治疗"头面四肢周身血管血瘀"的通窍活血汤、治疗"胸中血府血瘀"的血府逐瘀汤、治疗"肚腹血瘀"的膈下逐瘀汤、治疗瘀血阻于少腹的少腹逐瘀汤、治疗久痹有瘀血的身痛逐瘀汤等,主治瘀血病症 50 余种。其中最为突出的见解和最大的贡献莫过于他提出的"气虚血瘀论",从而以"补阳还五汤"独立医门,重用黄芪补气活血而治之。张大宁教授经过长期大量地实践和研究,发现补阳还五汤中的气虚即肾气虚,而黄芪的功效主要在于补肾气,这不仅符合王清任当时的立论:"元气即虚,必不能达于血管,血管无气,必停留而瘀","元气者肾气也",而且也符合现代研究所证实的人体衰老及各类疾病的发生与肾虚和血瘀有密切相关的结果。即肾虚必兼血瘀,血瘀加重肾虚。临床上往往肾虚是本,血瘀是标,肾虚为因,血瘀为果;反过来,瘀血又构成新的致病因素,从多方面加重肾虚的程度,形成恶性循环。因此,肾虚血瘀是各类老年病、慢性病某些特定阶段和人体衰老的共同病理。形成了对临床有指导意义的"肾虚血瘀论"。而"补肾活血法"正是针对"肾虚血瘀"的病理基础而制造的一种"异病同治"的非特异性治疗大法。

第十节　从《伤寒论》《温疫论》到《温病学》
——中医传染病学逐渐确立

早在春秋战国时期,中医学即开始认识到某些疾病的传染性。《素问·刺法论》中有"五疫之至,皆相染易。无问大小,病状相似"的记载。至东汉末年,灾疫连年,病死成片,医圣张仲景"宗族素多,向余二百。建安纪年以来,犹未十稔,其死亡者三分有二,伤寒十居其七",而"感往昔之沦丧,伤横夭之莫救,乃勤求古训,博采众方,撰用《素问》《九卷》《八十一难》《阴阳大论》《胎胪药录》"(《伤寒杂病论·原序》),著成流传百世的中医经典著作——《伤寒杂病论》。不仅总结了外感热病的六经传变规律,而且奠定了中医辨证论治的理论基础,其中不乏一些今天看来属于传染病的病症论述及有效方药。

明清以来,商业和交通的日益发达,给大规模的传染病流行提供了条件。据史书记载,明代从 1408~1643 年,大疫流行 39 地次;而清代的 268 年中,竟流行了 328 地次之多,在这种历史背景下,出现了著名的传染病学家吴有性。公元 1642 年,吴有性在继承前人的基础上,勇于创新,大胆提出"疫疠之邪从口鼻而入"的观点,著成《温疫论》一书。盖"疫"字,《说文解字》解释为"民皆疾也",非常类似为当今的传染病。而"温疫"似又可解释为"以发热为主要症状的具有较强传染性和流行性的一组病症",这也可以在《温疫论·原序》中得到证明:"崇祯辛巳年,疫气流行,山东、浙省、南北两直,感者犹多。至五六月益甚,阖门传染。"吴氏在书中大胆突破张仲景的六经辨证及治法,提出疫疠之气从口鼻而入,始客于膜原,当人体由于饥饿、劳碌、忧思等致正气虚弱时,邪气溢张,从而强调了传染病中人体免疫力的主导作用。同时根据流行范围与程度的不同,区分为"盛行之年""衰少之年""不行之年"等类型,并制定了一些有效的方剂与药物。

至清代叶天士、薛雪、吴瑭、王孟英等温病四大家,发展了张仲景、吴有性等医家的理论和经验,创立了温病的卫气营血与三焦辨证,进一步阐明了发热病的发生、发展规律,研究出一整套辨证论治的理、法、方、药,如诊断方法上的辨舌、验齿、辨斑疹、辨白㾦;方剂上的银翘散、安宫牛黄丸、至宝丹等,都出自这一时期。至此,包括当今看来为流感、麻疹、出血热、脑膜炎、流行性乙型脑炎等传染病在内的中医传染病学,已经初步确立。

此外,随着对传染病认识的逐渐深化,中医对于有关"隔离"的问题也逐渐有所认识。当然,限于历史条件,仍带有朴素的性质和特点。《晋书·王彪之传》载:"永和末,多疾疫。朝臣家有时染易三人以上者,身虽无疾,百日不得入宫,至是百官多列家族,不入。"除此隔离之外,还设有医院隔离者,《汉书·平帝纪》载:"民疾疫者,舍空邸第,为置医学",即带有公立时疫医院的性质。而《后汉书·皇甫传》中"军中大疫,死者十三四,规亲人庵庐,巡视将士",又似军队野战传染病院的记载。

第十一节　从中医角度理解激素在治疗肾病中的作用

治疗慢性肾炎、肾病综合征时激素是常用药,而且有早期使用、足量使用和逐渐撤减的用药原则。在使用激素的过程中,对于其诱导阶段、减量阶段和维持阶段会出现不同的临床表现,从中医角度如何理解这些临床表现呢?

目前认为激素副作用的产生主要是因为激素的阳热之性及外源性激素使下丘脑-垂体-肾上腺皮质轴(HTA)系统功能紊乱,从而引起肾上腺皮质结构退化、体积萎缩及功能减退,且长期服用激素可有增加感染机会、机体功能亢进等诸多副作用。

激素为大辛大热之品,峻补太阴、少阴脾肾之阳,脾阳盛则纳食增加、甚至消谷善饥,肾阳盛则肾的固摄及气化功能增强,所以尿蛋白(尿浊)及水肿较快改善并消失。大剂量长期应用后会出现医源性肾上腺皮质功能亢进,容易热盛伤阴耗气,临床表现为精神亢奋、面红目赤、五心烦热、食欲亢盛、痤疮、舌红苔黄、脉数等,中医属于阴虚火旺证,中药可用滋阴清热的二至丸治疗;激素起效后,在激素减量过程中,真阴损伤,元气消耗明显,甚至阴病及阳,临床表现如乏力、易汗出、口干、畏寒、舌红少苔、脉细数或舌淡红、脉沉细等,中医属于气阴两虚证,称为皮质激素撤减综合征,中药可加生脉散益气养阴;激素应用后期,尤其是激素撤减致生理剂量以下阶段,体内激素水平不足,此时阳虚症状明显,阴阳两虚、真元亏虚、肾精不固可导致精微物质重新下泄,造成疾病反复,临床主要表现为神疲乏力、面色㿠白、畏寒肢冷、纳食欠佳、胃脘胀满等,中药应加补骨脂、仙茅、淫羊藿等温阳之品。

第十二节　慢性肾衰的中医辨证分型及疗效的判定

一、中医辨证分型

我们认为,慢性肾衰的病机为虚、瘀、湿、逆,总以本虚标实。

(一) 本证

1. 虚证

脾肾气(阳)虚:面色㿠白、倦怠乏力、气短、纳少、腹胀、腰酸痛、畏寒、肢冷、溲少、夜尿多、舌淡、脉沉细。

肝肾阴虚:手足心热、目涩、耳鸣、咽干、头晕、溲黄、便干、阵发烘热、舌红、苔少、脉细。

2. 血瘀

原发病五年以上、腰痛固定不移、出血紫暗、舌质紫暗、瘀点、脉涩或结代、尿量小于每小时平均 20ml、甲皱微循环异形管祥大于 30% 或祥顶瘀血大于 30%、微循环血流流速减慢。

(二) 标证

1. 湿证

湿困:头重、口黏、大便黏腻、舌苔腻、脉濡。

水湿:水肿、胸腹水、胸闷气急、舌苔白润、脉濡缓。

2. 逆证

浊阴上逆:面色灰滞、恶心呕吐、口中氨味、头痛、瞑睡、昏迷、瘙痒、舌苔腻。

肝阳上亢:眩晕、耳鸣、烦躁、抽搐、脉弦。

我们在长期大量的临床实践中,总结出慢性肾衰的四大病机,即"虚、瘀、湿、逆"。其中标证的"湿、逆",不过是对于标证各种证型的归纳和概括,自然无讨论的必要。而本证中"虚"的病机问题,亦早为医学家公认,故这里应讨论的问题是"血瘀"为本证的问题。

本证系对于标证而言,为相对的概念。究其本质而论,应当能反映疾病的根本。而从这种意义上讲,带有共性的病机,即当考虑为本证。我们曾统计过近 600 例慢性肾衰患者,百分之百的具有血瘀的表现。此外,临床治疗效果也反证了这一点。肾气为阳气之根,张景岳比喻为"林木之根"。气为血之帅,气行则血行,肾气虚弱,血行不利,而致血瘀。反过来,血瘀又可致脏腑功能减弱,从而加重肾气虚弱,形成恶性循环。所以,将血瘀列为慢性肾衰的本证是有一定道理的。那种认为本证只反映"正气"的说法,显然不够全面。

二、疗 效 判 定

而关于慢性肾衰的疗效的判定应分两大类:一类是"治愈",恢复健康,这只是个别的。另外一类是"有效",包括"显效"。"有效"又分为三种,一种是临床症状、检验、病理等的好转;第二种是延长生命,所谓延长"剩余存活的时间",医学统计结果表明,经张大宁教授研制的肾衰系列方治疗后,患者的存活时间大大提高;第三种是减轻患者临终前的痛苦,我们曾观察过一些经中药治疗后死亡的病例,临终前其谵妄、出血症状都较一般患者出现的症状轻,其原因尚待进一步探讨与研究。

第十三节 升清降浊法是治疗慢性肾衰的重要手段

慢性肾衰是以乏力、恶心、纳呆、小便不利或浮肿为主症的疾病。中医认为该病由脾肾功能失司,致浊毒内蕴,属本虚标实。我们将其病机归纳为肾虚血瘀为本,浊毒内蕴为标,用补肾活血、降浊排毒法治疗,对"浊毒"采用升清降浊的方法。

1. 浊毒的形成

浊毒内蕴是该病的重要特征,浊毒可以化热,所在部位最常见于中焦,严重者弥漫三焦。生理情况时,脾主升清气、胃主降浊气,形成中焦的升降功能。若脾胃虚弱,饮食入胃后不能被脾脏运化,成为湿浊,进一步湿浊内蕴日久酿为浊毒,阻于中焦,影响脾胃的升降功能。脾不健运则纳呆;胃气上逆则恶心呕吐;脾主四肢肌肉,湿毒内阻则周身乏力困重;湿阻气机、气化不利则小便不利,甚至浮肿。浊毒形成的原因张大宁教授认为与脾肾两虚、瘀血内停有关。

2. 升清降浊法

升清降浊法是治疗慢性肾衰的重要手段,药用升麻与大黄,升麻升举清气,大黄荡涤肠腑降浊。

(1) 升麻与大黄:升麻在《神农本草经》中无"升举"之义,"主解百毒,辟温疾、瘴邪"。肾衰竭中的浊毒应为百毒之一,温疾和瘴气虽有特异性,但与浊毒和湿热有相似的性质。李东垣在补中益气汤中用升麻"引胃气上腾而复其本位,便是行春升之令",治疗中气下陷、气虚发热时用升麻升举下陷之中气。东垣在《脾胃论》中曰:"脾胃气虚,则下流于肾,阴火得以乘其土位,故脾证始得⋯⋯脾胃之气下流,使谷气不得升浮,是春生之令不行,则无阳以护其荣卫,则不任风寒,乃生寒热,此皆脾胃之气不足所致也。"张锡纯治疗胸中大气下陷时也强调升麻有升举之义,取"升麻为阳明之药,能引大气之陷者自右上升",与"柴胡为少阳之药,能引大气之陷者自左上升"共同升举下陷之气,"至若少腹下坠或更作疼,其人之大气直陷至九渊,必需升麻之大力者以升提之⋯⋯"。升麻的升清作用有两个含义:其一,升麻性甘微寒,性能升散,有宣发透散的作用;其二,升麻可引下陷的脾胃清阳之气复其原位。慢性肾衰患者湿浊、浊毒内蕴导致纳呆、呕恶,清气下陷还会出现尿蛋白、尿潜血等精微外泄,所以升麻既可向上宣畅气机,又可升举中气,达到升清的目的。

《神农本草经》中大黄主"下瘀血,血闭寒热,破癥瘕积聚,留饮宿食,荡涤肠胃,推陈致新,通利水谷,调中化食,安和五脏"。古人对大黄的功能认识已经很全面了,而今人用大黄多取其通腑排大便的作用。其实大黄的通降作用不单指下肠道积滞,还有下瘀血、破癥积、清利湿热,只有瘀血、宿食、癥积、湿热清除,才能推陈致新、安和五脏。

我们将升麻与大黄作为对药调节中焦气机,一方面使"脾气散精,上归于肺……水精四布,五经并行",下陷精微得以提升,一方面使瘀血、宿食、癥积、湿热得以荡涤下行,最终使湿浊上下分消得以化解。

(2)对升降散的理解:升降散,顾名思义有升降气机的作用,由杨栗山创立,原治"表里三焦大热"诸症。杨栗山在《伤寒瘟疫条辨》中载:"是方以僵蚕为君,蝉蜕为臣,姜黄为佐,大黄为使,米酒为引,蜂蜜为导,六法俱备,而方乃成","盖取僵蚕、蝉蜕,升阳中之清阳;姜黄、大黄,降阴中之浊阴"。后世医家对升降散运用多有发挥,尤赵邵琴老先生,只要见气机郁滞证便可用升降散加减。慢性肾衰患者湿浊、浊毒阻于中焦,气机郁滞,宜用一升一降治法。

君药僵蚕在《神农本草经》"主小儿惊痫、夜啼,去三虫、灭黑,令人面色好,男子阴疡病"。杨栗山说:"窃尝考诸本草,而知僵蚕味辛苦气薄,喜燥恶湿,得天地清化之气,轻浮而升阳中之阳,故能胜风除湿,清热解郁,从治膀胱相火,引清气上朝于口,散逆浊结滞之痰也……能辟一切怫郁之邪气。"僵蚕咸辛平,归肝、肺、胃经,祛外邪、散风热、息肝风、化无形痰,虽入胃经,杨栗山又说其能升阳中之阳,但无明确其可升胃气,只是其性轻清有向上之机,故有宣肺散热、助肝气畅达的作用。蝉蜕归肺、肝经,甘寒清热,质轻上浮,长于疏散肺经和肝经风热,气机向上。杨栗山认为"姜黄气味辛苦,大寒无毒,蛮人生啖,喜其祛邪伐恶,行气散郁,能入心脾二经建功辟疫"。《新修本草》载姜黄"主心腹结积,疰忤,下气,破血,除风热,消痈肿……",所以姜黄可下气行血,与"上下通行"、能抑亢甚之阳的大黄共同降阴中之浊阴。升降散的作用部位不以调畅中焦湿浊为主,也不以升举下陷的中气为主,而是宣降三焦气机,散火降火,既有上下,又有表里,正所谓"一升一降,内外通和,而杂气之流毒顿消矣","名曰升降,亦双解之别名也"。

(3)对达原饮的理解:吴又可创立的达原饮为瘟疫秽浊毒邪伏于膜原而设。主要症状为憎寒壮热,发无定时,胸闷恶呕,头痛烦躁,脉弦数,舌边深红,舌苔垢腻,或苔白厚如积粉。《湿热病篇》:"膜原者,外通肌肉,内近胃腑,即三焦之门户,实一身之半表半里也。"膜原内近胃腑,接近中焦,就近归类属于中焦。《瘟疫论》:"先伏后行者,所谓瘟疫之邪,伏于膜原,如鸟栖巢,如兽藏穴,营卫所不关,药石所不及。"从症状分析为浊邪之毒顽固不化盘踞膜原,势必影响气机的升降,出现胸闷恶呕、苔白厚腻,与慢性肾衰患者浊毒内蕴有相似之处。吴又可称达原饮"槟榔能消能磨,除伏邪,为疏利之药,又除岭南瘴气;厚朴破戾气所结;草果辛烈气雄,除邪伏盘踞,三味协力,直达其巢穴,使邪气溃败,速离膜原,是以为达原也。热伤津液,加知母以滋阴;热伤营气,加白芍以和血;黄芩清燥热之余;甘草为和中之用。以后四品,乃调和之剂,如渴与饮,非拔病之药也"。可见槟榔、厚朴、草果为达原饮主药。厚朴和草果均可作用于中焦,温燥性烈可祛湿除满,槟榔归胃、大肠经,可消积导滞、行气利水,三药对于中焦湿浊秽垢有很强的燥化作用,再佐黄芩、知母、白芍、甘草清热和血和调中。达原饮虽然治秽浊深伏膜原、湿浊阻于中焦,但不以调气机升降为用,而以直导病所祛邪为治。

升清降浊法是我们针对慢性肾衰的标证浊毒内蕴而设,浊毒内蕴阻碍气机升降,使脾不升清,不能布散精微反而精微下陷导致尿蛋白等;使胃气不降导致恶心呕吐。选升麻与大黄为对药,升麻升下陷之清气、宣发升提气机,大黄苦寒向下,可下瘀血、清宿食、消癥瘕、涤肠腑、清湿热,两者一升一降既可使湿浊毒邪分消,又可使清者升浊者降。升降散也有升降气机的作用,但以升宣下气为主,治疗三焦热邪;达原饮治湿浊,但以专攻膜原中焦,以燥湿为主,无升降之功。

第十四节　慢性肾衰需系列化治疗

慢性肾衰是一种以肾功能严重损害为主要病理学基础,而导致全身多系统病变的复杂病证,从中医学观点分析,它涉及五脏六腑、气血津液等各个方面,病机变化错综复杂。不能设想,一方一药一法即可解决如此复杂多变的病证。

我们在整体和局部相结合、理证和治病相结合的总体思想指导下,研制了针对多种病机、通过多种途径给药的,由11个基础方剂组成的"肾衰系列方"。

1. 治本方剂共有五个方剂

健脾补肾汤:重用生黄芪、附子、防己,以及白术、土茯苓、茵陈等。
滋补肝肾汤:重用女贞子、旱莲草、山萸肉,以及龟板、当归、白芍等。
活血汤:重用赤芍、丹参、泽兰,以及三棱、莪术、桃仁等。
补肾扶正胶囊:重用冬虫夏草、西洋参、百合等。
活血化瘀胶囊:重用蜈蚣、天仙子等。

2. 治标方剂共有六个方剂

化湿汤:重用土茯苓、苦参、茵陈等。
降浊汤:重用大黄、苦参、甘遂等。
利水汤:重用茯苓、茯苓皮、甘遂等。
平肝汤:重用青黛、紫石英、天麻等。
肾衰灌肠液:重用大黄、附子、赤芍、青黛等。
清热防感饮:重用银花、麦冬、胖大海、藏青果等。

3. 服药法

(1) 标本方剂分服:治本方面,辨证为脾肾气(阳)虚者用健脾补肾汤,辨证为肝肾阴虚者用滋补肝肾汤。鉴于血瘀为慢性肾衰的共同表现,故使用上述两个方剂时,均与活血汤合用。服法为每日晚饭后一剂,并同时送服补肾扶正胶囊和活血化瘀胶囊。治标方面,湿困证治以化湿汤,水湿证治以利水汤,浊阴上逆证治以降浊汤,肝阳上亢证治以平肝汤。如遇证型交叉时,以复方化裁使用。服法为每日早饭后一剂。上述无论哪一种证型,每晚均予肾衰灌肠液保留灌肠一次,每次100～200ml,保留30分钟至2小时,严重者一日灌肠二次。易患感冒者则予清热防感饮煎水代茶饮。

(2) 标本方剂混服:即将治本、治标方组成复方使用,早晚各服一煎,同时亦送服补肾扶正胶囊和活血化瘀胶囊。其他肾衰灌肠液、清热防感饮用法同前。

4. 饮食配合

除采用西医通用的高质低量蛋白、高热量饮食外,我们还要求患者每日以赤小豆 15g 加红枣少许,熬粥服用。同时注意不食用羊肉、带鱼、海螃蟹等中医认为有"发性"(易引起过敏)的食物。

我们在标本治疗方面,尽管有"分服"与"合服"的不同,但基本都属于"标本兼治"的范畴,只是有"标本多少不同"的差异。从另一角度上,"标本兼治"实际上反映了对于慢性肾衰的"整体与局部治疗相结合"的问题。本证从表现上带有共性的内容,而实质上反映出人体整体的、基本的病理变化,标证从表现上带有个性的内容,而实质上反映了人体某一脏腑、某一部位的病理改变。两者治疗的统一,实质上反映了"整体、局部"治疗相结合的高度的、有机的统一。如一个临时外感风热的慢性肾衰患者,我们常在适当调节正常用药的同时,加用清热防感饮;一位胃热口臭患者,嘱其午后加服清胃黄连丸,临床效果均很好。

"病"、"证"关系也是同样道理。中医治疗慢性肾衰竭(CRF),自然以辨证论治为基础,但现代医学中的有关病理、检验等,亦应作为治疗的参考。我们所以把"血瘀"列为本证之一,把活血作为重要治法,甚至使用天仙子类的药物,正是基于这样一个道理,也就是"理证、治病相结合"的治疗原则。

此外,使用汤剂的同时,再加灌肠、冲剂、沏煎代茶饮等,多种途径给药,不但起到综合治疗的目的,而且各有其针对性,以"直达病所"。

第十五节 从流行病学角度研究慢性肾衰竭的原发病

慢性肾衰竭(CRF,以下简称肾衰)是指慢性肾脏疾病或累及肾脏的系统性疾病所引起的慢性进行性肾功能减退,及其由此而产生的各种临床症状和代谢紊乱所组成的综合征。慢性肾衰的病因有原发性和继发性肾脏疾病两大方面,包括肾小球疾病如慢性肾小球肾炎,系统性红斑狼疮、过敏性紫癜等结缔组织病,肾淀粉样变性等;肾小管间质疾病如慢性肾盂肾炎、尿酸性肾病等;血管性疾病如恶性高血压、肾动脉硬化等;遗传性肾脏病如多囊肾、Alport 综合征等。

我们曾对 976 例慢性肾衰竭患者的原发病进行流行病学调查,同时进行中医"证型"的统计学分析。病例分别来自中国大陆、港、澳、台地区及东南亚和欧美地区,调查时间自 1997 年 7 月至 2003 年 4 月。

调查结果,中国大陆地区 CRF 原发病居于前 4 位的分别是慢性肾小球肾炎(55.71%)、高血压肾病(19.86%)、糖尿病肾病(10.43%)和慢性肾盂肾炎(10.29%);而中国港、澳、台地区及东南亚和欧美地区居于前 4 位的分别是慢性肾小球肾炎(39.13%)、糖尿病肾病(30.80%)、高血压肾病(11.59%)和慢性肾盂肾炎(10.14%)。这种地区差异的原因,可能是中国港、澳、台地区及东南亚和欧美地区高血压发病率低,而糖尿病发病率较高,且医疗水平和生活水平较高有关。

该次调查还发现,976 例 CRF 患者中,采取血液透析治疗者 253 例,其原发病以糖尿病肾病最为常见占 34.39%,其次是高血压肾病占 24.51%,而慢性肾炎降至第 3 位占 24.50%,

再次为多囊肾占 4.34% 。这一结果说明,糖尿病肾病和高血压肾病所致的慢性肾衰不仅占相当比例,且治疗困难,疾病进展迅速,预后不佳,故应提倡加强高血压和糖尿病的早期预防和治疗,以减少或延缓其并发症的出现。

依据中医辨证论治原则,慢性肾衰患者的辨证分为"虚、瘀、湿、逆"的四大证型。辨证结果显示全部病例均具有"虚、瘀"表现,只是轻重有别;而另有"挟湿""挟逆"或同时"挟湿、挟逆"的不同。换言之,"本证则一、标证有别"。又将虚证分为脾肾阳虚、肝肾阴虚、阴阳两虚三大证型,结果脾肾阳虚占 35.66%,肝肾阴虚 36.48%,阴阳两虚占 27.87%,以哪一种为主,从流行病学角度未看出差异,尚需进一步研究。

第十六节　恶心、呕吐往往是慢性肾功能不全的信号

我们的肾脏拥有强大的代偿能力,很多情况下,即便是 50% 以上的肾单位遭受破坏,患者也可无任何不适,直到肾脏损害达到一定程度失去代偿时,才会出现一些肾衰竭的症状,其中恶心、呕吐等消化道症状是较早出现也是较突出的表现,往往是慢性肾功能不全的信号。

在日常生活中,当出现不明原因的厌食、恶心、呕吐时,由于与胃炎十分相似,人们常常随便服用一些治疗胃部疾病的药物,暂时缓解病情。或者反复在消化科就诊,多次做胃镜检查,由于大多数人如果做胃镜的话,其结果多多少少都有点炎性表现,所以就一直认为是慢性胃炎,直到患者出现乏力、水肿、少尿、心慌、血压高时才想到看其他的科室,延误了诊治。

其实肾病的诊断手段非常简单,去医院检查一下尿常规、肾功能、肾 B 超或血常规,任何一项检查都很容易发现肾脏的异常。所以我们应该定期查体,发现身体不适时,不要自以为是,自己随便处理,应到医院就诊,明确诊断。

第十七节　女性贫血应除外慢性肾功能不全

生活中很多女性都有贫血的情况,这是和女性的生理有关,一些月经量过多的女性容易引起贫血,大多数患者为缺铁性贫血。贫血早期可能并没有症状或症状很轻,如果出现头晕、乏力、食欲不振等都应及时就诊。当然,贫血的原因有很多方面,很多人也都忽视了肾脏的因素,肾性贫血也是应该引起患者注意的。在医院就诊时,除检查血常规外还应加以检查尿常规、肾功能等,以免漏诊误诊。

贫血虽然发展缓慢,但也是全球性的营养性缺乏病,发病率高,对人体和社会都会造成严重的损害。当下虽然女性缺铁性贫血十分常见,但女性朋友发现贫血不要掉以轻心,认为是普通的缺铁性贫血,应到医院明确诊断。慢性肾功能不全患者中晚期也会合并贫血,症见面色萎黄无华、乏力,严重者眼结膜苍白、唇甲色白无光、胸闷憋气,血红蛋白可以低至 60g/L 以下,可伴有浮肿、腰酸痛、肢体抽动、皮肤瘙痒等。肾性贫血患者的病情若迁延不愈常可导致各种感染,甚至可危及生命。

肾性贫血是慢性肾衰患者的显著症状,且肾衰竭患者往往有凝血功能障碍,常有出血倾向。如女性贫血患者月经量过多,更要引起注意。

第十八节 雷公藤多苷配合中药治疗慢性肾炎安全有效

雷公藤最早收载于《神农本草经》，系卫矛科雷公藤属植物，味苦性寒，有大毒，归肝、肾经，药用部位为根，有祛风除湿、活血化瘀、清热解毒、消肿散结、杀虫止血的功效。

1977 年雷公藤原生药汤剂开始用于治疗肾炎，以后广泛用于治疗肾脏疾病、类风湿关节炎、强直性脊柱炎、系统性红斑狼疮等，是迄今为止免疫抑制作用最可靠的中药之一。有文献报道，在原发性肾小球肾炎中，微小病变、IgM 肾病及表现为单纯蛋白尿伴少量血尿的 IgA 肾病，某些内皮细胞增生性肾炎均能对雷公藤治疗有效，对于继发性肾小球疾病，雷公藤对紫癜性肾炎的效果明显，不仅减少尿蛋白，还能促进镜下血尿消失。对于狼疮性肾炎，雷公藤可以辅助激素及环磷酰胺治疗，提高疗效。

雷公藤多苷是雷公藤去皮根中提取精制的有效部位混合物。雷公藤多苷是由雷公藤根提取而成，其生理活性是由多种成分（二萜内酯、生物碱、三萜等）协同产生，既保留了雷公藤生药的活血化瘀、清热凉血、解毒消肿的中药功用，又去除了许多毒性成分。

从我们的临床实践中发现，雷公藤多苷对慢性肾炎的蛋白尿治疗有确切疗效。对于原发性肾小球肾病，中量蛋白尿者单用雷公藤多苷 1mg/（kg·d）即有效，大量蛋白尿者用雷公藤多苷 0.5mg/（kg·d）配合半量激素［如醋酸泼尼松 0.5mg/（kg·d）］治疗效果也很好。

因为激素为糖尿病的禁忌药，所以对糖尿病肾病 4 期的中、大量蛋白尿，我们应用雷公藤多苷 1mg/（kg·d）有效，尤其在疾病初发时治疗效果明显，对于中途停药致病情反复者，效果逊于初次使用阶段的疗效。大量蛋白尿是肾功能恶化的独立危险因素，对糖尿病肾病 5 期伴大量蛋白尿者，我们应用雷公藤多苷控制尿蛋白仍能取得较好的效果，或者尿蛋白减少明显，或者尿蛋白维持在中量缓慢发展。

黎磊石院士曾报道，雷公藤制剂对紫癜性肾炎的尿蛋白和尿潜血均有效，但从我们实践发现，雷公藤多苷对尿蛋白更有效，潜血的消失需要较长的时间，主要还是中药辨证的作用使潜血减少至消失。临床对于以尿潜血为主的隐匿性肾炎，权衡尿潜血与雷公藤多苷副作用两者对人体的损害，我们一般未使用过雷公藤多苷等免疫抑制剂，而采用中药治疗，虽然有部分患者治疗期较长，但还是有效的。关于雷公藤多苷对隐匿性肾炎的尿潜血或其他类型肾炎中的尿潜血是否有效，我们可以作为课题进行临床研究。

雷公藤多苷的常规临床剂量为 1mg/（kg·d），有报道用大剂量至 1.5～2mg/（kg·d），2～3 个月后逐渐减量，总疗程 6 个月可以提高疗效。

雷公藤的毒副作用明显，对消化、泌尿、生殖、心血管、骨髓及血液等系统有明确的损害，常在几小时至几十小时内产生单个或多个脏器严重的器质性损害和功能性障碍，甚至引起死亡。有文献报道，雷公藤肾毒性明显，其治疗肾病的治疗量与中毒量接近，其肾毒性损害多在中毒后 1～3 天后出现，严重者可致急性肾衰竭。雷公藤不同药用部位毒性差异较大，其毒性由大到小分别为花、嫩叶、根皮、去皮根及茎。但是服用雷公藤后产生严重脏器损害致死者，绝大部分是因超大剂量服用所致，只要在医生的指导下正确使用雷公藤，不良反应的发生率很低。

由于雷公藤多苷的主要分解代谢器官是肝脏，所以在众多脏器损伤中肝损伤较常见。有文献研究，检索中国知网（1990～2010 年）、维普（1990～2010 年）数据库，以"雷公藤"为主题词进行检索,结果雷公藤及其制剂相关的肝损害共 185 例,服用雷公藤多苷片 124 例(占67.03%),雷公藤片 47 例(占 25.41%)、雷公藤酒 4 例(占 2.16%)、单方雷公藤煎剂 6 例(占 3.24%)、复方雷公藤煎剂 4 例(占 2.16%)。可以粗略认为,近十年的雷公藤制剂临床史中有 185 例肝损伤病例,其发生率并不高。而且 185 例肝损害患者经过治疗,123 例患者痊愈,9 例好转,3 例无效,其余不详,没有死亡病例。

我们治疗慢性肾脏疾病采用中西医结合法,用补肾活血中药配合西药治疗,尤其用五味子配合雷公藤多苷,很少出现肝功能异常现象。我们多年的研究及实践证实,五味子有明确的保肝作用,可以降低升高的氨基转移酶。所以临床应用雷公藤多苷时必配伍五味子,并加用张大宁教授研制的保肝片,保肝片的主要成分也是五味子。临床有肝氨基转移酶升高正常量的 1~3 倍之内者,加大五味子的用量,由每日 20g 增至每日 30g,保肝片用量由常规剂量的 1.08g/次,每日 3 次,改为 1.62g/次,每日 3 次,甚至 2.7g/次,每日 3 次,2~3 周后肝功能一般可恢复正常。我们发现使用雷公藤多苷后出现肝损伤患者中一部分是脂肪肝或既往有药物性肝损伤者,所以临床禁用于有肝病史者,对脂肪肝者慎重酌情使用。有报道甘草复方或白芍总苷可以缓解雷公藤所致的肝损害,甘草有保肝作用,可缓解黄药子造成的肝损伤,在今后的临床可以尝试观察。

正是因为我们有中药保驾护航,所以临床使用雷公藤多苷得心应手。一般常规剂量[1mg/(kg·d)]长期使用(未进行医学统计,如 3 个月~1 年)未发现明显肝损害,突破了雷公藤多苷副作用的限制,对肾脏疾病的治疗发挥了很好的作用。雷公藤多苷配合中药治疗慢性肾炎安全有效。

第十九节　青蒿可清透瘀热、清解湿热

青蒿为菊科植物黄花蒿的干燥地上部分,味苦性辛寒,归肝、胆经,有清透虚热、凉血除蒸、解暑、截疟的作用。2011 年 9 月我国女药学家屠呦呦因创制新型抗疟药——青蒿素和双青蒿素的贡献,获得拉斯克奖,2015 年 10 月又获得了诺贝尔生理学或医学奖。青蒿素和双青蒿素均提取于青蒿。

张大宁教授治疗慢性肾炎、慢性肾衰时青蒿的使用频率较高,一般每日 20g 用量。查阅中国知网等文献,并没有发现明确的中药青蒿治疗肾病的临床报道,多是辨证为阴虚内热型肾病时有该药的使用。但有大量的动物实验报道,观察青蒿素、青蒿琥酯作用于肾间质纤维化动物模型、IgA 肾病大鼠模型、狼疮肾炎的小鼠模型等,结果它们可以抑制多种细胞因子产生、抑制肾小球系膜细胞增殖、促进肾小球系膜细胞凋亡等,从而有抗肾间质纤维化和肾小球硬化的作用。青蒿素、青蒿琥酯都是从青蒿中提取的有效成分。

青蒿,又名草蒿。在《神农本草经》描述其“主疥瘙痂痒,恶疮,杀虱,留热在骨节间,明目”。民间常说“三月茵陈四月蒿”,被误认为是一种植物因老嫩而异名。明·陈嘉谟《本草蒙筌》说:“殊不知叶虽近似,种却不同。草蒿叶背面俱青,且结花实;茵陈叶面青背白,花实全无。况遇寒冬,尤大差异,茵陈茎于不雕,至春复旧干上发叶,因干陈老,故名茵陈;草蒿茎干俱雕,至春再从根下起苗,如草重出,乃名草蒿。发旧干者三月可采,产新苗者,四月才成,是指采从先后为云,非以苗分老嫩为说也。”明·李时珍《本草纲目》记载青蒿“治疟疾寒热”。

清·陈士铎在《本草新编》中对青蒿论述颇详："青蒿，味苦，气寒，无毒。入胃、肝、心、肾四经。专解骨蒸劳热，尤能泻暑热之火，愈风瘙痒，止虚烦盗汗，开胃，安心痛，明目辟邪，养脾气，此药最佳。盖青蒿泻火热，又不耗伤气血，用之以佐气血之药，大建奇功。可君可臣，而又可佐使，无往不宜也。但必须多用。因其体既轻，而性兼补阴，少用转不得力。夫人身最嫌火盛，泻火之药动必伤阴，欲其泻火不损阴者，原无多味，乌可置青蒿于无用之地耶。人身不离阴阳，火盛则阴不生，阳不长，阴阳既不生长，势必阴阳不交而身病矣。倘不平其火，而徒补其阳，则火盛而阳益旺；不平其火，徒补其阴，则水燥而阴愈衰。故无论补阴补阳，总以平火为先务。然火又宜养，而不宜平。火过旺，则阴阳不生；过衰，则阴阳又不长。必寓补于平之中，而后阳得之安，阴得之而泰也。"

我们经过多年的研究发现，慢性肾病的病机为肾虚血瘀为本，湿浊内蕴为标。因为是慢性疾病，病程较长，无论肾阴虚还是肾阳虚，瘀血日久可生内热，湿蕴日久能化湿热。瘀热为血分有热，青蒿苦寒清热、辛香透散，并入肝走血，长于清透阴分伏热；湿热可阻滞少阳，使三焦枢机不利，青蒿入肝胆经，可清解湿热，"又不耗伤气血"，因其"性兼补阴"，故"其泻火不损阴"。所以我们治疗慢性肾病时应用青蒿，正是取其清透瘀热、清解湿热的作用，与补气活血药同用，"大建奇功"，用意颇深。

第二十节　五味子是一味一药多效治疗肾病的妙药

五味子为木兰科植物五味子(北五味子)或华中五味子(南五味子)的成熟果实，味酸甘性温，归肺、心、肾经，有收敛固涩、益气生津、补肾宁心的作用。《神农本草经》载：五味子"主益气，咳逆上气，劳伤羸瘦，补不足，强阴，益男子精"。张大宁教授治疗肾病喜用五味子，每日 10~20g 量，无论治疗慢性肾炎、慢性肾衰、糖尿病肾病等都使用五味子，五味子一药多效。

1. 肺心肾三脏俱补

五味子药入肺、心、肾三经，对三脏均有补益作用，调节三脏的功能，对肾病起到治疗作用。

(1) 肺肾同补：我们认为慢性肾病的病机为肾虚血瘀为本，湿浊内蕴为标。湿邪充斥于全身，重者浮肿。水液代谢异常主要责之肺、脾、肾三脏功能失职。"肺主行水""肺为水之上源"、肺可"通调水道"，说明肺在祛水湿之邪的作用很重要，古人用提壶揭盖法宣肺利水消肿，《医学源流论》称之为"开上源以利下流"。肾主水，主津液。肾阴、肾阳通过资助、促进各脏腑之气而主司和调节机体水液代谢的各个环节。

肺主气司呼吸，肾藏精而主纳气；"肺为气之主，肾为气之根"(《景岳全书·杂症谟》)。若肺肾的功能失常，气机不调，会影响肺通调水道的功能和肾气化功能，使体内水湿之邪加重。

肺肾本为母子关系，肺属金，肾属水，金水相生。五味子肺肾同补，使两者功能正常，气机调畅、水湿去除。

(2) 心肾同治：心主火，肾主水，人体正常情况应心肾相交、水火既济。肾病患者由于肾脏病变，往往影响心的功能，出现心悸、气短、多梦等心火上炎或心阳不足的症状。五味子通过同补心肾,平衡两者的关系,使心肾相交。

2. 气阴双补

甘能补气,酸能养阴,五味子能补气养阴益精,而且性味平和,滋阴而不腻,补气而不燥。张大宁教授治疗慢性肾病,用大剂量生黄芪补三焦之气,辅以五味子养阴益精,取"善补阳者必于阴中求阳,阳得阴助而生化无穷"之法。

3. 酸甘化阴,抗纤维化

张大宁教授治疗慢性肾病时常常五味子与黄芪同用,五味子本身具酸甘之味,又与味甘的黄芪配伍,加强了酸甘化阴的作用。中医认为肝为刚脏,体阴而用阳,酸甘之品有柔肝养肝的功效。目前已有大量临床报道五味子有保护肝功能、降低升高的氨基转移酶、治疗肝纤维化的作用。张大宁教授在临床应用雷公藤多苷治疗慢性肾炎时,每用五味子预防和治疗肝损害,效果肯定,张大宁教授还研制了以五味子为主药的"保肝片",保肝片为纯中药制剂,对肝功能异常是有效的。

大量研究报道五味子能改善肝纤维化、肺纤维化,也有报道五味子对肾纤维化有干预作用,张大宁教授治疗慢性肾病用五味子也有预防和治疗肾间质病变、抗肾脏纤维化的目的。

4. 收涩固摄,防精微外泄

五味子味酸,能收能涩,具有收敛固涩作用。对于慢性肾病时肾失封藏所致的精微外泄可以起到固敛作用。

综上可见,五味子是一味一药多效治疗肾病的妙药。

第二十一节　足少阴肾经与咽喉经络相通

慢性肾病属少阴病,患者多为体质虚弱,或肾阳不足或肾阴不足,临床常发生咽痛症状,致诱发肾病或加重肾病,临床应重视对肾病患者咽痛的治疗。

《灵枢·经脉》记载:"足少阴之脉,起于小指之下,邪走足心,出于然谷之下,循内踝之后,别入跟中,以上踹内,出腘内廉,上股内后廉,贯脊属肾络膀胱;其直者,从肾上贯肝膈,入肺中,循喉咙,挟舌本;其支者,从肺出络心,注胸中","是主肾所生病者,口热舌干,咽肿上气,嗌干及痛,烦心心痛,黄疸肠澼……"。可见,足少阴肾经有一条直行支脉循咽喉,所以外邪侵及咽喉发生病变时会循经影响肾,而肾脏的病变又循少阴经脉反应于咽部。

张仲景在《伤寒论》中将咽痛列入少阴病论述:用猪肤汤治疗肾阴不足、虚火上犯于肺的咽痛(310 条);用甘草汤或桔梗汤治疗热毒客于咽部的咽痛(311 条);用苦酒汤治疗痰热搏结于少阴经脉,上窜咽喉,阻碍气血运行,聚而成疮的咽部溃疡(312 条);用半夏汤治疗少阴为寒邪所克兼痰湿阻络的咽痛(313 条);用通脉四逆汤治疗阴盛格阳咽痛(317 条)。临床我们应谨守病机,知犯何逆,辨证施治。咽痛既是诱发肾病的病因,又是肾病的一个症状,虽然少阴病咽痛多属病变之标,但我们应辨明病变之本,有针对性治疗,不能头痛医头、脚痛医脚。

慢性肾病患者出现咽痛明显,局部红肿应为热毒客于咽,可用甘草汤。任应秋曾说:

"生甘草是阴中之阳药,气薄味厚,能补能泻,补是补少阴之阴虚,泻是泻少阴之虚热"。章虚谷在《伤寒论本旨》指出:"少阴之脉,其直者上循咽喉。外邪入里,阳不得伸,郁而化火,上灼咽喉,仍用辛温开达,使邪外解,则内火散,此推本而治也。若见咽痛而投寒药,则反闭其邪,必致更重。"所以我们临证加用性味甘平的生甘草、苦辛平的桔梗利咽,不用重剂苦寒,以免遏制阳气和因寒致瘀。

临床也常见寒性咽痛,如患者素体阳虚,寒湿凝滞咽喉,脉络瘀阻,咽虽痛但无明显发红,即便略有发红,但舌苔白厚腻,或咽部黯红,治疗应温散寒湿、化瘀利咽,可根据病情仿仲景半夏汤(半夏、桂枝、甘草)散寒通阳、化痰开结;对阳虚寒凝、太少两感的寒性咽痛用麻黄附子细辛汤扶阳解表、通达内外。

还有慢性咽炎患者,咽部时有不适感,遇寒热之邪易复发,伴见口腔易患溃疡、咽痛、腰酸者,仿仲景猪肤汤滋养肾阴清虚热,我们用石斛、金银花、麦冬、青果组成润嗓冲剂,以滋肺肾之阴、清火热之邪,取得了令人满意的效果。

《伤寒论纲目》曰:"或云六经皆不言咽痛唯少阴有咽痛伤何也?夫少阴咽疮乃经络所系,盖少阴脉循咽喉,系舌本,故有咽伤咽痛之患。"说明少阴病与咽痛有关。

慢性咽炎、扁桃体炎、喉炎属于中医学"咽痛""喉痹""乳蛾""失音"等范畴。急性发作主要系感受外邪,壅遏肺气,或痰湿水瘀停滞咽喉部。慢性病变则由于阴液不足,精亏液耗所致,其中有因肺阴虚而致肾阴虚的,也有因肾阴虚而致肺阴虚的,这正是中医学所谓"金水相生"的道理。润嗓冲剂以滋补肺肾之阴为主,兼清火热之邪,石斛、麦门冬为君,养阴生津,金银花清热泻火,藏青果为佐,清热解毒、生津利咽。我们曾将润嗓冲剂与四季润喉片对照治疗慢性咽炎、扁桃体炎、喉炎等喉部疾患 501 例,结果润嗓冲剂治疗咽喉部疾患的治愈率及显效率为 64.98%,明显高于对照组的 16.34%。润嗓冲剂不仅治疗咽喉部疾患,对预防咽喉部疾患发病也是非常有效的。本品可与常规药物同用,长期服用,不影响疗效。但需注意的是,该药滋润滑利偏凉,对中焦虚寒腹泻者慎用。

第二十二节　肾病患者扁桃体炎反复发作可以考虑摘除扁桃体

扁桃体位于消化道和呼吸道的交会处,此处的黏膜内含有大量淋巴组织,是经常接触抗原引起局部免疫应答的部位。扁桃体可产生淋巴细胞和抗体,故具有抗细菌、抗病毒的防御功能。不过此处也易遭受溶血性链球菌、葡萄球菌和肺炎链球菌等细菌的侵袭而发炎。正常情况下,由于扁桃体表面上皮完整和黏液腺不断分泌,可将细菌随同脱落的上皮细胞从隐窝口排出,因此保持着机体的健康。但当机体因过度疲劳、受凉等原因而使抵抗力下降,上皮防御功能减弱,腺体分泌功能降低时,扁桃体就会遭受细菌感染而发炎。若扁桃体炎反复发作并对全身产生不利影响时,则可以考虑将扁桃体摘除。

肾脏疾病尤其是原发性肾小球疾病和一些继发性肾小球疾病,如狼疮性肾炎、系统性血管炎等,其发病的机制主要是异常的免疫反应。慢性扁桃体炎是肾病患者常见的感染并发症,它不仅是肾脏疾病发生的病因,也是导致其迁延不愈的主要诱因。临床研究表明,肾病患者中的血清和尿中白细胞介素 2 及白细胞介素 6 的水平往往会出现不同程度的升高,因此在肾病的诊断及治疗中往往将两者的水平变化作为重要的依据。肾病患者在扁桃体切除后,血清和尿中白细胞介素 2 及白细胞介素 6 的水平可明显降低,这表明切除扁桃体能有效促进患者的血、尿白细胞介素 2 和白细胞介素 6 恢复至正常水平。肾病患者由于自身抵抗力下降,加之激素、免疫抑制剂使用等多方面因素使感染诱发,除外源的急性感染外,扁桃体切除术是根除其慢性潜在感染的有效措施之一。应用此方法对早、中期肾脏疾病患者的治疗及恢复有着一定的意义。

第二十三节　肾病患者应合理低盐饮食

盐是人体生理功能的必需品。世界卫生组织建议:一般人群每日食盐量为 6~8g。我国居民膳食指南提倡每人每日食盐量应少于 6g。美国关于营养和人类需要委员会对于有轻度高血压者建议每日食盐量应控制在 4g,这个标准对我国患有心脑血管病者亦适宜。对于肾病患者来说,水肿是临床上较常见的症状表现,而水、盐的摄入与水肿直接相关。长期高盐饮食会破坏肾小球基底膜的选择性渗透作用,从而促进肾病发展。因此,对肾病患者需要严格控制每日食盐的摄入量。

肾病患者一般采用低盐饮食或一般饮食。当患者出现水肿及高血压的临床表现时要求严格限制食盐的摄入,每日盐的摄入量不应超过 2g。对于有轻度水肿伴高血压、水肿及高血压刚缓解者、急慢性肾炎及肾病综合征恢复期、不伴有水肿及高血压的慢性肾衰患者,我们建议采用低盐饮食,每日食盐量控制在 3~5g。一般北方人饭菜的口味较重,东北人则每日入盐 18g,天津人觉得饭菜咸淡正好时,盐的摄入量每日 12~15g,所以我们天津人的饭菜吃着很淡才正好。

当然,限盐不能一刀切。在患者未出现水肿及高血压,或经临床治疗后水肿及高血压消失并稳定后,就不需严格限盐,以避免出现低钠血症、营养不良、生活质量下降等。而且限盐不等于禁盐。一点儿盐也不进,就会出现周身乏力、恶心呕吐、头痛困倦、甚至会出现幻觉等神经精神症状等。

第二十四节　低蛋白饮食不是不进食蛋白质

慢性肾衰患者应限制蛋白质的入量,低蛋白饮食可以减少含氮废物的产生,延缓尿毒症的发生,提高肾脏病患者的存活率。一般蛋白质摄入量为 $0.6~0.8g/(kg \cdot d)$。部分肾病患者害怕肾功能恶化,认为进食蛋白会加重肾病,平时就不进食蛋白,长期吃素,导致面色少华、头晕、乏力、易感冒、贫血。化验血肌酐 $40\mu mol/L$,尿素氮 $2.97mmol/L$,24 小时尿蛋白定量 0.27g。患者血肌酐及尿素氮均低于正常,体内处于负氮平衡。

什么是负氮平衡呢? 蛋白质由 20 种氨基酸组成,蛋白质的营养实质上是氨基酸营养,在 20 种氨基酸中,有 8 种必需氨基酸是人体内不能合成的。当食物中缺少这些氨基酸时,正常生长发育就会受到抑制。只有摄入的氨基酸多于消耗的氨基酸,才能使人体正常生长发育,使患者恢复健康,这称为正氮平衡;当摄入的氨基酸少于消耗的氨基酸时,将出现如营养不良、腰酸背痛、头昏目眩、体弱多病、代谢功能衰退等症状,则称为负氮平衡。

人体防止功能退化变异的重要手段,在于自身保持正氮平衡。临床上对不能经消化道进食、消化吸收障碍、长期消耗性疾病及急需补充营养以增强体质的患者,如肠胃切除、严重外伤、感染、大面积烧伤、手术前准备及手术后加强营养、癌症化放疗，以及肝、肾衰竭的患者，较多采用氨基酸营养输液，恢复人体正氮平衡。

所以慢性肾衰患者适当减少蛋白摄入量即可，限制蛋白不代表主张素食。应该进食优质蛋白，如瘦肉、鸡蛋、牛奶、河鱼等。

第二十五节　血肌酐水平可以准确地反映肾功能不全患者肾脏功能情况

检测肾功能时，血肌酐是最为常用的指标。血肌酐一般是内生血肌酐，内生肌酐是人体肌肉代谢的产物。在肌肉中，肌酸主要通过不可逆的非酶脱水反应缓缓地形成肌酐，再释放到血液中，随尿排泄。因此血肌酐与体内肌肉总量关系密切，不易受饮食影响。肌酐是小分子物质，可通过肾小球滤过，在肾小管内很少吸收，每日体内产生的肌酐，几乎全部随尿排出，一般不受尿量影响。临床上检测血肌酐是常用的了解肾功能的主要方法之一。

无论血肌酐偏低或是血肌酐偏高患者都应引起重视。人体内的肌酐物质主要是肌肉代谢的肌酸产生，肌酐通过肾脏排泄到体外。一般情况下，由于人体的肌肉量相对稳定，故肌酐的生成量也是恒定的，血肌酐水平的高低主要取决于肾脏排出肌酐的多少。肾脏的代偿功能十分强大，如果两个肾脏都正常，那么只要一个肾脏发挥功能，血肌酐就能维持在正常水平。也就是说，肾脏损伤程度占到整个肾脏的一半以上时，才会引起血肌酐升高。因此，血肌酐并不能反映早期、轻度的肾功能下降。

血肌酐增高多见于肢端肥大症、巨人症、糖尿病、感染、进食肉类、运动、摄入药物（如维生素C、左旋多巴、甲基多巴等）急性或慢性肾功能不全；血肌酐减低多见于重度充血性心力衰竭、贫血、肌营养不良、白血病、素食者，以及服用雄激素、噻嗪类药等。

当已经明确肾功能不全，观察血肌酐比计算肾小球滤过率更好地了解肾功能的情况，因为血肌酐相对稳定，而肾小球滤过率受到影响的因素较多，临床看化验结果，血肌酐数基本与病情相符，而同时计算出肾小球滤过率却不稳定。

第二十六节　对于尿毒症的治疗，肾移植比血液透析好

血液透析、腹膜透析及肾移植是尿毒症患者可以选择的治疗手段。血液透析与肾移植比较，从长远角度，还是肾移植生存质量更好。

血液透析是一种替代作用，不能使体内毒素降到正常人的水平，时间长了毒素蓄积会毒害全身其他系统；而且透析过程消耗体力，每次透析后患者会感到很累，增加感染的机会；血液透析是间断进行，每次透析去除液体及纠正溶质必须在短时间内完成，因内环境波动较大，快速纠正电解质紊乱可能引起心律失常，且危重患者往往难以耐受快速脱水。长期透析的话，肾脏会慢慢萎缩，肾脏没有血流，也不能产生尿液，人体不能产生尿液则喝的水就无法排出，所以每天就要控制水的入量，尤其到了无尿或少尿时，患者不敢随便吃喝，即使透析完之后，后面两天喝水还要小心翼翼，夏天出大汗口渴也不敢喝水，影响生活质量。透析过程要补充必需氨基酸、铁剂、升血素、钙剂等。随着透析时间越来越长，最后其他器官也会慢慢受损，也需要药物支持。血液透析一般每周三次，每次四个小时，严重影响患者的工作、生

活,老年人还好,年轻人谈不上工作、事业了。

肾移植可以清除体内所有的毒素,全面改善生活质量,所以能选择肾移植的还是尽量选择。做肾移植刚开始的时候费用比较高,早期吃排异药的量比较大,但是随着时间的增加,排异反应越来越弱,抗排异药物的剂量越来越小,费用也相应减少。

肾移植前最好透析一段时间,原来的肾没彻底坏死的话,是会影响新移植的肾的。年轻人经济条件允许,当然是肾移植了。超过六十的话,移植风险增加,只能透析终老。肾移植有一定的适应证:绝对禁忌证包括精神病患者、艾滋病患者,全身性结核,急性心脏功能不全等;相对禁忌证是肿瘤、严重的糖尿病、心脏状况不佳等。有条件的话应做活体移植,这是大势所趋,无论国内还是国外都是这个趋势。现在我国活体肾移植起步较慢,将来的趋势会越来越快。目前国外活体移植整体来讲,欧洲有 30% 以上,美国一些大的医院超过 50%,在日本就更高,日本超过 70%。

第二十七节　应用本体知识获取技术挖掘老中医临证经验及学术思想

中医学的基础理论是由许多的概念组成,各概念之间存在着特定的联系,从而构成一个本体体系。本体论已成为知识工程中的一种常用工具,我们运用这一工具,将基于本体的知识获取技术应用于对老中医临证经验及学术思想的分析。

针对张大宁教授在门诊及住院部诊治的 122 例典型肾病医案,按照中医病名分类,通过已构建的包含中医肾病知识库的基于本体的知识获取分析系统进行初步的知识获取,选取了病案中症状、辨证及所用中药的性、味、归经、功效等概念,按照其与中国知网中相关概念的关联程度为序排列,得出结果如下。

在张大宁教授的总体肾病、关格、腰痛、水肿医案中,温性药关注度最高,寒性药次之,而消渴病案中寒性药关注度最高,温性药次之。在张大宁教授治疗肾病医案中,用药药味以苦、甘、辛者关注程度较高,关注程度最高者为苦味,其次为甘味,再次为辛味,而酸、淡、咸味药物的关注度较低,这一规律在总体肾病医案及其中出现次数较多的关格、腰痛、水肿、消渴等病证中均有体现,而且苦味、甘味药物的关注程度(最大值为 1)均在 0.5 以上,最小值接近 0.7。在张大宁教授治疗肾病医案中,所用药物归经的受关注程度依次为肝经、肾经、胃经、心经;关格病案中关注程度最高者为肾经,其次为脾经、肝经、心经;腰痛病案中关注度最高者为肾经,肝经次之;水肿病案中最高者为肾经、脾经,肝经、心经则次之;消渴病案中关注度由高到低依次为肝经、脾经、胃经、心经。由此可以看出张大宁教授治疗肾病所选用中药,以归肝经、肾经、脾胃经药物居多。

需要指出的是,这里所说的受关注度并非是对证型在病案中出现频率的简单统计,而是对病案中出现的症状、体征、用药等相关信息进行知识获取,然后将获取结果与中国知网中的内容相匹配,最终综合计算得出受关注程度。

以张大宁教授治关格为例,应用基于本体的知识获取技术对张大宁教授治疗的 95 例关格病案进行分析。在关格病的辨证分型中,受关注度最高的前两位是肝肾阴虚证和脾肾阳虚证,这与中医临床实践相符合。所用中药的功效中,清热、祛湿、补肾、活血、解毒的关注度较高,从而体现了张大宁教授治疗关格"补肾、活血、排毒"的学术思想。与张大宁教授认识关格病机为"肾虚血瘀、浊毒上逆"及在治疗上应重用"补肾、活血、降逆、排毒"等法相吻合。

通过对122例肾病医案的数据挖掘与知识获取总结出:张大宁教授在肾病(以关格为例)诊疗过程中的辨证着重"肾虚"与"血瘀",常用"补肾""活血""清热""解毒"等治法,中药选择上寒温并举,药味以苦、甘、辛为主,归经多为肾、脾、肝经。

第二十八节　认为服用任何中草药都是安全、无毒副作用是误区

一般人有一个误区,认为服用任何中草药都是安全、无毒副作用的,实际是不正确的。《淮南子》上载:"神农尝百草,一日而遇七十毒",明张景岳云:"药以治病,因毒为能……毒药攻邪也",这些论述都说明有些中草药也存在或多或少的毒性,其中最突出的是"马兜铃酸肾病"。

20世纪90年代初,比利时医生在给妇女使用香港减肥药"苗条丸"时,出现数十例肾衰竭尿毒症,于是将其称为"中草药肾病"。后来经过中外学者的近十年研究,发现真正导致肾损害的是马兜铃科药物,如马兜铃、广防己、关木通、青木香等,因而将其命名为"马兜铃酸肾病"。由此引起了因长期服用龙胆泻肝丸(内含关木通)、冠心苏合丸(内含青木香)等药物而导致尿毒症的患者的反应。张大宁教授曾接触诊治过200多例因服用上述两种药而致尿毒症的患者,统计分析表现,连续每天两次服用一袋龙胆泻肝丸10~12个月,可导致尿毒症;连续每天两次服用一丸冠心苏合丸,亦可导致尿毒症。2006年张大宁教授曾参与一次中华医学会的医疗纠纷鉴定,一名妇女服用带有马兜铃中药的汤剂,治疗支气管哮喘,服用两年后哮喘治愈,但发现尿毒症,由此又到其他医院透析,并作肾移植,而后在报上发现"马兜铃酸肾病"报导后,与当初治疗哮喘的医院发生纠纷。鉴于当时我国《药典》中并未记载马兜铃科药物的肾损害问题,故医院方面只作了人道上的一种歉意补助,而并未列入医疗事故。当然现在最新的《药典》已经把这种马兜铃科药物的肾损害列入,如果医生再随意开具这种药物,则属于违法范围。

药物性肾损害都有什么表现呢?一般地说,表现为急性肾衰竭、急性过敏性间质性肾炎、慢性间质性肾炎、肾炎与肾病综合征、梗阻性肾脏损害等五种,当然,不同的药物所引起的肾脏损害部位不同,组织学改变不同,临床表现不一,但蛋白尿、血尿、水肿、血压升高、夜尿多,以至血肌酐升高、尿素氮升高、贫血、双肾萎缩等,都是非常重要的临床表现。

此外,中草药中乌头、苦楝皮、秋水仙、苍耳子、益母草等,也对肾脏有或多或少的损害,临床使用亦应特别注意。

第二十九节　灌肠是改变给药途径,不是为了通大便

中药保留灌肠法是利用肠壁半透膜的渗透性,使药物经直肠黏膜直接被吸收,特别对临近器官如盆腔、腹腔等作用更为显著,临床被广泛用于慢性肾衰、结肠炎、前列腺炎、盆腔炎等疾病的治疗。

灌肠疗法可以说起源于我国汉代,张仲景是《伤寒论》中就有用蜜煎、土瓜根、猪胆汁导法治疗便秘的记载,"阳明病,自汗出,若发汗,小便自利者,此为津液内竭,虽硬不可攻之,

当须自欲大便,宜蜜煎导而通之。若土瓜根及大猪胆汁,皆可为导"。蜜煎方,即将食蜜"放铜器内,微火煎,当须凝如饴状,搅之勿令焦著,欲可丸,并手捻作挺,令头锐,大如指,长二寸许。……以内谷道中,以手急抱,欲大便时乃去之",指出由于津液内竭引起的便秘可局部用蜜煎就可通便,并不损伤人体正气,是"世界医史上最早的直肠给药和灌肠疗法"。

有人说灌肠就是为了通大便,而我们认为灌肠是不同于口服等给药途径的另一种给药方式。"灌肠是改变给药途径,不是为了通大便。"若单纯通大便,口服巴豆等导泄药即可,而我们治疗慢性肾衰的灌肠中药有附子、牡蛎、土茯苓、川芎、大黄等,其中附子补肾温阳、川芎活血行气、牡蛎软坚散结、土茯苓清利湿浊、大黄活血降浊,诸药合用以补肾活血、降浊排毒,改善肾脏功能。

第三十节　心脏病的治疗

冠心病、心肌缺血、心律失常等是常见的心脏病,主要症状为心慌气短、胸闷憋气、心前区疼痛、下肢浮肿,甚则喘促不能平卧等。现代医学认为与心肌供血不足有关。中医认为,饮食不节、久病体虚、劳倦过度、感受寒邪、情绪失调等因素使寒邪、气滞、痰浊、瘀血、水饮等阻于胸中,使心脉不通、气机不畅、心神失养而发病。由于心肾同属少阴,肾病患者常合并心脏疾病,尤见于中老年患者。所以我们治疗时常心肾同治。

一、冠心病伴下肢浮肿案

男性患者,82 岁。

下肢浮肿、胸腔积液。舌紫暗,苔微腻,脉滑。心电图示 S-T 段异常。

有冠心病及慢性肾功能不全史。

辨证　心肾两虚、瘀血阻络、水湿内停证。

处方　太子参 30g,麦冬 30g,五味子 30g,茯苓 30g,茯苓皮 30g,桂枝 15g,白术 30g,冬瓜皮 60g,乌药 15g,补骨脂 30g,覆盆子 60g,桑白皮 60g,炙甘草 30g,三七粉 12g(分 6 次冲)。

水煎服,3 日 1 剂,每日 2 次,每次 300ml。

方解　患者年老久病,心肾阳气不足,不能化气行水,导致浮肿。故张大宁教授用苓桂术甘汤、生脉饮和五皮饮以益气养阴以营养心肌,温阳化气以利水消肿,三七活血化瘀兼益气。

二、阵发性房颤案

女性患者,33 岁。

时心动过速,可自行缓解,劳累感,夜寐欠安,纳少,大便调。舌质暗红,苔白,脉细数。

阵发性心悸 4 年。

辨证　气阴两虚、心脉失养证。

处方　太子参 20g,麦冬 10g,五味子 10g,女贞子 10g,墨旱莲 10g,合欢花 10g,夜交藤 10g,三七 4g(分 2 次冲),当归 10g,白芍 10g,炙甘草子 10g,生地 10g,桂枝 4g,龙齿 10g,火麻仁 20g。

颗粒剂,温水冲服,每日 1 剂,分 2 次口服。

方解 气阴两虚,虚热上扰心神,心失所养而致心悸。心悸包括惊悸和怔忡,是指人自觉心中悸动、惊惕不安,甚者不能自主的一种病证。心悸原因很多,有心虚胆怯、心血不足、阴虚火旺、心阳不振、水饮凌心、心血瘀阻等。此患者阵发性心悸,伴劳累、寐差,脉细数,脉细为阴血不足,脉数为内有虚热。因患者无明显手足心热、舌红少苔等阴虚火旺之象,所以以气阴两虚为主。张大宁教授用生脉饮、二至丸和炙甘草汤益气养阴,补血复脉。患者虽以阴虚为主,还存在阳虚,阳虚不能宣通脉气,所以在太子参、麦冬、五味子、生地等养阴之品中用少量桂枝通阳,达到益气复脉、滋阴补血的功效。

三、心气亏虚、肾阳不足致心悸案

女性患者,57 岁。

心慌汗出,汗后乏力明显,食后即大便,上身怕热,下身怕冷。舌暗红有齿痕苔白,脉沉。

高血压、心肌缺血,血糖偏高。55 岁绝经。

辨证 心气亏虚、肾阳不足证。

处方 补骨脂 30g,吴茱萸 15g,肉豆蔻 30g,五味子 30g,五倍子 30g,诃子肉 60g,白术 30g,生黄芪 60g,山药 30g,茯苓 30g,莲子肉 30g,扁豆 30g,升麻 30g,女贞子 30g,墨旱莲 30g,杜仲 30g,甘草 10g。

水煎服,3 日 1 剂,每日 2 次,每次 300ml。

方解 患者心气不足则心慌汗出,汗为心之液,汗出太多则气随汗泄,乏力加重,故方用补中益气汤加减补气固脱;大便食后即出,多为脾肾阳虚,不能腐熟水谷,故张大宁教授用四神丸温肾暖脾;患者上身怕热,下身怕冷,为上热下寒,主以肾阳虚亏,温肾则虚浮之火可归原。

第三十一节　失眠的治疗

失眠是指无法入睡或无法保持睡眠状态,导致睡眠不足,是现代社会常见的一种疾病。可以表现为入睡困难、睡眠深度或频度过短、早醒及睡眠时间不足或质量差等。长此以往会对健康造成巨大的威胁,对人们的工作、学习、生活产生负面影响。

失眠这一疾病很早就有记载。马王堆汉墓医书《足臂十一脉灸经》和《阴阳十一脉灸经》是最早出现记载有关失眠类疾病的中医文献。《足臂十一脉灸经》曰:"足厥阴脉……不得卧,又烦心,死"。《阴阳十一脉灸经》曰:"(巨阴)脉:是胃脉也……不食,不卧,强欠,三者同则死。"书中没有出现失眠一词,用"不得卧、不卧"称。《内经》中有关失眠的记载除了沿用"不得卧、不卧"之外,还出现了"目不合、卧不安、少卧"等病名。《灵枢·邪客》"……阴虚,故目不瞑……饮以半夏汤一剂,阴阳已通,其卧立至";《灵枢·大惑论》"黄帝曰:病而不得卧者,何气使然? 岐伯曰:卫气不得入于阴,常留于阳,留于阳则阳气满,阳气满则阳跷盛,不得入于阴则阴气虚,故目不得瞑矣";《素问·评热病论》有"诸水病者,故不得卧,卧则惊,惊则咳甚也";《素问·逆调论》有"胃不和则卧不安"。

现在祖国医学中常用的"不寐"的病名则最早见于《难经·四十六难》，"老人卧而不寐，少壮寐而不寤者，何也？……老人血气衰……故昼日不能精，夜不得寐也"。后代医家在对失眠的深入研究中又出现了很多对失眠类疾病的称谓，如不得卧寐、卧起不安等。到仲景的《伤寒论》，除了"卧、眠、寐"之外，又增加了"睡"一词，一直沿用到现在。

现代医学认为失眠的病因复杂，一方面与自身的易感素质包括性别、年龄、个性和遗传素质等密切相关；另一方面则与外界的特定条件，如生活质量、经济条件、人际关系、睡眠环境等有关。失眠原因较为复杂，较为常见的原因分为：心理因素，生理因素，环境因素，躯体疾病，精神疾病，药物应用或戒断等，醒眠节律失调。失眠的发病机制与睡眠觉醒周期密切相关。但睡眠觉醒具体机制尚不明确，比较公认的机制认为脑干的中缝核、孤束核能诱导睡眠的发生，而脑桥背内侧被盖的篮斑头部对维持觉醒起作用。视交叉上核是体内基本的生物钟，它包含了自我维持昼夜节律的振荡器，可以使内源性的昼夜节律系统和外界的光暗周期相耦合。丘脑也是参与睡眠与觉醒节律的重要结构之一，包含了诱导睡眠和引导觉醒两种调节机制。大脑皮质作为体内的高级中枢，其产生的意识活动对睡眠觉醒节律有一定影响。上述神经生理功能的抑制作用减弱或易化作用增强，以及参与其中的神经解剖结构发生病理性改变，都可以导致失眠症的产生。

关于失眠的病因病机，历代医家有不同的认识和理论。马王堆汉墓医书首阐失眠的病因病机，认为不得卧是胃脉所生的病症。《内经》言：卫气"昼日常行于阳，夜行于阴，故阳气尽得卧，阴气尽得寤"。《类证治裁·不寐论治》言："阳气自动而之静则寐，阴气自静而之动则寤。"《大惑论》："帝曰：病不得卧者，何气使然？岐伯曰：卫气不得入于阴，常留于阳。留于阳则阳气满，阳气满则阳跷盛，不得入于阴则阴气虚，故目不瞑矣。"所以当人体由于各种因素的影响导致卫气运行失常，阳不得入阴，阴阳气血之间的平衡关系破坏，就出现了夜不能寐。《景岳全书·不寐》所论："不寐证虽病由不一，然惟知邪正二字则尽之矣。盖寐本乎阴，神其主也，神安则寐，神不安则不寐；其所以不安者，一由邪气之扰，一由营气之不足耳。"清末医家汪必昌在《医阶辨证》中对寐、瞑、卧、安四证进行了论证："不寐，夜常寤也。阴虚神清不寐，痰扰神昏不寐。不瞑，夜目不闭也。卫气不入于阴目不瞑；阳邪入于阴，烦躁不得瞑；汗后虚烦不得瞑。不得卧，身不得卧也。水气，卧则喘之，故不得卧。卧不安，反侧不得安卧也。邪热在阳明。"

由此可见，失眠可以由饮食失节、情志失常、劳逸失调、病后体虚等因素导致，尽管失眠的病因众多，但是病理变化主要是阳盛阴衰，阴阳失交，致心神失养和心神受扰两大类。病位在心，与肝脾肾有关。心神失养应从补虚着手，心神受扰与阴阳失于交通、阳不入阴有关，临证分别从心火、肝火、痰火及虚火论治。

1. 心脾两虚

思虑劳倦太过伤及心脾可致心脾两虚。多梦易醒，心悸健忘，头晕目眩，肢倦神疲，饮食无味，面色少华。舌淡，苔薄，脉细弱。用归脾汤益气补血，健脾补心。

2. 心胆气虚

气血不足致心胆两虚。不寐多梦，易于惊醒，胆怯心悸，遇事易惊，伴气短乏力。舌淡，脉弦细。用安神定志丸益气镇惊、安神定志。

3. 阴虚火旺

肝血不足致虚热内扰。虚劳虚烦不得眠,心悸盗汗,头晕耳鸣,舌红,脉细数。可用酸枣仁汤(酸枣仁、川芎、茯苓、知母、甘草)调养肝血、清热除烦。对于阴血亏少甚致健忘梦遗、便秘、舌疮者用天王补心丹加强滋阴补血作用。对于虚热明显者用黄连阿胶汤滋阴清火。

4. 肝郁化火

肝失调达,气郁化火,上扰心神。不寐,急躁易怒,口苦,尿赤,便秘。舌红,苔黄,脉弦数。用龙胆泻肝汤疏肝泻热,佐以安神。

5. 痰热内扰

宿食积湿、生痰化热,痰热上扰,胃不和则卧不安。不寐,痰多,头重眩晕,胸闷,苔黄腻,脉滑数。温胆汤清热化痰,和中安神。

6. 气郁血瘀

肝气失调,气滞血瘀。顽固性失眠,头痛不移,胁肋胀满,脉弦。用血府逐瘀汤加减。

总之,失眠证主要病机为阴阳失调,血虚、阴血不能敛阳、制阳,虚火上扰心神则不寐,或实热火邪扰心不寐。所以临证需先辨虚实。

我们运用补肾活血法在失眠的治疗中获得了良好的疗效,尤其是对顽固性失眠的患者。患者长期失眠障碍,会对人体造成智能活动障碍,记忆力减退,容易遗忘,注意力不集中和精神焦虑等,同时对人体各项机能造成一定损害,出现食欲差,消化不良,甚至出现头痛、肢体或面部麻木、呼吸困难、心慌、血压波动、多汗和月经不调等症状。从中医的观点讲,久病及肾,久病多瘀,所以补肾活血法能够针对患者这一阶段的证候特点标本同治,取得良好的疗效。方可用血府逐瘀汤,选用川芎、当归、赤芍、丹参等活血化瘀药,枳壳、柴胡等疏肝理气药和地龙、水蛭等活血宁神,通过适当的配伍达到活血化瘀、通络宁神的功效。失眠的危害很严重,焦虑、头痛、血压升高、甚至加重基础疾病。对于顽固性失眠建议配合小剂量的西药助眠。"1片舒乐安定的副作用远远小于睡不着觉的副作用","睡眠不好对肾脏很不好"。

一、失眠伴心慌案

患者女性,64岁。

失眠,心慌。舌淡红,苔薄白,脉弱。

方药　女贞子30g,墨旱莲30g,柏子仁30g,当归30g,白芍30g,川芎30g,生地黄30g,合欢花30g,杜仲30g,黄柏30g,知母30g,磁石30g,砂仁30g。

水煎服,3日1剂,每日2次,每次300ml。

辨证　阴虚火旺,热扰心神。

方解　本案肾阴不足不能上济心火,心火炎于上,不能下交于肾,导致心肾不交,水火不能互济而出现失眠、心慌。用四物汤、二至丸养血滋阴,知柏清热,柏子仁、合欢花、磁石安神与镇惊并施。

二、失眠伴耳鸣案

患者男性,46 岁。

失眠,耳鸣,腰酸,二便调。

方药 女贞子 30g,墨旱莲 30g,西洋参 30g,生地 30g,山萸肉 15g,山药 15g,茯苓 15g,丹皮 15g,泽泻 15g,石菖蒲 30g,磁石 30g,酸枣仁 30g,砂仁 30g,黄连 15g。

水煎服,3 日 1 剂,每日 2 次,每次 300ml。

辨证 心阴不足,肾阴亏虚。

方解 肾开窍于耳,腰为肾之腑,耳鸣、腰酸并见因肾精虚损,不能濡养耳窍、腰府所致。肾阴为一身阴精之本,肾阴亏虚,心阴失养,心神不安则失眠。治疗以滋阴为主,用六味地黄丸、二至丸滋补肾阴,西洋参益气养阴,黄连清心火,与滋肾药同用,以交通心肾。石菖蒲开窍豁痰,磁石安神镇惊、聪耳明目,酸枣仁养心安神。砂仁运化中焦,既斡旋于心肾上下,又预防滋阴药过于滋腻碍胃。

三、失眠易醒案

患者女性,65 岁。

糖尿病史。失眠,每日 3:00~5:00 就醒,精神紧张。

处方 牛膝 30g,桑寄生 30g,川芎 30g,女贞子 30g,墨旱莲 30g,苦丁茶 30g,沙参 30g,麦冬 30g,石膏 30g,丹参 30g,天麻 30g,生决明子 30g,钩藤 30g。

水煎服,3 日 1 剂,每日 2 次,每次 300ml。

辨证 君相火旺,心神被扰。

方解 患者糖尿病病史,多阴虚火旺体质,精神紧张为君相火旺。故用天麻钩藤饮和二至丸加减清热平肝养阴。

第六章　张大宁话肾养生

第一节　中医学所说的"肾"功能

中医学所讲的肾,其功能很多,几乎涉及人体生命活动的各个内容,与五脏六腑、四肢百骸都有着直接或间接的关系,为脏腑阴阳之本、生命之源、生命之本,故有"肾为先天之本""肾为生命之根"的说法。祖国医学认为肾是"先天之本",分为肾阴和肾阳,肾阴又称肾水或肾精,肾阳又称命门火或相火。肾阴是肾阳的物质基础,肾阳是肾阴补充的重要动力。为系统说明中医学肾的功能,我们将肾的生理功能概括为以下几个方面。

1. 肾与生长发育息息相关

中医学认为,人的生长发育衰老过程,就是由于肾中精气盛衰所造成。人在出生之后,由于"先天之精"不断得到"后天之精"的培养,肾中精气逐渐充盛,出现幼年时期"齿更发长"的现象,以后发展到一定阶段,产生一种促进"性"发育成熟的称之为"天癸"的物质,于是男子出现梦遗,女子出现月经,性的发育渐进成熟,人具备了生殖能力,进入青春期,再至壮年,而后便逐渐衰弱。人进入老年期,齿、骨、发、性等的状况随着肾中精气的衰退逐渐衰老,出现发脱齿摇的情况。

2. 肾不纳气可导致呼多吸少

中医认为,人体的呼吸要靠肺肾两脏来完成,呼吸固然靠肺,但空气的吸入也与肾脏关系密切,中医称为肾主纳气。若人体肾虚不能纳气时,则会出现呼多吸少的症状。肺气肿、肺心病的患者,出现这类症状时,可用补肾纳气的治法。临床上,我们在治疗慢性气管炎、肺气肿、肺心病时,常给予五味子、蛤蚧、冬虫夏草等药,方剂如麦味地黄丸、蛤蚧定喘丸等,这均是取其"补肾纳气"的原理。

3. 食物消化要靠肾阳温煦

人体的消化主要靠脾胃,也与肾有关。肾阳可以温煦脾胃,促进水谷的消化,好比是要煮熟一锅粥,既要有锅(胃主收纳),又要有勺(脾主运化),还要有火(肾阳的温煦),三者缺一不可,肾阳不足水谷得不到很好的消化,可出现脾肾阳虚而致的慢性腹泻。这类患者通常有饮食偏冷后即腹泻的情况,可参考用四神丸(补骨脂、吴茱萸、肉蔻、五味子)调治。

4. 生殖功能多与肾相关

中医学的理论中没有"生殖系统"一词,大凡人体的生殖功能都在"肾"的范畴之内。临床上,无论男子性欲减退、阳痿、遗精、早泄或女子性淡漠,以及各种不孕不育等,都属于"肾虚"的范畴,所以自古以来,中医治疗性功能减退及不孕不育的药物方剂,大都是与"肾"有关的药物或方剂。

5. 肾维持人体水液代谢平衡

中医学将肾与人体水液代谢的关系称为"肾主水",即肾具有主持全身水液代谢以维持平衡的作用,《素问·逆调论》说:"肾者水脏,主津液。"肾脏功能失调会导致多部位水肿的发生。总之,中医学"肾"的功能非常之多,包含了现代医学"肾脏"的功能。

6. 肾与骨、髓、脑、齿、发、腰、耳及二阴

肾主骨,肾气足则骨坚,反之则易发育失常。肾生髓,包括骨髓、脑髓,"脑为髓之海",肾气充,则脑髓健而聪;肾气虚,则髓海不足,健忘失眠。神经衰弱多源于肾。"齿为骨之余""发为血之余",故肾虚时则易发生牙齿浮动、发白易脱等症。肾虚波及腰、耳及二阴多表现腰酸腰痛、耳鸣耳聋,补肾治疗常可获效。

由于肾与人体各部常直接或间接有关,故肾虚证,多见全身症状,补肾后,肾虚症状亦常均见改善。

肾与命门为一为二,中医界多年有所争论。张大宁教授认为临床均以命门为"阳""火"。也有人把命门分为阴阳,实即肾阴、肾阳。古人提出命门概念,仅为突出肾阳的作用而已。

第二节　齿、骨、发、性的生长状况 是观察肾中精气盛衰的标志

中医认为,人体的生长发育衰老过程,是由于肾中精气盛衰造成的,《黄帝内经》中对此有较详细的论述。

《素问·上古天真论》:"女子七岁肾气盛,齿更发长;二七而天癸至,任脉通,太冲脉盛,月事以时下,故有子;三七肾气平均,故真牙生而长极;四七,筋骨坚,发长极,身体盛壮;五七,阳明脉衰,面始焦,发始堕;六七,三阳脉衰于上,面皆焦,发始白;七七任脉虚,太冲脉衰少,天癸竭,地道不通,故形坏而无子也。丈夫八岁,肾气实,发长齿更;二八,肾气盛,天癸至,精气溢泻,阴阳和,故能有子;三八,肾气平均,筋骨劲强,故真牙生而长极;四八,筋骨隆盛,肌肉满壮;五八,肾气衰,发堕齿槁;六八,阳气衰竭于上,面焦,发鬓斑白;七八,肝气衰,筋不能动,天癸竭,精少,肾脏衰,形体皆极;八八,则齿发去。"

《灵枢·天年》:"人生十岁,五脏始定,血气已通,其气在下,故好走;二十岁,血气始盛,肌肉方长,故好趋;三十岁,五脏大定,肌肉坚固,血脉盛满,故好步;四十岁,五脏六腑十二经脉,皆大盛以平定,腠理始疏,荣华颓落,发颇斑白,平盛不摇,故好坐;五十岁,肝气始衰,肝叶始薄,胆汁始灭,目始不明;六十岁,心气始衰,苦忧悲,血气懈惰,故好卧;七十岁,脾气虚,皮肤枯;八十岁,肺气衰,魄离,故言善误;九十岁,肾气焦,四脏经脉空虚;百岁,五脏皆虚,神气皆去,形骸独居而终矣。"

以上两部经文明确指出了人体生、长、壮、老、已的自然规律,以及与肾中精气盛衰的密切关系。人在出生之后,由于"先天之精"不断得到"后天之精"的培养,肾中精气逐渐充盛,

出现幼年时期"齿更发长"的现象,以后发展到一定阶段,产生一种促进"性"发育成熟的称之为"天癸"的物质,于是男子出现梦遗,女子出现月经,性的发育渐进成熟,人具备了生殖能力,进入青春期,再至壮年(人的一生中的旺盛阶段),而后便逐渐衰弱,人进入老年期。这种以齿、骨、发、性等的生长状况,作为观察肾中精气盛衰的标志,进而作为判断人体生长和衰老的基础,至今仍有极高的科学价值。

第三节　肾精足则身体壮

1. 肾精充盛,智力好

中医认为,肾生精,精生髓,髓聚于骨为骨髓,髓聚于脑为脑髓,固有"脑为髓之海"之说。肾精充盛,则髓海充盛,人体聪慧;反之,肾精虚弱,髓海不足,则健忘失眠,智力下降。

《内经》中曾以"作强之官,伎巧出焉"来形容肾,"作强"指一个人"强于工作的程度",用今天的话讲就是"体力";"伎巧"即"技巧",为古代用词,指一个人"聪慧的程度,即智慧",用今天的话讲就是"智力",意思是说,肾负责者人体的"体力"和"智力",肾中精气旺盛则"体力强,智力聪",反之则"体力弱,智力差"。

2. 肾强则骨坚、齿健、腰壮

肾主骨,精生髓,肾与人体骨的强壮与否有着直接的关系。肾精充足,骨髓得健,则人体骨髓发育正常,骨坚有力,反之肾精虚弱,则骨骼发育失常,骨质疏松,易发骨折或佝偻。所以临床上对于骨质疏松患者,尤其老年人多采取补肾健骨之法。

中医认为"齿为骨之余",换言之,牙齿是骨质的延伸,肾精充实,骨充齿健,反之则牙齿浮动、脱齿无牙等,所以观察牙齿的健否,是诊查肾强壮与否的重要指标。

此外,"腰为肾之腑",肾与腰的关系至为密切,大凡腰酸、腰痛、腰冷诸症,多与肾有关,人老或肾虚患者,如出现腰膝酸软无力,动则腰痛等,均可治以补肾壮腰之法,如中药杜仲、桑寄生、川断等,均属此类。

3. 肾藏精化血滋养皮毛

人体毛发的生长与脱落、润泽与枯槁,与肾中精气的盛衰有着密切的关系。肾藏精,肝藏血,精生血,血化精,精血可以互生互化,中医称之为"肝肾同源、乙癸同源"。而毛发的营养滋润,要靠精血的滋养,所谓"发为血之余"。

第四节　导致肾虚的六大因素

1. 先天不足

中医认为"肾为先天之本",这个"先天"有两个含义:一是"你的先天在于你父母的肾",即你父母"肾的强弱"影响你的体质;二是"你的肾是你子女的先天",即你"肾的强弱"影响你子女的体质,所以先天不足是导致肾虚,尤其是儿科病证中肾虚的重要原因。"人之生,先生精"，父母肾精不足，可致子女肾虚。明代著名补虚专家绮石在其代表著《理虚元鉴》中说"阅先天者，受气之初，父母或年已衰老，或乘劳入房——精血不旺，致所生之子夭弱。"临床上对于小儿遗尿、鸡胸、龟背等症，多采用补肾的治疗方法。此外对一些成人的肾虚，有时也考虑先天不足。

2. 寒邪侵袭

寒邪是六淫之一，六淫即风、寒、暑、湿、燥、火六种外感病邪的总称。当气候变化异常，出现"过与不及"或"非其时而有其气"时，可导致人体发病。寒邪是临床常见外邪之一，在五行学说中属水，对应五脏中的"肾"。寒本为冬季主气，冬季气候寒冷，若不注意防寒保暖，最易感受寒邪。淋雨涉水、汗出当风或其他季节气温骤降，亦可感受寒邪。此外，现代生活中空调冷气直吹，或睡觉时仍开冷气，或冬泳太过等均可致病。

3. 房事过度

首先要说明的是，这里说的"房事过度"，要点在于"过度"，不是说"有房事即伤肾"。孔子言："食色性也"，一个人到了一定年龄，自然对异性感兴趣，需要有一定的性生活，这是自然的，是人的天性，也是必须的。《内径》在讲到"男子二八"十六岁时，指出"肾气足，精气泄溢"，意思是说16岁的男孩子，由于肾中精气旺盛，会出现"满则溢"的现象，即"遗精"，这是正常的生理现象，不会对人体造成生理伤害。但如果房事过度，性生活过于频繁，早婚或手淫过度等，则可使肾精流失过多，肾阴肾阳因之乏损而致肾虚。

4. 精神因素

精神因素中医称为"七情"，即喜、怒、忧、思、悲、恐、惊七种情志变化。本来七情是伴随着人的需要而产生的对客观事物的反映，是人体生理的本能，但如果七情太过，则可使人致病。精神因素伤肾，主要有三方面：一是大恐伤肾，大惊伤肾。恐与惊同属肾志，但惊为不自知，事出突然而受惊；恐为自知，自知而胆怯，但无论大恐还是大惊，均可使气下、气乱、气虚。二是指人的情欲太过，致使邪火妄动，损耗肾阴，虽无房事，亦可致肾虚。三是指神志活动太过，久之都可致肾虚，即所谓"先伤其气者，气伤必及于精"，这也是"七情太过，均可伤肾"的道理。

5. 年事已老

中医认为，人的生、长、壮、老、已的过程就是肾中精气由弱而强，由强而弱的过程，所以老年人年事已老，自然肾中精气虚弱。临床上，凡治老年疾病时，无论何种病证，均应考虑到肾虚的因素。

6. 久病及肾

各种慢性病随着病程的延长，正气逐渐衰弱，所谓"久病及肾"，肾虚证的出现也就日益增多。我们对慢性气管炎、消化性溃疡、冠心病、高血压、糖尿病、慢性肾炎及妇科病、眼科病等20余种慢性病进行中医辨证统计分析，发现病程在5年以内者，肾虚证占48.3%，6~10年者占60.2%，10年以上者占80.6%，20年以上者占95.2%。在经过辨证后给予补肾治疗，有85%的患者均获不同程度的好转,从而也说明了"久病及肾"的道理。

第五节 肾虚的中医辨证

中医认为,五脏之病皆有虚实,而唯独肾只虚不实。换言之,肾只有虚证,没有实证。本来人体之本在于肾,肾阴为一身阴液之本,肾阳为一身阳气之本,所以就肾虚而言,无外乎偏阴虚、偏阳虚和阴阳两虚三种,若合并其他脏器,则属于兼证范围,以下将临床常见的肾虚本证、兼证归纳为十一种。

1. 肾阴虚证

临床表现:形体消瘦、腰膝酸痛、眩晕耳鸣,失眠多梦,男子阳强易举,遗精,妇女经少经闭,五心烦热,潮热盗汗,口舌咽干,小便黄赤,大便秘结,舌红少津,脉沉细数等。辨证要点:以腰膝酸痛、眩晕耳鸣、男子梦遗、女子月经不调和阴虚证并见为要点。

2. 肾阳虚证

临床表现:面色㿠白或黧黑,腰膝痿软,精神萎靡,形寒肢冷,男子阳痿,妇女宫寒不孕,大便久泻不止、五更泄泻或饭后泄泻,腰以下浮肿为甚,按之凹陷不起,舌质胖淡苔白,脉象沉弱等。辨证要点:以腰膝痿软,全身功能低下伴见阳虚证为要点。

3. 肾精不足证

临床表现:小儿发育迟缓、囟门迟闭、身材矮小、智力低下、动作迟缓、骨骼萎软,男子精少不育,女子经闭不孕,性功能减退,成人早衰,发脱齿摇,耳鸣耳聋,健忘恍惚,老年痴呆,骨软无力,精神呆滞,舌淡,脉弱等。辨证要点:以生长发育迟缓,生殖功能减退及成人早衰表现,并无明显寒热象为辨证要点。

4. 肾气不固证

临床表现:腰膝痿软,面白神疲,小便频数而清,尿后余沥不尽,甚或遗尿、尿失禁,夜尿频多,男子滑精早泄,女子带下清稀或胎动易滑,或女子崩漏,或大便泄泻不止,舌胖色淡,脉沉弱等。辨证要点:以小便频数清长、滑精早泄、经带清稀为辨证要点。

5. 肾阴阳两虚证

临床表现:上述肾阴虚证、肾阳虚证及肾精不足证、肾气不固证兼杂并见者。辨证要点:上述四证兼见者。

6. 心肾不交证

临床表现:心烦少寐,惊悸多梦,遗精,头晕耳鸣,腰膝痿软,五心烦热,潮热盗汗,舌红少苔,脉沉细数等。辨证要点:以腰膝痿软、惊悸失眠、多梦遗精及伴阴虚内热为依据。

7. 肺肾阴虚证

临床表现:干咳无痰或咳嗽少痰,痰中带血,口燥咽干,声音嘶哑,腰膝痿软,骨蒸潮热,盗汗颧红,形体消瘦,男子梦遗,女子月经不调,舌红少苔,脉沉细数等。辨证要点:以干咳或咳而少痰、腰膝痠软、梦遗并伴虚热之象为要点。

8. 肺肾气虚证

临床表现:哮喘日久,喘促无力,呼多吸少,动则气喘,腰膝痠软,言语无力,乏力少气,舌质淡,脉沉细等。辨证要点:以哮喘日久,动则气喘,言语无力等肺气虚兼肾不纳气为要点。

9. 肝肾阴虚证

临床表现:头晕目眩,耳鸣耳聋,腰膝痠软,失眠多梦,盗汗遗梦,五心烦热,月经量少,舌红少苔,脉沉细数等。辨证要点:以腰膝痠软,女子月经量少,五心烦热等为要点。

10. 脾肾阳虚证

临床表现:面色㿠白,形寒肢冷,腰膝疲软,下腹冷痛,久泄久痢,五更泄泻,饭后泄泻,肢体浮肿,小便不利,或有腹水,脉沉迟无力等。辨证要点:以腰膝痠软,久泄久痢,肢体浮肿,并伴有寒证为重点。

11. 心肾阳虚证

临床表现:心悸怔忡,形寒肢冷,小便不利,神疲乏力,甚则唇甲青紫,舌质淡,苔白滑,脉沉细等。辨证要点:以心悸怔忡,肢体浮肿,并伴见虚寒之象为重点。

第六节 西医学所说的肾脏的功能

1. 分泌尿液,排出人体代谢废物

人体肾脏分泌尿液,将代谢的废物排出体外。一般说,肾脏的血流量占全身血流量的1/5～1/4,本来肾小球滤液每分钟约生成120ml,24小时总滤液量为170～180L,滤液经肾小管时,99%被回收,故正常尿量为1500～2000ml。葡萄糖、氨基酸、维生素、多肽类物质和少量蛋白质在近曲小管几乎全部被回收,而肌酐、尿素、尿酸及其代谢产物,经过选择,或部分吸收,或完全排出。肾小管尚可分泌排出药物及毒物,如酚红、对氨马尿酸、青霉素类、头孢霉素类,药物若与蛋白质结合,则可通过肾小球滤过而排出。

2. 调节体内水和渗透压

肾脏调节人体水和渗透压平衡的主要部位在肾小管。近曲小管为等渗性再吸收,为吸收钠和分泌氢的重要场所。在近曲小管中,葡萄糖及氨基酸被完全回收,碳酸氢根回收70%～80%,水与钠的回收65%～70%,滤液进入髓袢后进一步被浓缩,约25%氯化钠和15%水被回收。远曲及集合小管不透水,但能吸收部分盐,因而液体维持在低渗状态。

3. 调节电解质浓度

肾小球滤液中含有多种电解质,当进入肾小管后,钠、钾、钙、镁、碳酸氢根、氯及磷酸根离子等大部分被回收,按人体需要,由神经-内分泌及体液因素调节其吸收量。

4. 调节酸碱平衡

人体肾脏对酸碱平衡的调节,一是排泄氢,重新合成碳酸氢根,由远端肾单位完成;二是排出酸性阴离子,如硫酸根、磷酸根等;三是重吸收滤过的碳酸氢根。

5. 内分泌功能

分泌一些激素,如促红细胞生成素、肾素、前列腺素等。

总之,西医学的肾脏,是通过上述功能来维持体内环境的稳定,保证人体新陈代谢的正常进行。

第七节　肾阳在人体水液代谢中作用重要

中医学将肾与人体水液代谢的关系称为"肾主水",即肾具有主持全身水液代谢以维持平衡的作用,《素问·逆调论》说:"肾者水脏,主津液"。

肾主水液代谢的作用,主要靠肾阳的作用完成的,具体地说,有三方面的功能。一是肾阳对于肺脾的蒸腾温煦作用。人体的水液代谢,首先是要经过水谷入胃,即胃的收纳,后脾的运化、转输,以及肺的宣降来完成的。而肾对于肺脾的这两种作用,均起着重要的蒸腾、温煦作用,如肾脏虚弱,温煦无力,则"升清"作用减弱,以致水液滞留,可形成水肿或腹水。二是肾对于"清中之浊"的再次分利。人体内被脏腑组织利用后的水液,即清中之浊部分,从三焦下行归于肾之后,肾以其气化作用,再次分利,清者通过三焦上升,归于肺而再布于周身,浊者化为尿液,下输膀胱。三是肾司"膀胱之开阖"。虽然膀胱是一个贮尿排尿的器官,但真正主司"膀胱之开阖"的在于肾。《素问·灵兰秘典论》上说:"膀胱者,州都之官,津液藏焉,气化则能出焉",这里的"气化",主要是指肾对于膀胱的气化作用。所以临床上一些尿少、尿多、遗尿、无尿、尿余沥等病症,以及水肿、腹水等,多从肾论治,著名的金匮肾气丸、真武汤等均属此列。

水肿、腹水、蛋白尿、氮质血症是慢性肾病中常见的病症,几十年的实践中,肾虚则水液代谢失调,水湿泛滥而为水肿、腹水;肾虚不能"升清降浊",致使"清降""浊升",大量蛋白从尿液漏出,而"浊"(体内代谢废物)不能"降"(即从尿内排出),反而"升",则见口中氨味、面色黧黑、恶心呕吐等,所以对于蛋白尿,我们探求"升清固涩"之法,而氮质血症则采取"降浊排毒"之法,取得良好的效果。肾阳在人体水液代谢中作用重要。

第八节　肾的强弱决定二阴的功能

二阴指前阴和后阴,负责人体的排尿、生殖和排便功能。尿液的排泄是靠膀胱,但依赖于肾阳的气化功能,肾气充足,膀胱开阖正常,贮尿排尿及生殖功能才能正常。

如果肾气虚衰,封藏不固,则不仅出现遗精、早泄等症状,还可因膀胱开阖失度而致尿频、遗尿或少尿、尿闭,甚至影响人体整体的水液代谢。张仲景《伤寒论》中五苓散是著名的经方,是利水渗湿、温阳化气的代表方剂,两千年来一直为医家所推崇,至今不衰,为临床常用方剂。方剂由猪苓、茯苓、泽泻、白术和桂枝五味药物组成,是治疗水肿、小便不利的有效方剂,其中茯苓、猪苓、泽泻利水渗湿,白术健脾补气以增强运化、转输之力,而桂枝可温肾助阳化气,以得《内经》所云"气化则能出焉"之效。

大便的排泄虽然通过后阴肛门,但也要受到肾的气化作用所支配。肾阴为一身阴液之本,肾阴不足,津液匮乏,肠道失于濡润亦可致大便秘结,称之为"水乏舟停",老年人大便秘结多为此类,治疗当以"增水行舟",切不可用苦寒通便、攻下通便之品,临床用"酒苁蓉、当归"二味填精补血、润肠通便效果良好。此外,肾阳不足,脾失温煦,运化无力,水湿不运,可致大便溏泄,甚至五更泄泻、饭后泄泻,临床用健脾补肾、温补命门之法常可收到意外之功。另外,肾气不固可导致脱肛,用升提中气、温肾补气之法。

由此可见,二阴的排尿排便功能皆与肾有关,故张景岳在《景岳全书·泄泻》中说:"肾为胃之关,开窍于二阴,所以二便之开闭,皆肾脏之所主"。

第九节　护肾从日常生活做起

1. 严防寒邪侵袭引发脏腑直中

寒气太过,伤及人体,使人发病即为寒邪。寒以冬季最多,但淋雨涉水或汗出当风、过用冷气等,亦可使人感受寒邪而致病。

中医认为,寒为阴邪,易伤阳气,其伤人途径有两条:一是外寒侵袭肌表,损伤卫阳,称为"伤寒"。二是外寒直中脏腑,损伤脏腑之阳,称为"中寒",后者尤为重要。而中医学的另外一个重要学术观点是"正气存内,邪不可干","邪之所凑,其气必虚",人体正气充足,外寒之邪虽然存在,但不易伤人,若正气虚弱,则很容易感受外邪而发病。人至中老年之后,肾中精气亏乏,所以极易感受寒邪,轻则伤寒感冒,重则直中肾脏。

总之,肾保健的第一条就是注意寒邪的侵袭。具体讲,中老年之后,注意保暖,要知道人体的"卫气(即卫外之气)"是以肾气为根本的。肾气足则卫气足、卫气足则不易感受寒邪。另外,睡眠的时候,"卫气行于里",人体卫外功能最差,所以一旦睡着就要多盖被加衣服,以免感受寒邪。

此外,人上年纪之后,空调冷气的使用要特别注意。严格地讲,现在使用的"冷气",还不能完全等同于自然界的"寒邪",应当属于"虚邪贼风",伤人最重,所以中老年人使用空调时,一则不能"直吹";二则无论多炎热的天气,睡眠时都应将"冷气"关上,以免伤及人体;第三,性生活时,不仅冷气不可直吹,而且温度不宜太低。

2. 饮食调养适当运动

饮食是肾保健的重要内容,是指人体正确地调节饮食结构,以便合理地摄取营养,以补养肾中精气,增进健康、强壮身体、预防疾病,达到延年益寿的目的。

日常生活中,我们常说的日常调养主要是指五个方面。一是注意脂肪和胆固醇的摄入量。二是注意摄入充足但要适量的蛋白质。三是注意高嘌呤饮食的摄入。四是注意盐的摄入。五是注意多饮水。

"生命在于运动""运动有利健康",是人们常说的两句话,但如果说到肾的保健,则应当是适当的运动,注意不要过力。

3. 情绪和平利肾保长寿

中医学有"五志伤五脏"的说法,但历代医家大都认为"五志过度皆可伤肾",也就是说,无论哪一种情志太过,均可影响人体体内气机升降、血运畅通和肾中精气的旺盛,从而使肾脏致病,所以保持情绪的平和、注意精神调养,是肾保健的重要一环。

4. 睡好子午觉 养肾阴得肾阳

人的一生中有 1/3 的时间是在睡眠中度过的,古人有"眠食二者为养生之要务""能眠者,能食,能长生"的说法。

在这里要重点讲一下睡"子午觉"的问题。中医学认为"天人合一",也称"天人相应",就是说"人与自然是一个统一的整体,人应该时时处处地适应、配合不断变化的自然环境",只有这样,才能做到"天人相应""天人合一"。睡眠也是这样,中午的时候(午时指 11:00 点至 13:00 点),外界阳气最盛,"午时睡眠可养肾阳";夜半时(子时指夜半 23:00 点至 1:00 点)外界阴气最盛,"子时睡眠可养肾阴","午时不睡伤其(肾)阳,子时不寐耗其(肾)阴;伤其阳者嗜眠,耗其阴者失眠"。也就是说,中午不睡午觉则伤肾阳,肾阳伤则下午易嗜睡、困乏;夜半不睡伤肾阴,肾阴伤则过了半夜 1:00 点后难入睡,所以睡"子午觉"是养肾阴、得肾阳的重要方法,老年人更应该如此。

第十节　肾病患者如何平稳过春节

肾病患者过年是一个大关。春节期间应注意饮食、作息时间的调节。饮食宜清淡,蛋白质不应摄入太多,否则会增加肾脏负担,导致高脂血症,使糖尿病患者诱发糖尿病肾病。现代人的饮食一般不存在营养不良,不需要增加营养,所以不应提倡高蛋白饮食。有一些食疗是有科学道理的,但不是所有食疗都正确,要科学掌握。春节时人们睡眠时间较平时少,但是一定坚持睡子午觉,午觉即中午 11:00 点到 13:00 点睡觉,子觉为晚上 23:00 点到凌晨 1:00点。睡午觉养肾阳,睡子觉养肾阴,子午觉对肾脏有保护作用。春节期间人们打扫卫生、采买物品、走亲访友、有时为了漂亮穿戴较单薄等,都会降低免疫力而诱发感冒、感染。不感冒、不感染对于保护肾脏是非常重要的。

第十一节　睡子午觉可以养护肾阴肾阳

睡眠是养肾、保肾的主要内容,人的一生中有 1/3 的时间是在睡眠中度过,古人有:"眠食二者为养生之要务""能眠者,能食,能长生"的说法。睡眠能使身体清除疲劳,恢复体力,使肾精保持充足,使身脑得到充分的休息。动物实验表明,动物饥饿 25 天时仍可恢复健康,而 5 天不睡眠就有可能导致死亡,由此可见,从某种意义上说,睡眠比饮食更重要。

中医学认为,睡眠是阴阳消长平衡的一个过程,阳入于阴则成寐,阳出于阴则为寤。《灵枢·大惑论》上说:"阳气尽则卧,阴气尽则寤",《灵枢·口问》又说"卫气昼日行于阳,夜半则行于阴。阴者主夜,夜者卧……阳气尽,阴气盛,则目暝;阴气尽而阳气盛则寤矣",

这里阳是指白昼活动、兴奋的过程,属功能;阴是指静止、休息、恢复的过程,属物质。

过去有一个公认的说法,认为人老了之后,睡眠时间就减少了,每天五六个小时就足够了,老年人睡眠迟,醒得早,睡得浅,晚间醒的次数多,尤其老年男性,由于前列腺肥大,夜尿次数多,更影响了睡眠,所以好像老年人就应该少睡眠。但近年来大量研究证实,老年人必须保证每天 7 ~ 8 小时的睡眠,才可以达到填肾精、养肾气的目的,还有研究表明,平均每天睡眠不足 4 小时的人死亡率比前者高 2 倍,所以保证睡眠是保肾的重要环节。

在这里讲一下"子午觉"的问题,所谓子午觉,就是每天子时和午时按时入睡,其主要原则是"子时大睡,午时小憩"。《黄帝内经》中曰:"阳气尽则卧,阴气尽则寤"。说明睡眠与醒寤是阴阳交替的结果。阴气盛则入眠,阳气旺则醒来,子时是晚 23:00 时至凌晨 1:00 时,此时阴气最盛,阳气衰弱;午时是中午 11:00 时至下午 13:00 时,此时阳气最盛,阴气衰弱。祖国医学认为,子时和午时都是阴阳交替之时,也是人体经气"合阴"与"合阳"的时候,睡好子午觉,有利于人体养阴、养阳。

子时是一天中阴气最重的时候,这个时候休息,最能养阴,睡眠效果最好,而且睡眠质量最好,可以起到事半功倍的作用。这跟现代医学研究发现的人体需要在 23:00 点之前进入深睡眠状态理论不谋而合。子时也是中医的经脉运行到肝、胆的时间,养肝的时间应该熟睡。如果因熬夜而错过了这个时间的睡眠,肝胆就得不到充分的休息,可表现为皮肤粗糙、黑斑、面色发黄等。午时"合阳"时间则要小寐,休息 30 分钟左右即可,最多不要超过 1 小时。即使不能够睡觉,也应"入静",使身体得以平衡过渡,提神醒脑、补充精力。我们来看个实例:居住在热带和地中海地区的人,比居住在北美和北欧的人患冠心病的概率要低,而前者恰恰就有午睡的习惯!美国太空总署的科学家研究发现,24 分钟的午睡,能够有效地改善驾驶员的注意力与表现。

《素问·宝命全形论》说:"人以天地之气生,四时之法成"。《素问·上古天真论》:"余闻上古之人,春秋皆度百岁,而动作不衰;今时之人,年半百而动作皆衰者,时世异耶?人将失之耶?岐伯对曰:上古之人,其知道者,法于阴阳,和于术数,食饮有节,起居有常,不妄作劳,故能形与神俱,而尽终其天年,度百岁乃去。今时之人不然也,以酒为浆,以妄为常,醉以入房,以欲竭其精,以耗散其真,不知持满,不时御神,务快其心,逆于生乐,起居无节,故半百而衰也。夫上古圣人之教下也,皆谓之虚邪贼风,避之有时,恬淡虚无,真气从之,精神内守,病安从来。"中医养生以"天人相应"和"形神合一"的整体观为出发点,养生方法以保持生命活动的动静互涵、平衡协调为基本准则。睡眠就是天人相应,春夏要夜卧早起,秋天早卧早起,冬天早卧晚起。子午之时,阴阳交接,极盛及衰,体内气血阴阳极不平衡,必欲静卧,以候气复。据统计表明,老年人睡子午觉可降低心脑血管病的发病率,有防病保健意义。

此外,睡眠的方式及环境与养肾也有一定的关系。唐代著名医家孙思邈认为:"凡人卧,春夏向东,秋冬向西,头勿北卧,及墙北亦勿安床。凡欲眠勿歌咏,不祥起。上床坐先脱左足,卧勿当舍脊下。卧讫勿留灯烛,令魂魄及六神不安,多愁怨。人头边勿安火炉,日久引火上加油气,头重目赤睛及鼻干。夜卧当耳勿有孔,吹人即耳聋。夏不用露面卧,令人面皮厚,喜成癣,或作面风。冬夜勿复其头,得长寿。凡人眠,勿以脚悬踏高处,久成肾水及损房。"(《千金要方·道林养性》)

蔡季通《睡诀》有言:"睡侧而屈,觉正而伸,早晚以时,先睡心,后睡眼。"由于心脏的位置,睡眠时以右侧卧较为合适。

总之,睡眠与养肾有着至关重要的关系,保证睡眠的质量,讲究睡眠方法无疑对人的健康有着至关重要的意义。

第十二节　服用药物要合理可以预防肾损害

不少中老年人有高血压、糖尿病等慢性病,需要长时间服药,但应注意预防继发性肾损害,要注意不可随便停药,更不能随便服用药物。例如,高血压患者不按时服药,血压不能得到控制,会引发中风、慢性肾衰等并发症;糖尿病患者,不按时用药,血糖控制不好,就会发展为糖尿病性肾病、糖尿病性视网膜病变等。所以慢性病患者应在医生的指导下合理用药,控制好原发病,保护肾脏。

此外,还有些患者喜欢服些保健品来保养身体。在这里要提醒大家,保健品不能替代药物的治疗作用,且有些保健品由于成分不明,可能违法添加药物,胡乱服用可能造成药物性肾损害。药物性肾损害包括抗生素类药物、解热镇痛药、造影剂、中草药。许多人认为中草药是纯天然的,不会有副作用,但实际有些中草药也会有毒性。研究表明,中草药中的马兜铃科属植物(如关木通、广防己、青木香)内含有马兜铃酸,马兜铃酸有肾毒性,长期服用会引发肾衰竭。所以中草药也应该在医生的指导下严格按照用法、用量服用。

第十三节　肾虚与脑病有关

中医认为,肾生精,精生髓,髓聚于骨为骨髓,髓聚于脑为脑髓,故有"脑为髓之海"之说。肾精充盛,则髓海充盛,人体聪慧;反之,肾精虚弱,髓海不足,则健忘失眠,智力低下。

本来中医认为"心为君主之官,主神明",意思是心为一身之主,思维意识的中心,但它与肾又是什么关系呢? 简单地讲,"人的思维正常与否,主要是心,人的聪慧程度好坏,则主要靠肾",俗语讲"疯子治在心,傻子治在肾",所以古来"益智健脑"的方药,多从补肾论治,补肾中药"益智仁"来历即源于此。

我们曾对25名50～70岁男性,中医辨证无明显肾虚表现的健康人和30名同年龄、同性别的肾阳虚者进行了脑血流图描记,结果发现肾阳虚者多呈正弦波及三角波,且波幅较低(表明其血管弹性明显减弱、供血差),而检查无明显肾虚证的健康人,脑血流图表现基本属于正常范围。这不但说明了两者的区别,也提示了肾与脑的关系,更说明了老年肾虚证在中风发病上的重要作用。

第十四节　告诉前列腺增生患者的注意事项

前列腺增生是男性常见病,尤其是老年男性,除了药物治疗,还应注意平时的保健。

"病从口入",饮食调理很重要。

(1) 限制脂肪的摄入:高脂肪的食物对人体有许多害处,限制其摄入量是必要的。建议尽量将每日的脂肪摄入量降低到总热量的20%以下,可以降低前列腺癌的罹患率。

(2) 多饮水,促进排尿:尿液对尿道的冲刷不仅可以帮助前列腺分泌物的排泄,也有助于预防重复感染。因此,患者应注意多饮水、勤排尿。同时,在食物中也可多食有通络利尿功能的食物,另外还要注意保持大便通畅,避免发生便秘。

(3)注意硒与锌:在前列腺疾病患者的血液中发现,硒和锌是较为缺乏的两种重要的微量矿物质。硒是一种抗氧化剂,可防止细胞遭受氧化抑制癌肿瘤的生长。锌是大量集中在前列腺的另一种矿物质,科学家认为,它可调节前列腺内睾酮的新陈代谢。且据实验证实,睾酮的失调可能造成前列腺肿瘤的生长。因此其对男性生殖系统的正常运作极为重要。

(4)饮食上同时还可适量补充维生素 C、维生素 E,利用其抗氧化、清除自由基的作用使症状得以改善。黄豆及其制品都是预防前列腺癌及乳腺癌的最佳食品。

(5)忌辛辣刺激食物:辛辣刺激食物可使机体湿热加重,使前列腺充血肿胀,影响排尿,故平时应忌食辣椒、姜、咖喱、芥末、胡椒等,作调料使用时少放为宜。另外酒也有一定的刺激作用,使前列腺充血而小便不利,故不宜多饮。

(6)忌发物:前列腺疾病患者对发物非常敏感,临床常见前列腺疾病患者食用发物后出现小便不通症状,这可能是发物进入人体后,刺激机体,使已经病变的前列腺充血、水肿而压迫尿道所致。常见的发物有:狗肉、羊肉、雀肉、鹿肉、猪头肉、韭菜、蒜苗等。

(7)忌生冷食物:生冷食物可作为寒冷刺激,使前列腺收缩,导致尿液流通不利,如一些冰冻饮剂,凉拌食品不宜在秋冬季食用。

(8)药物禁忌:有些药物,如阿托品、山莨菪碱、东莨菪碱、樟柳碱及溴丙胺太林等解痉药,多塞平等三环类抗抑郁药能使膀胱逼尿肌松弛,引起排尿困难,甚至尿潴留。苯海拉明、异丙嗪、氯苯那敏等抗过敏药,麻黄碱、肾上腺素、吗啡、美加明、喷托铵等有不同程度影响排尿的副作用,临床皆应禁用或慎用。

根据"未病先防,既病防变"原则,患者应做到生活规律、加强运动、注意生殖器卫生、注意性生活方式和保持积极的心态。

(1)生活规律:生活规律、起居有时,每餐定量,对前列腺具有保护作用。要多饮水多排尿。通过尿液经常冲洗尿道帮助前列腺分泌物排出,以预防感染。不能过度憋尿,因为憋尿会导致前列腺包膜张力的增高,长此以往会加重前列腺增生。

(2)加强运动:适当的体育锻炼可改善血液循环,促进前列腺液分泌增多,将细菌毒素稀释和冲淡,特别是驾驶员、办公文秘人员,更不要长时间久坐不动,工作中要注意及时更换体位,工作之余适当休息,并注意适当活动如散步,尽量以步代车,这样可改善前列腺局部充血,减少或避免慢性前列腺增生的发生。

(3)注意生殖器卫生。男子要经常清洗自己的外生殖器,配偶也应注意阴部卫生,以防止隐藏在外阴部的细菌进入男性尿道,侵犯前列腺,导致前列腺发炎。每晚洗一次温水澡,或用温水坐浴;少穿或不穿紧身内裤,以改善前列腺的血液循环,有利于保护前列腺。每次同房后及时排尿,清洗外生殖器也很有必要。

(4)注意性生活方式。前列腺疾患者,要注意夫妻性生活的适当,既不可纵欲过度,又不宜盲目节欲。性兴奋使得前列腺液分泌增加,频繁地产生性兴奋而不排精,会造成前列腺液积聚在前列腺,为病原体的生长繁殖和播散提供了良好的环境和媒介。相反,适度规律的性生活或自慰,可以排出前列腺液,解除前列腺液淤滞,改善局部血液循环,促进炎症的吸收和消散,有助于前列腺正常功能的发挥和患者的康复,也有助于患者生活质量的提高和心理状态的改善。但是,也需要防止性生活或自慰的过度,因为频繁排精容易使前列腺出现功能性收缩,造成前列腺充血,也可能对前列腺造成损伤,不利于患者的恢复,削弱了药物的治疗效果。此外,过度的性生活也容易造成身心的疲惫,不利于保持正常的免疫功能。

(5)积极的心态。前列腺疾病的病情往往跟情绪和精神状态有很大关系。在心情愉悦或者工作学习比较投入时,经常感到症状减轻,甚至感觉不到病痛;在情绪低落时,则感到病痛加重。而这种病痛加重的感受,又反过来使得情绪更加低落,从而形成恶性的循环,造成心情的持续低落。所以,努力调节自己的心理状态,保持积极的生活态度,对于很多慢性前列腺疾病患者来讲,这是首先要重视和解决的问题。

第十五节　节日饮食是对慢性肾病的一个考验

春节是中华民族最重要的传统节日。中国人过春节,家家户户都要"吃香喝辣"以庆祝节日,许多肾病患者在这期间也禁不住诱惑,把饮食忌讳抛到脑后,于是春节期间生病的概率比平时要高上很多,所以我们特别强调春节期间的饮食健康问题。饮食规律、食物结构合理可以减少很多疾病的复发,相反,过节时暴饮暴食,对于很多肾病患者来说结果只会导致肌酐、尿素氮的上升,加重肾脏负担。故节日的饮食需要有个尺度,有合理的安排,如果失去正常的规律,则会影响体内脏腑的功能活动而发病。节日饮食是对慢性肾病的一个考验。

"饮食所伤"指饮食没有规律而伤人致病的。胃主受纳,脾主运化,饮食所伤主要是先伤及脾胃,而后影响到其他脏腑。饮食所伤主要有三个原因,首先是饮食不洁,饮食水谷的清洁卫生是保证人体健康的重要因素。若饮食不知清洁,就会引起多种胃肠道传染病,如胃痛、腹痛、呕吐、泄泻及寄生虫病等,严重者如误食毒物或是两种互相反应的食物一起吃还可能引起中毒,甚至死亡。其次,饥饱无常,现代人生活节奏快,常常加班,能按时吃饭成了奢侈的一件事。对于慢性肾衰竭的患者来说,有时候过于控制蛋白的摄入也会导致营养不足。过饥,指摄食不足,人体赖水谷精微以化生气血,若饥不得食,渴不得饮,气血生化乏源,人体气血得不到及时补充,脏腑组织器官失于正常的滋养,会导致气血两虚,使脏腑功能不及而为病。《灵枢·五味》篇说:"谷不入,半日则气衰,一日则气少矣"。同时摄食不足,营养低下,机体生理功能衰减,免疫力衰退,也会导致很多疾病的发生。饮食以适量为宜,若饮食过量,暴饮暴食,超过正常的消化能力,则会导致食积肠道,损伤脾胃功能。故《素问》说:"饮食自倍,肠胃乃伤"。饮食过量,损伤脾胃往往表现为脘腹胀满,疼痛拒按,不欲饮食,嗳腐食臭,或呕吐吞酸,泻下臭秽等症。脾主运化,胃主受纳腐熟,肠主分清泌浊、传导变化,故饮食过量主要伤及以上脏腑。再有饮食偏嗜也是使人致病的因素之一。人以五谷五味为养,饮食调配得当才能营养丰富全面,若过于偏食某些食物,不只营养不全面,易引起营养缺乏,如维生素D缺乏引起的佝偻病、维生素A缺乏引起夜盲症等,且五味太过还会伤害脏腑,引起阴阳的偏胜偏衰。故《素问·生气通天论》说:"味过于酸,肝气以津,脾气乃绝;味过于咸,大骨气劳,短肌,心气抑;味过于甘,心气喘满,色黑,肾气不衡;味过于苦,脾气不濡,胃气乃厚;味过于辛,筋脉沮弛,精神乃央。是故谨和五味,骨正筋柔,气血以流,腠理以密,如是则骨气以精。谨道如法,长有天命。"《素问·五藏生成》篇说:"多食咸,则脉凝泣而色变;多食苦,则皮槁而毛拔;多食辛,则筋缩而爪枯;多食酸,则肉胝胎(皮肉坚厚皱缩)而唇揭(口唇掀起);多食甘,则骨痛而发落,此五味之所伤也。"故饮食当搭配恰当,另外食物的冷热偏嗜也不可取,《灵枢·师传》篇说:"食饮者,热无灼灼,寒无沧沧。寒温中适,故气将持,乃不致邪僻也。"饮食过寒可伤人阳气,过热也可耗人津气,故饮食的温度也要适度。

俗话说：药补不如食补。好好吃饭就是积精累气的过程，《素问·至真要大论》中说："五味入胃，各归所喜，故酸先入肝，苦先入心，甘先入脾，辛先入肺，咸先入肾，久而增气，物化之常也"。《素问·藏气法时论》中就指出："五谷为养，五果为助，五畜为益，五菜为充，气味合而服之，以补精益气"，《素问·五常政大论》也说："谷、肉、果、菜、食养尽之"，全面概述了饮食的主要组成内容。其中，以谷类为主食品，肉类为副食品，用蔬菜来充实，以水果为辅助。人们必须根据需要，兼而取之。这样调配饮食，才会供给人体需求的大部分营养，有益于人体健康。

推荐一些具有防老抗衰作用的食物：芝麻、桑椹、枸杞子、龙眼肉、胡桃、蜂皇浆、山药、人乳、牛奶、甲鱼等，都含有抗衰老物质成分，都有一定的抗衰延寿作用。有条件的还可以服用蜂王浆、冬虫夏草，两者是抗衰老药物中很重要的药食同源补品。对于慢性肾衰的患者来说，控制蛋白的摄入量是时刻需要注意的问题，一般来说每人每天摄入蛋白量根据体重计算的话是 0.5～0.8g/kg，也就是说如果患者的体重是 60kg 的话，每天摄入蛋白的量应控制在 30～48g，一般半斤奶的蛋白质含量是 8g，一个鸡蛋的蛋白含量约 8g，瘦肉大部分都是蛋白质，平时吃的面粉米饭也含有少量的蛋白质，那么一个慢性肾衰的患者每天一袋牛奶一个鸡蛋再几块瘦肉，就可以保证每日的蛋白供应了，其他饮食都要清淡为主，摄入过多就会加重肾脏的负担。

春分时节，天津人流行吃焖子，这对糖尿病肾病的患者来说又是一个考验，焖子的主要成分是淀粉，进入胃肠道迅速分解为葡萄糖，导致血糖升高，所以肾病患者在跟随民俗的同时也要清醒的、科学地搭配自己的饮食。

第十六节　房事不节伤肾

中医学并不是认为一切性生活都是伤肾的，都是对人体不利的，恰恰相反，中医学认为性需求是人的正常生理表现，无论男女到了一定年龄后，都会有性的要求，"女子二七"（14岁）、"男子二八"（16岁）后，肾气逐渐充盛，都会有性的需求，女子月经"以时下"，男子"精气溢泻"，都是正常性的表现，正如孔子所讲："食色性也"，人的天性，也可以说是人的本能，如果人到正常年龄后没有性的要求，反而是一种不正常的病症表现。

医学上常说的"房事不节"，系指性生活的过度，包括次数频繁，每次时间过长，早婚或手淫过度等，"房事过度"在古医术中有时也称"房室过度"，是一个意思。房事不节使肾中精气受伤、亏损，人体正气受损，则百病丛生。宋代陈无择在《三因极一病症方论》中将"房事"列为"不内外因"，《景岳全书·论虚损病源》中说："色欲过度者，多成劳损"，"精强神亦强，神强必多寿；精虚气亦虚，气虚必多夭"，"设禀赋本薄，且恣情纵欲，再伐后天，则必成虚损"，由此可见，房劳过度，损伤肾精，阴虚及阳、阴阳两虚，必然出现腰膝酸软、头晕耳鸣、两目干涩、神疲乏力、健忘失眠、梦遗滑精、阳痿早泄、性欲减退、男子不育，或女子白淫、闭经、崩漏、不孕等。

《素女经》认为男女交合就如同天地间阴阳开阖，具有保持人体阴阳平衡的重要作用，人应该效法天地阴阳互相接济，才能保持阴阳平衡。即"天地有开阖，阴阳有施化，人法阴阳随四时。今欲不交接，神气不宣布，阴阳闭隔，何以自补"。人类如果没有性生活，就会影响健康，产生许多疾病。这一点古代医家早有足够的认识，晋代医学家葛洪在《抱朴子内篇》中指出:"人不可以阴阳不交,坐致疾患"。梁代医药学家陶弘景亦在《养性延命录》中写道:"阴阳不交伤人。"唐代医学家孙思邈说得更加明确:"男不可无女,女不可无男,无女则意动,意动则神劳,神劳则损寿。"以上这些论述都说明凡健康的成年人,都必须有正常的房事生活,如果坚持禁欲主义使阴阳不交,反而会导致疾病,甚至还会损伤年寿。健全协调的性生活对成年人来说,是保持性器官正常生理活动、促进男女双方身心健康所必须的。

有人曾对古代皇帝的寿命进行统计,除了康熙、乾隆等有限的几个皇帝长寿至 80 多岁外,多数皇帝寿命不长,有的年轻即夭折,这不能不和皇帝三宫六院、七十二妃子的色欲过度有关。这也从另外一个角度证实了节制房事的重要性。

至于性生活到底多少日为一次正常,应随不同年龄、不同体质而有所区别,如三十岁左右的年轻人,一周三次左右即可,四十岁左右一周两次左右,五十岁左右以一周一次左右,六十岁左右半月一次至一个月一次,七十岁以上随个人情况而定,原则上以第二天自我感觉为准,如果觉得第二天仍感疲乏、体力不支,尚未恢复的人,即系为"过度"了,反之则属"正常"的表现。

第十七节 急性肾小球肾炎的治疗与护养

急性肾小球肾炎简称急性肾炎,起病急,可见临床疲乏、厌食、恶心、嗜睡、头晕、水肿,检查可见血尿、蛋白尿、高血压、肾小球滤过率降低。该病病因可为细菌(链球菌、肺炎球菌、脑膜炎球菌等)、病毒(水痘病毒、乙型肝炎病毒等)、梅毒螺旋体、疟原虫等感染。

大部分患者发病前有咽部或皮肤的链球菌感染史,感染后 7~20 天急性发病。早期出现水肿,轻者仅晨起眼睑肿,重者延及全身甚至伴有腹水。起病时多数尿量每日少于 500ml,并由此引起氮质血症,2 周后常尿量增加,肾功能恢复,但有极少数患者发展为无尿,病情加重。一般水肿 2~4 周后可自行消失。还有 80% 患者会出现高血压。

尿液检查方面,几乎全部患者都有血尿,半数以上出现肉眼血尿,持续 1~2 周后转为镜下血尿。所有患者均伴有蛋白尿,一般 24 小时尿蛋白在 0.5~3g,少数患者在 3.5g 以上,甚至发为肾病综合征。尿检还可见红细胞管型、颗粒管型及少量白细胞,如尿中出现纤维蛋白降解产物,表明病情加重。

本病主要为对症治疗,防治并发症,保护肾功能。同时治疗感染病灶,多以青霉素类治疗。中医治疗一般分为风水泛滥、湿毒浸淫、水湿浸渍、湿热内壅、下焦热盛和阴虚湿热等六个证型。根据中医"标实邪盛"的特点,急性水肿期以祛邪治标为主,恢复期以扶正补益为主。常用方剂如越婢加术汤加减(麻黄、石膏、甘草、生姜、茯苓皮、冬瓜皮等)、麻黄连翘赤小豆汤合五味消毒饮加减(麻黄、连翘、赤小豆、银花、野菊花、蒲公英、紫花地丁、败酱草、冬瓜皮等)、五皮饮和胃苓汤加减(茯苓皮、冬瓜皮、生姜皮、陈皮、大腹皮、泽泻、白术、桂枝、大枣等)、小蓟饮子加减(小蓟、生地、竹叶、石膏、藕节炭、栀子、茅根、甘草等)和六味地黄丸合大补阴丸加减(熟地、山萸肉、山药、茯苓、丹皮、泽泻、知母、石斛等)。

该病必须卧床休息,直到水肿消失,尿检正常。应进食富含维生素的低盐饮食,若水肿和高血压时每日进盐 2g 左右为宜。但不可过分限制食盐,否则会使食欲减退,厌食。急性肾炎少尿时,钾的排泄量减少,易产生高钾血症,必须注意钾的摄入。

急性肾炎时饮水应加以控制,每日摄入水量以不显性失水量加尿量计算。正常成年人在正常体温和室温下,皮肤每天蒸发水 500ml,肺呼出水分 400ml,大便(无腹泻时)排出水分约 100ml,以上为不显性失水。

关于急性肾炎的蛋白摄入量,当血尿素氮低于 14mmol/L,每日摄入蛋白量为每日每公斤体重 1g 左右。当血尿素氮超过 21.4mmol/L,每日摄入蛋白量为每日每公斤体重 0.5g 以内,一天最大量在 40g,并以优质低蛋白饮食为主。

急性肾炎有关热量的摄入也非常重要,如果热量供应不足,患者就会分解自身的蛋白质,以补充这种不足,这样就会加重肾脏负担,不利于疾病恢复。热量供应可以糖类为主,脂肪热量可占总热量的 20% ~ 30%。

中医认为"发性"很大的食物,如羊肉、海鲜、辛辣刺激性食物等应少摄入,尤其羊肉,发性很大,不建议食用。

第十八节　慢性肾小球肾炎的治疗与养护

慢性肾小球肾炎简称慢性肾炎,多见乏力疲倦、腰酸痛等症,也有无明显症状者,多数患者有不同程度的水肿,轻者眼睑及下踝浮肿,重者周身浮肿,并可见胸腔积液和腹水。该病大多数患者的另一个突出表现为持续性中度高血压,可见头痛、失眠、记忆力减退等症状。每遇感冒、呼吸道感染或其他刺激时,病情急剧恶化,会出现大量蛋白尿甚至肉眼血尿、明显水肿、高血压、甚至肾功能恶化。

西医治疗除采用改善缓解临床症状及防治严重并发症之外,一般用糖皮质激素和细胞毒药物。中医治疗一般将其分为肺肾气虚、脾肾阳虚、肝肾阴虚和气阴两虚等四种证型。治本扶正,多以补益肺脾肝肾为主,治标驱邪则以清热利湿、化气利水、清浊化瘀为主,常用方剂益气补肾汤加减(人参、黄芪、白术、茯苓、山药、山萸肉、炙甘草、大枣等)、附子理中汤合金匮肾气丸加减(熟地、党参、白术、山萸肉、附子、山药、茯苓、丹皮、泽泻、肉桂等)、知柏地黄汤加减(知母、黄柏、熟地、丹皮、茯苓、泽泻、山药、山萸肉等)合参芪地黄汤加减(人参、黄芪、熟地、山药、山萸肉、丹皮、茯苓、泽泻、车前草、石韦等)。

慢性肾炎患者平时应避免感冒,一次小感冒就会引起一场大发作,休息对慢性肾炎也是至关重要的,我们常告诉患者"可活动,但不要运动",一场大的运动往往导致病情加重。慢性肾炎患者可以练气功、做按摩,但腰部决不能按摩,我们见到不少肾炎患者因在腰部做人工或机械按摩而使病情加重的病历,另外,要注意禁用或慎用肾毒性药物,尤其在使用抗生素时更应注意。

中医认为,慢性肾炎以肺脾肾肝虚弱为主,其中阳虚者居多,阳气虚弱加之病情日久,饮食可以健脾肾、补肺肝、利水湿、治瘀血的药膳为主。

冬瓜鸡汤:冬瓜 500g、鸡汤 650g、冬菇 2 只、瘦猪肉 20g。冬瓜去皮洗净切块,放入锅内加鸡汤,大火熬煮 10 分钟后加入猪肉、冬菇,继续熬 5 分钟,加入食盐、味精、香油即可。

栗子粳米茯苓汤:栗子 50g,粳米 50g,茯苓 20g。生栗子煮熟后,去皮捣碎,放入洗好的粳米中,加清水同茯苓一起熬煮成粥,加入少许食盐调味即可。

山药茯苓猪肉汤:山药 30g,茯苓 20g,猪肉末和大米适量。大米煮粥,烧开一段时间后,加入山药、茯苓、猪肉末,继续熬熟即可。

参芪冬瓜皮鸡肉汤:党参 20g,黄芪 20g,冬瓜皮 20g,鸡肉 260g,大枣 5 枚,生姜 3 片。先将鸡肉切小块,大枣洗净,然后与党参、黄芪、冬瓜皮、生姜一起加清水适量,炖煮至熟后,加入适量食盐调味即可。

冬瓜黄芪茶:冬瓜800g,陈皮30g,黄芪15g,姜少许。冬瓜去皮去籽洗净,切块备用,锅中加水600ml,水开后加入姜片及冬瓜,焖煮40分钟后熄火,然后盖上锅盖焖20分钟即可。

第十九节 糖尿病肾病的表现与治疗

糖尿病肾病是糖尿病的重要并发症,根据其临床特点,初期多归属于中医学"消渴"的范畴,后期则可根据不同的临床表现,分别归属于中医"水肿""虚劳""消瘅"等范畴。

1. 临床表现

根据糖尿病肾病的病程和病理、生理的演变过程,糖尿病肾病可分为五个阶段,也就是5期。

第1期,肾小球高滤过和肾脏肥大期。这是糖尿病肾病受累的初期改变,一般与高血糖水平一致,血糖控制后就可缓解,没什么病理组织学损伤。第2期,正常白蛋白尿期。肾小球滤过率高于正常水平,运动后尿白蛋白排出率升高,休息后恢复正常。如果这一期能控制血糖,患者可以长期稳定处于该期。以上两期患者基本没有临床症状。第3期,早期糖尿病肾病期,又称"持续微量白蛋白尿期"。肾小球滤过率下降到正常,尿白蛋白排出率持续升高,24小时尿白蛋白超过30mg,称为"微量白蛋白尿"。本期血压开始升高,肾小球病理改变重于第2期,可出现肾小球结节样病变和小动脉玻璃样变。在糖尿病人群中,30%～40%患者在糖尿病发病后10～15年出现。患者可出现下肢浮肿,但尿量一般并不减少。第4期,临床糖尿病肾病期。该期病理变化为弥漫性或继发性肾小球硬化,小动脉玻璃样变,表现为大量蛋白尿,尿白蛋白排出率大于200mg/min,或24小时尿蛋白大于500mg,约30%患者可出现肾病综合征,肾小球滤过率明显下降。患者一旦进入该期,病情则出现进行性发展,如不积极控制,肾小球滤过率则平均每月下降1ml/min。此期患者浮肿明显,甚至会出现胸闷、憋气等胸腔积液。症状第5期,终末期肾衰竭。肾小球滤过率大幅度下降,尿蛋白量因肾小球硬化而减少,尿毒症症状明显,该期多在糖尿病诊断后25～30年。

2. 治疗

该病预防治疗的根本原则是"有效地控制血糖、有效地控制血压、有效地控制血脂和有效地保护肾脏"。

在控制血糖方面,一般认为应将糖化血红蛋白控制在7.0%以下,药物选择口服,多以从肠道排泄降糖药为主,或直接使用胰岛素。血压的控制是糖尿病肾病治疗中的重要一环,高血压可以通过升高肾小球内压而加重尿白蛋白的排出,加速肾脏疾病进展和促进肾功能恶化,所以控制好血压是非常重要的。关于血脂的控制,糖尿病肾病患者常有脂代谢紊乱,临床可以常用降脂药治疗。

关于"有效地保护肾脏",这是我们在多年的临床实践中提出的经验之谈,就是说,"保护肾脏"的重要性可以和"控制血糖、血压、血脂"相提并论,方法包括合理饮食、避免感染、避免药物性肾损害和中药的保肾治疗四个方面。饮食方面,高蛋白的饮食可加速肾损害发展。因此,早期应限制蛋白摄入量至每公斤体重每天 0.8g,对已有大量蛋白尿和肾衰竭的患者可降至 0.6g。其次是避免感染、感冒,感冒或各种感染都可加重肾脏疾病的病情。第三,在药物使用,尤其抗生素药物使用方面,要注意尽量选择对肾脏损害小的药物。第四,也就是中药的保肾预防治疗问题,除可辨证施治外,在没有症状或糖尿病早期,可使用冬虫夏草制剂,或以冬虫夏草、三七各等量压粉,每日 1 次,每次 2g 温水冲服。

中医治疗一般将其分为阴虚热盛、气阴两虚、阴阳两虚三个证型。病变早期"热盛伤阴",中期则以"虚"为主,晚期"阴阳两虚"。对于蛋白尿,既要"涩",又要"补";对于氮质血症期,既要"清、泻",又要"大补";尿毒症时,则"湿毒四泛",既须"补",又须"清、泻"。常用方剂如知柏地黄丸加减(知母、黄柏、熟地、山萸肉、丹皮、茯苓、泽泻、山药、黄连、石膏、五味子等)、生脉散加减(人参、麦冬、五味子、玄参、生地、黄芪、石膏等)、金匮肾气丸加减(熟地、山药、山萸肉、泽泻、茯苓、丹皮、桂枝、附子、桃仁、当归、丹参等)。

第二十节　定期查体可以早期发现疾病

定期查体是肾保健以至整个人保健的重要内容,当前,随着社会的进步,人们生活水平的提高,查体已经变成人们日常生活的重要组成部分。对于没有特殊疾病的人,一年一查体已经成为惯例,如果有条件的话,年纪比较大的人群半年查体一次更为恰当。

为什么要查体呢? 原因就是要了解自己的身体情况,提前发现病症,以便及时采取措施。我们知道不少疾病提前很长一段时间是没有症状的,没有任何表现,一旦发现病症就为时已晚,只有通过体检才能早发现。拿一个常见病"痛风"来说,在痛风发病前很长一段时间内,患者没有任何症状,只有通过血液检查才能发现血尿酸升高,我们称为高尿酸血症,这才是痛风病的第一期,而后才会发生急性痛风关节炎发作期,患者下肢关节,尤其是脚趾、大脚趾红肿热痛,在这以前单单是高尿酸血症时,不查体、不验血是不会发现的,如果提前发现,及时使用降尿酸药物,就避免了痛风病的发生。另外,不少肿瘤的早期发现是肿瘤预后的重要因素,早一天发现,早一天治疗就能延长患者的生命,甚至可以根治肿瘤,而早期肿瘤几乎 80% 以上是没有症状的,只能靠查体发现,所以定期检查身体对肿瘤显得更为重要。

查体内容又分为一般查体和特殊查体两种,一般查体指全身性常规查体,每个人可根据自己的身体状况、年龄、性别及经济条件选择不同的"套餐",现在全国多数大型综合性医院都设立了体检中心,社会上也建立了不少单独从事体检的各种健康中心。特殊查体指针对自己的疾病选择定向的查体内容,如心血管重点查心脏,肾病病重点查肾脏等,这里举一个常见的糖尿病肾病的例子。一般说,2 型糖尿病是不影响人的寿命的,照样可以活 90 岁、100 岁,但主要是避免并发症的出现,而糖尿病的并发症很多,从头到脚都有,脑卒中、冠心病、糖尿病视网膜病变、糖尿病肾病、多发性神经炎等,所以 IDF(国际糖尿病联盟)有这样一个说法:"避免糖尿病并发症出现的要素在于:有效的控制血糖,有效的控制血压,有效的控制血脂",我们在后面加了一句话:"有效的保护肾脏"。只有有效地保护肾脏才能避免糖尿病肾病的出现。糖尿病肾病分 5 期:1 期为高滤过期,肾脏体积略增大,滤过率增加 30% ~ 40%,肾脏结构正常,肾小球基膜及系膜区无改变;2 期为运动后出现微量白蛋白尿,静息状态正常,高滤过状态仍存在,肾小球基膜轻度增厚,系膜区轻度增生。前两期无明显临床表现,仅表现为尿量增多或夜尿增多,大部分漏诊;3 期为早期肾病,持续出现微量白蛋白尿,蛋白排泄率20~200μg/min或30~300mg/24小时,尿常规检查蛋白阴性,肾小球基膜增厚,系膜区增生。3期肾病经过积极正规治疗可以完全康复,是肾病治疗的分水岭。4期为蛋白尿期,又称临床肾病期,尿常规检查尿蛋白持续阳性,肾小球基膜显著增厚,部分断裂,系膜区重度增生,大部分肾小球闭锁。5期为肾功能不全期,病态肾脏功能总和不及正常10%,临床出现尿毒症表现或中毒症状,如高血压、贫血、电解质紊乱等。在这5期中,前两期,甚至前三期都不会有什么症状,而一旦出现症状患者已经进入第4期,所以有效的、针对性的检查是很必要的。在过去很长一段时间,北欧五国的平均寿命都在世界各国中名列前茅,而日本的平均寿命跃居世界前列,究其原因,用日本人的话,"半年一查体是其中重要的原因之一"。

第二十一节　从尿液检查可以了解哪些肾脏疾病

1. 尿液一般性状检查

(1) 尿量:成人24小时尿量在1500~2000ml,尿量的多少与肾血流量、肾小球滤过率及肾小管、集合管重吸收的能力有直接关系。少尿指24小时尿量少于400ml或每小时不足17ml,其原因可分肾前性、肾性和肾后性。24小时尿量少于100ml为无尿或尿闭,见于严重的急性肾衰竭。多尿指24小时尿量超过2500ml,常见原因包括生理性多尿、内分泌疾病、肾脏疾病如肾小管功能不全。

(2) 尿色泽:常见尿色异常有以下几种情况:食物和药物因素,胡萝卜、核黄素、呋喃唑酮和利福平可使尿呈黄色;血尿,每升尿量含血量超过1ml,尿呈红棕色洗肉水样;血红蛋白尿,呈浓茶色或酱油色,见于血管内或泌尿系统内溶血;胆色素尿,尿呈深黄色,见于肝细胞黄疸和阻塞性黄疸;乳糜尿为白色乳糜样尿液,见于丝虫病或其他病因引起的肾周淋巴管阻塞。

(3) 透明度:正常尿液澄清透明,排出后不久变混浊,是由于盐类结晶析出或细菌生长繁殖所致。新鲜尿排出的尿液混浊可见于血尿、脓尿、菌尿、脂尿、乳糜尿或尿液含有多量上皮细胞。

(4) 气味:新鲜尿有氨味,是慢性膀胱炎及尿潴留的表现;苹果味是酮尿。氨尿一是膀胱、尿道、直肠或阴道存在瘘管,二是产气菌泌尿道感染。

(5) 酸碱度:正常尿液一般为弱酸性,pH(酸碱度)约为6.5,有时呈中性或弱碱性。酸性尿常见于食用动物蛋白、呼吸性酸中毒、代谢性酸中毒、低钾性酸中毒、严重缺钾、痛风、服用某些药物如氯化铵、维生素C。碱性尿常见于进食大量植物性食物及乳制品、呼吸性碱中毒、代谢性碱中毒。

(6) 尿比重:正常人每日尿比重在1.005~1.030。尿比重降低见于慢性肾功能损害、肾小管浓缩能力减退、尿崩症、大量饮水或补液。尿比重上升见于糖尿病、饮水不足、大量出汗、呕吐、腹泻和高热等脱水状态。

2. 尿液生化检查

(1) 尿蛋白检查:健康成人残留在尿液中的蛋白质甚少,一般24小时尿蛋白<100mg,

定性检查阴性。当尿中蛋白质 24 小时>150mg 时为蛋白尿,可用尿常规即定性法测知。尿蛋白定性检查可根据其阳性程度不同大致估计蛋白的含量。

(2) 葡萄糖尿:正常人尿糖定性检查阴性。葡萄糖在尿中排出主要由于血糖过高和肾小管重吸收能力降低所致。前者称高血糖糖尿,见于糖尿病、皮质醇增多症、肢端肥大症、甲状腺功能亢进等;后者为非高血糖糖尿,系指肾小管重吸收功能减退,如先天性异常、家族性肾性糖尿或后天性肾脏疾病。

(3) 尿酮体检查:正常人血浆及尿中均含有少量的酮体。尿中酮体过多称酮尿症,可见于糖尿病酮症酸中毒、妊娠呕吐、神经性厌食和全身麻醉后。

(4) 代谢产物的测定:尿素:降低可见于重症肝病、酸中毒;增高可见于高热、急性风湿热、严重感染等。同时测定血中尿素可鉴别肾前性少尿和急性肾衰竭。

肌酐:肌酐系数是指 24 小时尿的肌酐排出量与体重的比值。正常男性为 20~26mg/(kg·24h),女性为 12~22mg/(kg·24h)。肾衰竭时尿肌酐降低,如急性少尿时血肌酐/尿肌酐>1/20,表示急性肾衰竭已形成。

尿酸:正常人 24 小时尿酸<3.5μmol/L。尿酸增多见于原发性痛风、继发性高尿酸血症等,降低见于肾功能不全的患者。

3. 尿沉渣的显微镜检查

(1) 尿红细胞:尿沉渣镜检,若高倍视野中红细胞超过 3 个或持续出现 1~2 个为镜下血尿,使用 Adiss(尿沉渣定量)计数法>50 万/12 小时也可称镜下血尿。血尿可能是泌尿系统疾患的信号,必须详细检查。

(2) 白细胞:正常人尿中有少量白细胞存在,尿沉渣白细胞每高倍视野大于 5 个呈白细胞尿,见于泌尿系统化脓性炎症,如肾盂肾炎、尿道炎和泌尿系结核等。

(3) 管型:正常尿中也有微量蛋白,故显微镜下可偶见透明管型。大量透明管型可见于有蛋白尿的肾脏疾患者。颗粒管型见于肾小球肾炎、肾病和肾硬化;透明管型和颗粒管型也可见于剧烈运动、发热和心力衰竭者;红细胞管型常见于链球菌感染后肾炎、急进性肾炎、狼疮性肾炎;白细胞管型为活动性肾盂肾炎;脂肪管型见于肾病综合征;蜡状管型见于慢性肾衰竭及肾淀粉样变性。

4. 尿液细菌学检查

尿液细菌学检查对尿路感染的诊断有意义。健康人尿道内有一定数量的细菌,因此,尿培养阳性率高。当细菌超过菌落计数时,疑为尿路感染。

第二十二节　肾脏疾病患者有六种情况应做 X 线检查

X 线检查包括尿路平片、静脉肾盂造影、逆行肾盂造影、肾穿刺造影、肾血管造影等。以下 6 种情况可做 X 线检查。

1. 肾衰竭

肾衰竭时为了观察肾脏的大小和部位。若患肾缩小,应考虑慢性肾衰竭;若体积增大则应考虑肾囊肿性疾病、肾肿瘤性疾病、肾的淀粉样变等;若肾外形不规则,可能因慢性肾盂肾炎瘢痕变形所致。

2. 慢性肾炎与肾盂肾炎

此类疾患常不需做 X 线检查,不过为了观察肾的体积变化,或有无瘢痕引起的肾盂肾炎的变形,以及晚期出现的肾萎缩,可做尿路平片、静脉肾盂造影等。

3. 肾血管性病变

此类疾患最有效的诊断方法是肾动脉造影。其次为快速注射连续静脉肾盂造影,这些方法可以明确有无血管病变存在,并可判断部位、程度、范围等细致变化。

4. 肾及其临近肿块性病变

静脉肾盂造影对诊断肾区肿块较为常用,对判断肾内、肾外肿块是实性还是囊性肿块起到一定的作用。选择性肾动脉造影可显示肿块与血管的关系。肾血管造影时,恶性肿瘤常为多血管性,并可见异常血管,而良性囊肿则血管很少,造影时呈现无血管区。

5. 肾源性骨病

慢性肾衰时,可继发甲状旁腺功能亢进,骨质脱钙等。X 线检查可协助诊断肾源性骨病。

6. 尿路梗阻

诊断肾盂或肾盂输尿管积水。诊断不应限于有无积水、积水程度,还应寻找梗阻部位及可能的原因。尿路平片、尿路造影检查可进行初步诊断,如静脉肾盂造影不能确定有无阻塞或阻塞部位时,可做逆行造影或穿刺造影。

第七章 张大宁有关中医学经典语言选录

中医学从学科的属性来讲,属于自然科学中应用科学的范畴,但由于它在形成和发展过程中的特殊历史背景和条件,使其具有浓厚的中华民族传统文化的底蕴和内涵。它是一门独立于现代医学之外的完整的医学科学体系。

中医学属于自然科学中应用科学的范畴,但在诸多的应用科学中,它具有更鲜明的实践性和经验性,实践与经验对一个医生、一门学科,乃至整个中医学的发展都是至关重要的。

从个体上、现象上讲,是患者求医生;但从整体上、内涵上讲,是医生求患者。世界上是先有的患者,后有的医生,医生的经验是从患者身上得到的,从这点意义上讲,脱离了患者,医生就失去了存在价值。

作为一个医生,首先应该是一个学者。作为一个好的中医大夫,一要念书,二要实践,只有不断地念书,不断地实践,才能不断地提高,不断地发展。

中医学不但要继承,而且要发展。

临床疗效是任何一门医学的根本宗旨与归宿,也是中医学存在、立足和发展的根本所在。

我们不仅要提"突出中医学特色",更要强调"发挥中医学优势"。作为一门实用性很强的中医学,单有"特色"是不行的,根本的一条是"优势",就是高于、优于现代医学的地方,只有突出了这种优势,中医学才能立足,才能发展。

在当今的"医疗市场"中,没有"爱国主义和卖国主义",没有"计划经济和计划调节",有的只是"疗效的竞争",谁的疗效好,患者就跑到谁那儿。中医学要以自己高超的临床疗效赢得患者,赢得市场,赢得社会,赢得历史。

以"证"为核心的医学体系是中医学最根本的"特色"和"优势"。

在当今的"医疗市场"中,中西医的竞争是异常激烈,甚至是残酷的。这主要表现在五个层次上:第一是疗效,第二是副作用,第三是疗效的快慢,第四是治疗方法的繁简,第五是花费的多少。无疑地讲,临床疗效是第一位的,没有疗效,就谈不上其他。

中医学的"四大经典"应该是《黄帝内经》《伤寒论》《金匮要略》和《神农本草经》。所谓"经典",首先应该是一部书,应该是一部在这个学科的建立、发展上做出巨大贡献,甚至奠基作用的著作。于此,中医学的"四大经典"应该是在中医学理论体系的建立、发展上起过重要的奠基作用,或对中医学辨证论治体系的确立上做出巨大贡献,成书年代较早,至今仍有着重要指导作用的四部著作。那种将"温病"列为"四大经典"之一的说法,不仅贬低了"经典"的水平,而且混淆了理论与临床、著作与疾病的概念。

世界上有人的地方,就有中国人,有中国人的地方就有中医。中医就像"中华料理"一样,无处不在,无处不有。

世界上有不承认中医的国家,但没有一个国家不承认中药,从这个角度也可以看出这样一个道理：中药研究是中医学发展的重要一环。

不要总讲外国人由于"不能喝汤药"而不信中医，只要我们疗效上去，外国人一样喝汤药，所以"疗效"是中医学走向世界的根本。

本来世界上很多国家和地区都有自己的传统医学，但近百年来随着现代医学的迅速发展，他们的传统医学大多凋零或消失，而只有中华民族的传统医学——中医学，不但没有凋零，而且得到迅速发展，这其中有三个原因：一是党和政府的鼎力支持；二是中医学是一个完整的医学科学体系；三是中医学高超的临床疗效。我认为这最后一条是最重要的。

全面完整地继承中医学，系统科学地发展中医学。

第八章 张大宁治疗肾病之方药

第一节 张大宁治疗肾病之方

临床中我们经常使用的补肾活血方剂,整理如下。

一、大黄附子汤

《金匮要略》

【组成】 大黄、附子、细辛。

【用法】 以水五升,煮取二升,分温三服。若强人煮取二升半,分温三服。服后如人行四五里,进一服(现代用法:水煎服)。

【功用】 温里散寒,通便止痛。

【主治】 寒积里实证。腹痛便秘,胁下偏痛,发热,手足厥冷,舌苔白腻,脉弦紧。

【方解】 本证因寒邪与积滞互结于肠道所致。本方意在温下,故重用辛热之附子,温里散寒,止腹胁疼痛;以苦寒泻下之大黄,泻下通便,荡涤积滞,共为君药。细辛辛温宣通,散寒止痛,助附子温里散寒,是为臣药。大黄性味虽属苦寒,但配伍附子、细辛之辛散大热之品,则寒性被制而泻下之功犹存,为去性取用之法。三味协力,而成温散寒凝、苦辛通降之剂,合成温下之功。

【运用】 现代运用本方治疗急性阑尾炎、急性肠梗阻、胆绞痛、尿毒症等属寒积里实者。

【研究】 通过动物实验证实,大黄附子汤水醇法提取液对动物缺氧有不同程度的拮抗作用,可以减少动物的整体耗氧量,增加心肌组织细胞耐缺氧能力,提高组织缺血的耐受力和降低脑组织的耗氧量,对治疗缺氧性心、脑血管疾病提供了依据。临床上用大黄附子汤治疗肾衰竭患者 9 例,均以本方加减口服为主。并用大黄、附子、槐米各 30g,牡蛎 60g,水煎汤灌肠。治疗后 8 例好转,其中尿素氮下降明显($P<0.05$)。

另报道,用大黄 1.5g、附子 30g、细心 6g、当归 10g,治疗过敏性紫癜 1 例。患者伸侧面有大小不等密集紫斑,按之不褪色,皮损光滑,鼻头冷色白,大便 3 日未行,腹痛。服药 1 剂后,大便通畅,腹痛止,四肢鼻头转温,紫斑明显消散,再服 1 剂,紫斑全消。

二、温 脾 汤

《备急千金要方》

【组成】 大黄、当归、干姜、附子、人参、芒硝、甘草。

【用法】 上七味,㕮咀,以水七升,煮取三升,分服,一日三次(现代用法:水煎服)。

【功用】 攻下冷积,温补脾阳。

【主治】 阳虚寒积证。腹痛便秘,脐下绞结,绕脐不止,手足不温,苔白不渴,脉沉弦而迟。

【方解】 本方证因脾阳不足,阴寒内盛,寒积中阻所致。方中附子配大黄为君,用附子之大辛大热温壮脾阳,解散寒凝,配大黄泻下已成之冷积。芒硝润肠软坚,助大黄泻下攻积;干姜温中助阳,助附子温中散寒,均为臣药。人参、当归益气养血,使下不伤正为佐。甘草既助人参益气,又可调和诸药为使。诸药协力,去除寒邪积滞,回复脾阳。本方温通、泻下与补益三法兼备,寓温补于攻下之中,具有温阳以祛寒、攻下不伤正之特点。

【运用】 现代运用本方治疗急性单纯性肠梗阻或不全梗阻等属中阳虚寒、冷积内阻者。

【研究】 用本方治疗慢性肾功能不全大鼠实验证实,可明显降低血中尿素氮、肌酐,改善高磷、多钾、低钙血症,缬氨酸、酪氨酸、亮氨酸含量得到提高,延长大鼠寿命。

临床上用本方合二陈汤治疗慢性肾衰竭患者 1 例,方用:附子、肉桂、大黄、苍术、白术、泽泻、陈皮、半夏、藿香各 9g,党参、茯苓、杜仲各 15g,甘草 3g,生姜 3 片。随症加减 40 余剂,2 个月后症状消失,尿常规、二氧化碳结合力、非蛋白氮化验均正常,复查四次未见异常。

另治疗寒湿凝瘀,郁而化热之崩漏 1 例。本方加减生军、炮姜、桂枝各 7g,玄参 15g,赤芍、白芍、当归、牡丹皮、地鳖虫、川芎各 10g,3 剂后,下紫血块甚多,炮姜、生军改为 5g,又 3 剂,证去七八,以八珍益母丸巩固。

三、四 逆 汤

《伤寒论》

【组成】 炙甘草、干姜、附子。

【用法】 上三味,以水三升,煮取一升二合,去滓,分温再服。强人可大附子一枚,干姜三两(现代用法:水煎服)。

【功用】 回阳救逆。

【主治】 心肾阳衰寒厥证。四肢厥逆,恶寒蜷卧,神衰欲寐,面色苍白,腹痛下利,呕吐不渴,舌苔白滑,脉微细。

【方解】 本方证乃因心肾阳衰,阴寒内盛所致。方中以大辛大热之生附子为君,温壮元阳,破散阴寒,回阳救逆。生用则能迅达内外以温阳逐寒。臣以辛热之干姜,温中散寒,助阳通脉。附子与干姜同用,既温先天以生后天,又温后天以养先天,相须为用,相得益彰,温里回阳之力大增。炙甘草可益气补中,使全方温补结合,以治虚寒之本;可甘缓姜、附之峻烈;可调和药性,为佐药而兼使药之用。本方药简力专,大辛大热,使阳复厥回,故名"四逆汤"。

【运用】 现代运用本方治疗心肌梗死、心力衰竭、急性胃肠炎吐泻过多、或某些急证大汗而见休克属阳衰阴盛者。使用注意:若服药后出现呕吐拒药者,可将药液置凉后服用。

【研究】 天津中西医结合医院南开医院报道:本方对狗急性失血性休克具有明显升压作用。可增强麻醉家兔的在体心脏收缩力,具有强心作用。以本方注射液抢救休克患者,能使血压回升,心搏力增强。

临床有人以四逆汤治疗慢性肾炎、肾性高血压1例。症见下肢浮肿,小便不利,四肢厥逆,血压200/110mmHg,尿常规:蛋白4+,管型1+,红细胞1+。证属阴盛阳浮,水气不化。本方加党参9g,茯苓12g。3剂后水肿减退,血压160/100mmHg,因腰痛,上方加用桑寄生、杜仲、益母草各12g,5剂后水肿全消,血压降至130/90mmHg,尿常规:蛋白1+。后服桂附地黄丸巩固。

四、当归四逆汤

《伤寒论》

【组成】　当归、桂枝、芍药、细辛、甘草、炙通草、大枣。

【用法】　上七味,以水八升,煮取三升,去滓。温服一升,日三服(现代用法:水煎)。

【功用】　温经散寒,养血通脉。

【主治】　血虚寒厥证。手足厥寒,或腰、股、腿、足、肩臂疼痛,口不渴,舌淡苔白,脉沉细或细而欲绝。

【方解】　本方证由营血虚弱,寒凝经脉,血行不利所致。本方以桂枝汤去生姜、倍大枣,加当归、通草、细辛组成。方中当归甘温,养血和血;桂枝辛温,温经散寒,温通血脉,为君药。细辛温经散寒,助桂枝温通血脉;白芍养血和营,助当归补益营血,共为臣药。通草通经脉,以畅血行;大枣、甘草益气健脾养血,共为佐药。甘草调和药性为使药。

【运用】　现代运用本方治疗血栓闭塞性脉管炎、无脉症、雷诺病、小儿麻痹、冻疮、妇女痛经、肩周炎、风湿性关节炎等属血虚寒凝者。

【研究】　实验报道:本方加吴茱萸、生姜汤具有改善末梢循环的效果。用本方治疗早期雷诺病2则,1例原方加艾叶、红花,服30剂痊愈,1例18剂后痊愈。

李氏用本方加地龙、牛膝、丹参、制乳没、桃仁、红花等治疗寒瘀型血栓闭塞性脉管炎33例,临床治愈22例,好转10例,无效1例。另报道本方加赤芍、生地、熟地各12g,阿胶9g,黄芪、鸡血藤各30g,丹参15g。治疗血小板减少性紫癜1例,15剂后症状消失。

五、补中益气汤

《脾胃论》

【组成】　黄芪、炙甘草、人参、当归、陈皮、升麻、柴胡、白术。

【用法】　上㕮咀,都作一服,水二盏,煎至一盏,去滓,食远稍热服(现代用法:水煎服。或作丸剂,每服10~15g,日2~3次,温开水或姜汤下)。

【功用】　补中益气,升阳举陷。

【主治】

(1)脾虚气陷证。饮食减少,体倦肢软,少气懒言,面色萎黄,大便稀溏,舌淡脉虚;以及脱肛、子宫脱垂、久泻久痢、崩漏等。

(2)气虚发热证。身热自汗,渴喜热饮,气短乏力,舌淡,脉虚大无力。

【方解】　本方治证系因饮食劳倦,损伤脾胃,以致脾胃气虚、清阳下陷所致。方中重用黄芪,味甘微温,入脾、肺经,补中益气,升阳固表,为君药。配伍人参、炙甘草、白术补气健脾为臣,与黄芪合用,以增强其补益中气之功。血为气之母,气虚时久,营血亦亏,故用当归养血和营,协人参、黄芪以补气养血;陈皮理气和胃,使诸药补而不滞,共为佐药。并以少量升麻、柴胡升阳举陷,协助君药以升提下陷之中气,共为佐使。炙甘草调和诸药,亦为使药。本方"治在党参黄芪,定在升麻柴胡",益气升提。

【运用】 现代运用本方治疗内脏下垂、久泻、久痢、脱肛、重症肌无力、乳糜尿、慢性肝炎等;妇科之子宫脱垂、妊娠及产后癃闭、胎动不安、月经过多;眼科之眼睑下垂、麻痹性斜视等属脾胃气虚或中气下陷者。

【研究】 现代研究总结,本方可用于治疗慢性胃肠炎、慢性肠炎、慢性肝炎、慢性痢疾、贫血及营养不良等,特别是对无力型疾患和内脏下垂及子宫脱垂、膀胱膨出、脱肛等应用较多。药理研究示本方可以改善蛋白质代谢,防治贫血发展,对子宫及周围组织有兴奋作用,对金黄色葡萄球菌有抑制作用。

日本学者铃木辉彦等用本方治疗类风湿关节炎、全身性红斑狼疮、硬皮病等患者,发现服用本方4周后血沉亢进有所改善,低白蛋白血症病例有升高倾向。临床还有应用本方治疗少精及精子活动力低下患者52例,2个疗程40剂后,总有效率达84.6%。

六、四君子汤

《太平惠民和剂局方》

【组成】 人参、白术、茯苓、炙甘草。

【用法】 上为细末。每服二钱(15g),水一盏,煎至七分,通口服,不拘时候;入盐少许,白汤点亦得(现代用法:水煎服)。

【功用】 益气健脾。

【主治】 脾胃气虚证。面色萎白,语声低微,气短乏力,食少便溏,舌淡苔白,脉虚弱。

【方解】 本方证由脾胃气虚,运化乏力所致。方中人参为君,甘温益气,健脾养胃。白术为臣,健脾燥湿,加强益气助运之力;佐以甘淡茯苓,健脾渗湿,苓、术相配,则健脾祛湿之功益著。炙甘草为使,益气和中,调和诸药。四药配伍,共奏益气健脾之功。

【运用】 现代运用本方治疗慢性胃炎、胃及十二指肠溃疡等属脾气虚者。

【研究】 现代研究表明,四君子汤可以调节神经系统,恢复胃肠功能,促进溃疡愈合;升高肝糖原,提供能量维持生命活动;促进骨髓造血功能,升高低血压,纠正休克;增强机体免疫功能,提高人体防御能力;促进内分泌腺功能,平衡内环境。

梁氏用本方合并六味地黄丸治疗先天肾气亏虚或后天脾肾不足的男性不育患者,获得满意疗效。另有应用本方治疗阳痿、血小板减少性紫癜、慢性肾小球肾炎等患者,疗效显著。

七、生脉散(又名生脉饮)

《内外伤辨惑论》

【组成】 人参、麦门冬、五味子。

【用法】 长流水煎,不拘时服(现代用法:水煎服)。

【功用】 益气生津,敛阴止汗。

【主治】

(1) 温热、暑热,耗气伤阴证。汗多神疲,体倦乏力,气短懒言,咽干口渴,舌干红少苔,脉虚数。

(2) 久咳伤肺,气阴两虚证。干咳少痰,短气自汗,口干舌燥,脉虚细。

【方解】 本方所治为温热、暑热之邪,耗气伤阴,或久咳伤肺,气阴两虚之证。方中人参甘温,大补元气,益肺生津,为君药。麦门冬甘寒清热养阴,润肺生津,为臣药。人参、麦冬合用,则益气养阴之功益彰。五味子酸温,敛肺止汗,生津止渴,为佐药。三药合用,一补一润一敛,益气养阴,生津止渴,敛阴止汗,使气复津生,汗止阴存,气充脉复,故名"生脉"。

【运用】 现代运用本方治疗肺结核、慢性支气管炎、神经衰弱所致咳嗽和心烦失眠,以及心脏病心律不齐属气阴两虚者。

【研究】 叶氏运用生脉饮注射液腹腔注射大鼠 5 日后,明显降低外周血白细胞糖皮质激素受体含量,缺氧状态下提高红细胞摄氧带氧能力。张氏运用生脉散注射液治疗感染性休克患者 24 例,表明具有回升及稳定血压的作用。许氏运用本方加温阳利水药治疗肺源性心脏病患者,40 剂后症状明显好转。

八、四 物 汤

《太平惠民和剂局方》

【组成】 当归、川芎、白芍、熟地黄。

【用法】 上为粗末。每服三钱(15g),水一盏半,煎至八分,去渣,空心食前热服(现代用法:作汤剂,水煎服)。

【功用】 补血调血。

【主治】 营血虚滞证。头晕目眩,心悸失眠,面色无华,妇人月经不调,量少或经闭不行,脐腹作痛,甚或瘕块硬结,舌淡,口唇、爪甲色淡,脉细弦或细涩。

【方解】 本方是补血调经的主方,方中熟地甘温味厚质润,入肝、肾经,长于滋养阴血、补肾填精,为补血要药,为君药。当归甘辛温,归肝、心、脾经,为补血良药,兼具活血作用,且为养血调经要药,为臣药。佐以白芍养血益阴;川芎活血行气。四药配伍,共奏补血调血之功。

【运用】 现代运用本方治疗妇女月经不调、胎产疾病、荨麻疹及过敏性紫癜等属营血虚滞者。

【研究】 实验表明本方可以刺激细胞免疫和抗体生成,对贫血有恢复作用。杨氏以本方辨证加减治疗黄体功能不全所致不孕症 40 例,2 个疗程后,妊娠 19 例,全部患者治疗后基础体温及子宫内膜腺体分泌情况明显改善。余氏以本方加荆芥、陈皮各 7g,蝉蜕 5g,甘草 3g,治疗小儿过敏性紫癜 25 例,全部治愈。

九、当归补血汤

《内外伤辨惑论》

【组成】 黄芪、当归。

【用法】 以水二盏,煎至一盏,去滓,空腹时温服。

【功用】 补气生血。

【主治】 血虚阳浮发热证。肌热面赤,烦渴欲饮,脉洪大而虚,重按无力。亦治妇人经期、产后血虚发热头痛;或疮疡溃后,久不愈合者。

【方解】 本方证为劳倦内伤,血虚气弱,阳气浮越所致。方中重用黄芪补气,其用量5倍于当归,即"有形之血不能速生,无形之气所当急固"之理,大补脾肺之气,以资化源,使气旺血生。配以少量当归养血和营,则浮阳秘敛,阳生阴长,气旺血生,而虚热自退。

【运用】 现代运用本方治疗妇人经期、产后发热等属血虚阳浮者,以及各种贫血、过敏性紫癜等属血虚气弱者。

【研究】 现代实验表明,本方有增强小白鼠巨噬细胞的吞噬功能的作用,可提高血清抗体效价,促进抗体生成,加快血红蛋白电泳,具有抗衰老的作用。

李氏从细胞水平观察本方具有增强心肌收缩力,降低氧消耗,提高心肌细胞的代谢和补偿能力。丁氏研究发现本方对免疫、造血、微循环等多系统损伤具有一定的保护作用。

临床上有用本方治疗更年期综合征患者,以本方加夜交藤30g、桑叶12g、胡桃仁10g、三七6g治疗79例患者,其中治愈61例,未愈18例。

十、六味地黄丸

《小儿药证直决》

【组成】 熟地黄、山萸肉、干山药、泽泻、牡丹皮、茯苓。

【用法】 上为末,炼蜜为丸,如梧桐子大。空心温水化下三丸(现代用法:亦可水煎服)。

【功用】 滋补肝肾。

【主治】 肝肾阴虚证。腰膝酸软,头晕目眩,耳鸣耳聋,盗汗,遗精,消渴,骨蒸潮热,手足心热,口燥咽干,牙齿动摇,足跟作痛,小便淋沥,以及小儿囟门不合,舌红少苔,脉沉细数。

【方解】 肾藏精,为先天之本,肝为藏血之脏,精血互可转化,乙癸同源,肝肾阴血不足又常可相互影响。方中重用熟地黄补肾填精,为君药。山萸肉补养肝肾,并能涩精,取"肝肾同源"之意;山药补益脾阴,亦能固肾,共为臣药。三药配合,肾肝脾三阴并补,是为"三补",但熟地黄用量是山萸肉与山药之和,故仍以补肾为主。泽泻利湿而泄肾浊,并能减熟地黄之滋腻;茯苓淡渗脾湿,并助山药之健运,与泽泻共泻肾浊,助真阴得复其位;牡丹皮清泄虚热,并制山萸肉之温涩。三药称为"三泻",均为佐药。本方是宋代钱乙首创,将《金匮要略》中的肾气丸去掉桂枝、附子,专治儿科疾病。九蒸九制被列为六味地黄丸的御用标准。现代研究证明,九蒸九制使六味地黄丸中的各种有效成分全部析出,同时也保证了用药安全。

【运用】 现代运用本方治疗慢性肾炎、高血压病、糖尿病、肺结核、肾结核、甲状腺功能亢进、中心性视网膜炎及无排卵性功能性子宫出血、更年期综合征等属肾阴虚弱为主者。

【研究】 现代实验研究表明,本方可以改善肾功能,降低血压,促进肾脏代偿,提高肾脏排泄率的作用。李氏研究认为本方具有调节免疫的作用。范氏报道使用本方可以促进人体扁桃体干扰素产生。张氏根据"肾开窍于耳""肾气实则聪明,肾气虚则耳聋"的观点,将本方用于治疗豚鼠卡那霉素中毒性耳聋,取得明显的预防作用。另有报道称本方可以抗低温、抗疲劳、耐缺氧及促皮质激素样作用,抗佝偻病,抑制动物肿瘤发生等作用。

张氏用本方加益母草、半枝莲治疗慢性肾炎 10 例、急性肾炎 4 例、隐匿性肾炎 2 例均痊愈。郭氏将本方熟地变为生地,并加大为 30~90g,治疗肾病综合征 7 例,取得明显疗效。

钱氏用本方加淫羊藿、海狗肾、白鲜皮治疗男性不育症 62 例,52 例性功能恢复正常,痊愈率 87%。方氏用本方加牛膝 10g、肉桂 3~5g 治疗高血压 31 例,5~12 剂后血压下降至正常,症状明显减轻。

十一、右 归 丸

《景岳全书》

【方药】 熟地黄、山药、山萸肉、枸杞子、鹿角胶、菟丝子、杜仲、当归、肉桂、制附子。

【用法】 上先将熟地蒸烂杵膏,加炼蜜为丸,如梧桐子大。每服百余丸,食前用滚汤或淡盐汤送下。或丸如弹子大,每嚼服二三丸。以滚白汤送下(现代用法:亦可水煎服,用量按原方比例酌减)。

【功用】 温补肾阳,养肾填精。

【主治】 主治肾阳不足,命门火衰证。人老或久病后气衰神疲,畏寒肢冷,腰膝软弱,阳痿遗精,性欲减退,慢性腹泻,五更泄泻,便不成形,阳衰无子,或小便自遗,夜尿增多,舌淡苔白,脉沉而迟。

【方解】 本方方中以附子、肉桂、鹿角胶培补肾中元阳,温里祛寒,为君药。熟地黄,山萸肉、枸杞子、山药滋阴益肾,养肝补脾,填精补髓,取“阴中求阳”之意,为臣药。佐以菟丝子、杜仲补肝肾,强腰膝;当归养血和血,与补肾之品相配,以补养精血。诸药合用,肝脾肾阴阳兼顾,仍以温肾阳为主,妙在阴中求阳,“阳得阴助,生化无穷”。本方纯补无泻,故对肾虚兼湿浊慎用。

【运用】 现在运用本方治疗肾病综合征、老年骨质疏松症、精少不育症,以及贫血、白细胞减少症等属于肾阳不足者。

【研究】 施氏实验表明本方可以促进糖代谢,调整 DNA、RNA 和蛋白质的合成,对线粒体有恢复和再生作用,提高细胞的氧化功能的机能,对机体的代谢和解毒起到重要作用,还可以提高机体的免疫能力。

陈氏用本方去附子、肉桂、当归,加巴戟天、淫羊藿、海狗肾、陈皮、紫河车粉(冲服)治疗男子不育症 11 例,取得明显疗效。

十二、肾 气 丸

《金匮要略》

【组成】 干地黄、山药、山茱萸、泽泻、茯苓、牡丹皮、桂枝、附子。

【用法】 上为细末,炼蜜和丸,如梧桐子大,酒下十五丸(6g),日再服。

【功用】 补肾助阳。

【主治】 肾阳不足证。腰痛脚软,身半以下常有冷感,少腹拘急,小便不利,或小便反多,入夜尤甚,阳痿早泄,舌淡而胖,脉虚弱,尺部沉细,以及痰饮,水肿,消渴,脚气,转胞等。

【方解】 本方证皆由肾阳不足所致。方中附子大辛大热,为温阳诸药之首;桂枝辛甘而温,乃温通阳气要药,二药相合,补肾阳、助气化,共为君药。重用干地黄滋阴补肾,配伍山茱萸、山药补肝脾而益精血,共为臣药。君臣相伍,补肾填精,温肾助阳,不仅可藉阴中求阳而增补阳之力,而且阳药得阴药之柔润则温而不燥,阴药得阳药之温通则滋而不腻。泽泻、茯苓利水渗湿,配桂枝善于温化痰饮;牡丹皮苦辛而寒,擅入血分,合桂枝可调血分之滞,三药寓泻于补,俾邪去而补药得力,为制诸阴药可能助湿碍邪之虞。诸药合用,助阳之弱以化水,滋阴之虚以生气,使肾阳振奋,气化复常,则诸症自除。

【运用】 现代运用本方治疗慢性肾炎、糖尿病、醛固酮增多症、甲状腺功能低下、神经衰弱、肾上腺皮质功能减退、慢性支气管哮喘、更年期综合征等属肾阳不足者。

【研究】 现代研究证明本方具有降血糖、抗衰老的作用。实验表明附子能兴奋垂体-肾上腺皮质系统,对某些肾上腺功能不全患者,有肾上腺皮质激素作用,并有强心作用;肉桂中有中枢性及末梢性扩张血管作用,可改善血液循环。

费氏用本方治疗肾阳虚型肾性水肿 12 例,治愈 10 例,取得明显疗效。李氏用本方加味治疗脾肾阳虚型高血压患者 40 例,方用附片、丹参、车前子各 30g,肉桂、熟地、山药、山茱萸、丹皮、泽泻、茯苓、牛膝、巴戟天、淫羊藿、龙骨、牡蛎各 15g,日一剂。总有效率 81.5%。

十三、补阳还五汤

《医林改错》

【组成】 黄芪、当归尾、赤芍、地龙、川芎、红花、桃仁。

【用法】 水煎服。

【功用】 补气,活血,通络。

【主治】 中风之气虚血瘀证。半身不遂,口眼歪斜,语言謇涩,口角流涎,小便频数或遗尿失禁,舌暗淡苔白,脉缓无力。

【方解】 本方证由中风之后,正气亏虚,气虚血滞,脉络瘀阻所致。本方重用生黄芪,补益元气,意在气旺则血行,瘀去络通,为君药。当归尾活血通络而不伤血,用为臣药。赤芍、川芎、桃仁、红花协同当归尾以活血祛瘀;地龙通经活络,力专善走,周行全身,以行药力,亦为佐药。原书称:"因虚致瘀",治以补气为主,兼以活血通络。全方重用补气药与少量活血药相伍,使气旺血行以治本,祛瘀通络以治标,标本兼顾;且补气不壅滞,活血又不伤正。对于因虚致瘀的半身不遂,黄芪用量宜重,但开始可先用小剂量,一般从 30~60g 开始,逐渐加大,且愈后还应继续服用,防止复发。陆九芝言:"观其方用黄芪四两、归尾二钱、赤芍钱半、川芎、桃仁、红花各一钱,加地龙亦一钱,主治半身不遂。方以黄芪为君,当归为臣,若例以古法当归补血汤,黄芪五倍于当归,则二钱之归宜君以一两之芪。若四两之芪即当臣以八钱之归。今则芪且二十倍于归矣。大约欲以还五成之亏,有必须乎四两之多者。"(《世补斋医书》)人之气不足五成可致身体一侧失养而见半身不遂,本方使失养一侧恢复五成阳气故称补阳还五汤。

【运用】 现代运用本方治疗脑血管意外后遗症、冠心病、小儿麻痹后遗症,以及其他原因引起的偏瘫、截瘫、或单侧上肢、或下肢痿软等属气虚血瘀者。

【研究】　实验表明,本方对心肌收缩力有明显增强作用,对家兔有缓和降压作用,对反映心肌耗氧量的心肌张力时间指数有显著降低作用,对小鼠心肌营养性血流量有显著增强作用。吕氏用本方治疗 236 例缺血性中风患者,发现本方具有降低血黏度和升高红细胞表面电荷的作用。

张氏报道本方不但能扩张正常家兔脑血管,且有对抗去甲肾上腺素收缩血管的作用,对麻醉狗的脑血管阻力有明显降低作用,能持久增加脑血管流量。

金氏用本方与川芎加泽兰 10g,益母草、马鞭草各 15g 治疗慢性肾炎 41 例,痊愈 19 例,好转 16 例,取得明显疗效。陈氏用本方配合小剂量泼尼松或环磷酰胺,辨证治疗 19 例肾病综合征患者,结果显效 15 例,有效 4 例,疗效明显。

十四、桃核承气汤

《伤寒论》

【组成】　桃仁、大黄、桂枝、炙甘草、芒硝。

【用法】　上四味,以水七升,煮取二升半,去滓,内芒硝,更上火,微沸,下火,先食,温服五合,日三服,当微利(现代用法:作汤剂,水煎前四味,芒硝冲服)。

【功用】　逐瘀泻热。

【主治】　下焦蓄血证。少腹急结,小便自利,神志如狂,甚则烦躁谵语,至夜发热;以及血瘀经闭,痛经,脉沉实而涩者。

【方解】　本方由调胃承气汤减芒硝之量加桃仁、桂枝而成。方中桃仁苦甘平,活血破瘀;大黄苦寒,下瘀泻热。两者合用,瘀热并治,共为君药。芒硝咸苦寒,泻热软坚,助大黄下瘀泻热;桂枝辛甘温,通行血脉,既助桃仁活血祛瘀,又防硝、黄寒凉凝血之弊,共为臣药。桂枝与硝、黄同用,相反相成,桂枝得硝、黄则温通而不助热;硝、黄得桂枝则寒下又不凉遏。炙甘草护胃安中,并缓诸药之峻烈,为佐使药。诸药合用,共奏破血下瘀泻热之功。服后"微利",使蓄血得除,瘀热得清,邪有出路,诸症自平。

【运用】　现代运用本方常用于急性盆腔炎、胎盘滞留、附件炎、肠梗阻、子宫内膜异位症、急性脑出血等属瘀热互结下焦者。

【研究】　日本学者研究证明本方可以有效减低血液黏度,降低血液总胆固醇;对凝血活酶时间、凝血酶原时间、血小板凝集等均有明显抑制作用。

现代研究证实,桃仁具有抗炎、抗变态反应和抗血栓作用,能阻止肾病早期病变和血管损害;桂皮扩张血管,减少尿中毒性产物的蓄积;大黄能降低氮质代谢产物的吸收;甘草抗炎、抗变态反应和激素样作用,可以推断本方具有推迟慢性肾衰竭患者应用透析的作用。

十五、血府逐瘀汤

《医林改错》

【组成】　桃仁、红花、当归、生地黄、川芎、赤芍、牛膝、桔梗、柴胡、枳壳、甘草。

【用法】　水煎服。

【功用】　活血化瘀,行气止痛。

【主治】 胸中血瘀证。胸痛,头痛,日久不愈,痛如针刺而有定处,或呃逆日久不止,或饮水即呛,干呕,或内热瞀闷,或心悸怔忡,失眠多梦,急躁易怒,入暮潮热,唇暗或两目暗黑,舌质暗红,或舌有瘀斑、瘀点,脉涩或弦紧。

【方解】 本方主治诸症皆为瘀血内阻胸部,气机郁滞所致。本方桃红四物汤合四逆散加桔梗、牛膝。桃红四物汤活血、养血,四逆散疏肝行气和血,牛膝活血通经,祛瘀止痛,引血下行。桔梗开肺气,载药上行,合枳壳则升降上焦之气以宽胸。共奏活血行气之功。

【运用】 现代应用本方治疗冠心病心绞痛、风湿性心脏病、胸部挫伤及肋软骨炎之胸痛,以及脑血栓形成、高血压、高脂血症、血栓闭塞性脉管炎、神经官能症、脑震荡后遗症之头痛、头晕等属瘀阻气滞者。

【研究】 现代研究表明本方具有明显的抗凝血和扩血管作用,其次镇痛及解痉作用效果明显,能够行气止痛,收缩子宫。

天津市第一中心医院中西医结合抢救组以本方治疗22例急性弥漫性血管内凝血患者,结果治愈16例,好转1例,治愈存活率72.7%。刘氏用本方治疗瘀血性高血压50例,7~10天后血压下降明显,总有效率92%。余氏用本方治疗气滞血瘀型高血脂症20例,临床总有效率95%。赵氏用本方治疗肝郁血瘀型更年期综合征142例,治愈70例,显效45例,有效23例,总有效率97%。程氏用本方与生脉饮、增液承气汤治疗多囊肾合并急性肾衰竭,10剂后症状明显减轻。

十六、失 笑 散

《太平惠民和剂局方》

【组成】 五灵脂、蒲黄。

【用法】 先用酽醋调二钱,熬成膏,入水一盏,煎七分,食前热服(现代用法:共为细末,每服6g,用黄酒或醋冲服,亦可每日取8~12g,用纱布包煎,作汤剂服)。

【功用】 活血祛瘀,散结止痛。

【主治】 瘀血停滞证。心腹刺痛,或产后恶露不行,或月经不调,少腹急痛等。

【方解】 本方所治诸症,均由瘀血内停,脉络阻滞所致。方中五灵脂苦咸甘温,入肝经血分,功擅通利血脉,散瘀止痛;蒲黄甘平,行血消瘀,炒用并能止血,两者相须为用,为化瘀散结止痛的常用组合。调以米醋,或用黄酒冲服,乃取其活血脉、行药力、化瘀血,以加强五灵脂、蒲黄活血止痛之功,且制五灵脂气味之腥臊。诸药合用,药简力专,共奏祛瘀止痛、推陈出新之功,使瘀血得去,脉道通畅,则诸症自解。《古今名医方论》称此方仅二味平易之药,竟能使瘀血疼痛霍然若失,其止痛效果之佳,使人忍不住发出笑声。故称之曰"失笑散"。

【运用】 现代运用本方治疗痛经、冠心病、高脂血症、异位妊娠、慢性胃炎、慢性肾衰竭等属瘀血停滞者。

【研究】 现代实验表明本方对垂体后叶素引起的大白鼠急性心肌缺血有拮抗作用。张氏实验证明本方通过收缩变形血管松弛、凝集成堆的血小板化为散在、线粒体破坏减轻,达到"行气活血"的治疗效果。并且还可以降低血压及具有镇静效果。常氏用本方合温经散治疗崩漏113例,治愈93例,好转15例,总有效率95.6%。周氏用本方合瓜蒌薤白汤治疗心律失常 67 例,总有效率 73.1%。

十七、生 化 汤

《傅青主女科》

【组成】 全当归、川芎、桃仁、炮姜、炙甘草。

【用法】 黄酒、童便各半煎服(现代用法:水煎服,或酌加黄酒同煎)。

【功用】 养血祛瘀,温经止痛。

【主治】 血虚寒凝,瘀血阻滞证。产后恶露不行,小腹冷痛。

【方解】 本方证由产后血虚寒凝,瘀血内阻所致。方中重用全当归补血活血,化瘀生新,行滞止痛,为君药。川芎活血行气,桃仁活血祛瘀,均为臣药。炮姜入血散寒,温经止痛;黄酒温通血脉以助药力,共为佐药。炙甘草和中缓急,调和诸药,用以为使。原方另用童便同煎(现多已不用)者,乃取其益阴化瘀、引败血下行之意。全方配伍得当,寓生新于化瘀之内,使瘀血化,新血生,故名"生化"。

【运用】 现代运用本方治疗产后子宫复旧不良、产后宫缩疼痛、胎盘残留等属产后血虚寒凝、瘀血内阻者。

【研究】 张氏等对雌激素引起的小白鼠子宫增重和组织形态学改变进行观察,研究了本方对小白鼠离体子宫平滑肌的作用。结果表明:本方可对抗子宫充血水肿、增生肥厚的作用。具有对抗雌激素促使子宫合成蛋白质的功能,使组织干重减轻。

郝氏用本方加红花治疗产后子宫复旧不良者 59 例,取得明显疗效。乐氏用本方加续断、杜仲、红花、丹参等治疗人工流产术后阴道不规则流血 360 例,显效 210 例,有效 150 例,证明本方有减少子宫出血、剔除残余绒毛、加快子宫复旧的作用。

十八、防己黄芪汤

《金匮要略》

【组成】 防己、黄芪、甘草、炒白术。

【用法】 上锉麻豆大,每服五钱匕(15g),生姜四片,大枣一枚,水盏半,煎八分,去滓温服,良久再服,服后当如虫行皮中,以腰以下如冰,后坐被中,又以一被绕腰以下,温令微汗,瘥(现代用法:作汤剂,加生姜、大枣,水煎服,用量按原方比例酌定)。

【功用】 益气祛风,健脾利水。

【主治】 表虚不固之风水或风湿证。汗出恶风,身重微肿,或肢节疼痛,小便不利,舌淡苔白,脉浮。

【方解】 本方所治风水或风湿,乃因表虚卫气不固,风湿之邪伤于肌表,水湿郁于肌腠所致。方中以防己、黄芪共为君药,防己祛风行水,黄芪益气固表,兼可利水,两者相合,祛风除湿而不伤正,益气固表而不恋邪,使风湿俱去,表虚得固。臣以白术补气健脾祛湿,既助防己祛湿行水之功,又增黄芪益气固表之力。佐入姜、枣调和营卫。甘草和中,兼可调和诸药,是为佐使之用。诸药相伍,祛风与除湿健脾并用,扶正与祛邪兼顾,使风湿俱去,诸症自除。

【运用】 现代运用本方治疗慢性肾小球肾炎、心源性水肿、风湿性关节炎等属风水、风湿而兼表虚证者。

【研究】 实验表明白术具有利尿作用,可以促进电解质排泄,抑制肾小管重吸收,促进血浆白蛋白增加,保护肝脏、防止肝糖原减少的作用。黄芪能加强心肌收缩力,生姜对大脑皮质、延髓的呼吸中枢及血管运动中枢有兴奋作用,能增强血液循环。同时黄芪和防己具有降压作用,对肾性水肿伴高血压者较适宜。此外本方还有镇痛、镇静、解热、抗炎的作用。

张氏用本方加党参、黄精、山药、芡实、金樱子、生姜、大枣等治疗慢性肾炎蛋白尿 16 例,临床治愈 14 例,好转 2 例,疗效明显。

十九、苓桂术甘汤

《金匮要略》

【组成】 茯苓、桂枝、白术、炙甘草。

【用法】 上四味,以水六升,煮取三升,去滓,分温三服(现代用法:水煎服)。

【功用】 温阳化饮,健脾利湿。

【主治】 中阳不足之痰饮。胸胁支满,目眩心悸,短气而咳,舌苔白滑,脉弦滑或沉紧。

【方解】 本方所治痰饮乃中阳素虚,脾失健运,气化不利,水湿内停所致。"病痰饮者,当以温药和之"(《金匮要略》)。本方重用甘淡之茯苓为君,健脾利水,渗湿化饮,既能消除已聚之痰饮,又善平饮邪之上逆。桂枝为臣,功能温阳化气,平冲降逆。苓、桂相合为温阳化气,利水平冲之常用组合。白术为佐,健脾燥湿,苓、术相须,为健脾祛湿的常用组合,在此体现了治生痰之源以治本之意;桂、术同用,也是温阳健脾的常用组合。炙甘草用于本方,其用有三:一可合桂枝以辛甘化阳,以襄助温补中阳之力;二可合白术益气健脾,崇土以利制水;三可调和诸药,功兼佐使之用。四药合用,温阳健脾以助化饮,淡渗利湿,以平冲逆,全方温而不燥,利而不峻,标本兼顾,配伍严谨,为治疗痰饮病之和剂。

【运用】 现代运用本方治疗慢性支气管炎、支气管哮喘、心源性水肿、慢性肾小球肾炎水肿、梅尼埃病、神经官能症等属水饮停于中焦者。

【研究】 实验表明:茯苓、桂枝、白术均有利尿作用,白术能够促进血浆白蛋白增加,桂枝可以促进消化,增强血液循环,有助于营养不良或血液循环障碍所致的水肿消退,甘草有抗炎、祛痰、镇咳作用,茯苓镇痛,对水饮凌心之心悸怔忡有明显疗效。

日本学者研究发现本方对环己巴比妥的睡眠时间有延长作用,对子宫收缩有明显抑制作用。

二十、真 武 汤

《伤寒论》

【组成】 茯苓、芍药、白术、生姜、附子。

【用法】 以水八升,煮取三升,去滓,温服七合,日三服(现代用法:水煎服)。

【功用】 温阳利水。

【主治】 阳虚水泛证。畏寒肢厥,小便不利,心下悸动不宁,头目眩晕,身体筋肉眴动,站立不稳,四肢沉重疼痛,浮肿,腰以下为甚;或腹痛,泄泻;或咳喘呕逆。舌质淡胖,边有齿痕,舌苔白滑,脉沉细。

【方解】　本方为治疗脾肾阳虚,水湿泛溢的基础方。本方以附子为君药,辛甘性热,温肾助阳,以化气行水兼暖脾土,以温运水湿。臣以茯苓利水渗湿,使水邪从小便去;白术健脾燥湿。佐以生姜之温散,既助附子温阳散寒,又合苓、术宣散水湿。白芍亦为佐药,其义有四:一者利小便以行水气,《本经》言其能"利小便,《名医别录》亦谓之"去水气,利膀胱";二者柔肝缓急以止腹痛;三者敛阴舒筋以解筋肉眴动;四者可防止附子燥热伤阴,以利于久服缓治。如此组方,温脾肾以助阳气,利小便以祛水邪。

【运用】　现代运用本方治疗慢性肾小球肾炎、心源性水肿、甲状腺功能低下、慢性支气管炎、慢性肠炎、肠结核等属脾肾阳虚、水湿内停者。

【研究】　现代研究表明本方能兴奋全身功能,对神经、内分泌、消化、循环、泌尿系统有一定影响。裴氏用本方加桃仁、红花、琥珀治疗充血性心力衰竭15例,取得明显疗效。姚氏用本方加知母、泽泻治疗梅尼埃综合征41例,治愈35例,好转6例。侯氏用本方加肉苁蓉、桃仁,干姜易生姜治疗肾阳虚经闭60例,治愈54例,有效4例,临床疗效明显。谭氏认为本方对慢性肾炎尿毒症的治疗,除了有明显的利水消肿作用,还可以改善氮质血症,纠正酸中毒,恢复肾功能。

二十一、炙 甘 草 汤

伤寒论

【组成】　炙甘草、生姜、桂枝、人参、生地黄、阿胶、麦门冬、去心麻仁、大枣。

【用法】　上以清酒七升,水八升,先煮八味,取三升,去滓,内胶烊消尽,温服一升,日三服(现代用法:水煎服,阿胶烊化,冲服)。

【功用】　益气滋阴,通阳复脉。

【主治】

(1)阴血阳气虚弱,心脉失养证。脉结代,心动悸,虚羸少气,舌光少苔,或质干而瘦小者。

(2)虚劳肺痿。干咳无痰,或咳吐涎沫,量少,形瘦短气,虚烦不眠,自汗盗汗,咽干舌燥,大便干结,脉虚数。

【方解】　本方是《伤寒论》治疗心动悸、脉结代的名方。其证是由伤寒汗、吐、下或失血后,或杂病阴血不足,阳气不振所致。治宜滋心阴,养心血,益心气,温心阳,以复脉定悸。方中重用生地黄滋阴养血为君,《名医别录》谓地黄"补五脏内伤不足,通血脉,益气力"。配伍炙甘草、人参、大枣益心气,补脾气,以资气血生化之源;阿胶、麦冬、麻仁滋心阴,养心血,充血脉,共为臣药。佐以桂枝、生姜辛行温通,温心阳,通血脉,诸厚味滋腻之品得姜、桂则滋而不腻。用法中加清酒煎服,以清酒辛热,可温通血脉,以行药力,是为使药。诸药合用,滋而不腻,温而不燥,使气血充足,阴阳调和。

【运用】　现代运用本方治疗功能性心律不齐、期外收缩、冠心病、风湿性心脏病、病毒性心肌炎、甲状腺功能亢进等而有心悸、气短、脉结代等属阴血不足、阳气虚弱者。

【研究】　陈氏等发现炙甘草汤系列诸方中富含镁、锌、锰、硒等微量元素,镁可直接强心复脉,锌、锰、硒又与滋阴补肾息息相关,且有间接强心复脉的作用。王氏测析炙甘草汤及其加减方固定方型浓煎剂中 19 种氨基酸的含量,显示氨基酸含量丰富,其中赖氨酸含量尤高,提示本方所显示的药效应包括煎剂中氨基酸对心脏或整个病体营养代谢的调整和促进、改善作用。程氏等测定出甘草的主要成分为甘草酸,含量达 13.06 % ~ 36.3 %,具有抗炎、抗氧化、抗过敏、增强免疫、诱生干扰素等多种生物活性作用。陈氏通过拆方研究表明:甘草酸、人参总皂苷和麦冬总皂苷为炙甘草汤中抗心律失常的主要有效成分,且三者配伍优于两两配伍,更优于单个作用。

二十二、龟鹿二仙胶

《医方考》

【组成】 鹿角胶、龟板胶、人参、枸杞子。

【用法】 现将鹿角锯截,刮净,水浸,桑柴火熬炼成胶,在将人参、枸杞熬膏和入。每晨酒调服三钱(9g)(现代用法:每晨取 3g,清酒调化,淡盐开水送服)。

【功用】 滋阴填精,益气壮阳。

【主治】 真元虚损,精血不足证。腰膝酸软,形体消瘦,两目昏花,发脱齿摇,阳痿遗精,久不孕育。

【方解】 本证由肾元虚损,精血阴阳不足,筋骨形体失养、五脏失充所致。治当阴阳并补,滋阴填精,益气养血。方中鹿角胶甘咸微温,通督脉而补阳,温肾壮阳,益精养血;龟板胶甘咸而寒,通任脉而补阴,填精补髓,滋阴养血,二味俱为血肉有情之品,能补肾益髓以生阴阳精血,共为君药。人参大补元气,枸杞子补肾益精,养肝明目,同为臣药。四药合用,阴阳气血并补,先后天兼顾,药简力宏,不仅可治真元不足,诸虚百损,亦能抗衰防老,生精种子,益寿延年。

【运用】 现代用于治疗各种慢性病久,体质亏乏,以及内分泌障碍引起的发育不良、重度贫血、神经衰弱,以及性功能减退等阴阳两虚者。

【研究】 杨氏研究龟鹿二仙胶对人体的安全性及免疫影响,证实龟鹿二仙胶能提升人体免疫能力,对肝、肾功能没有显著的不良影响,是相当安全的传统药方。此方剂还可缓解退化性关节炎及更年期症候群的症状,长期服用骨质密度亦会有改善的功效。在中国台湾龟鹿二仙胶多用于癌症放疗或化疗辅助治疗、治疗腰肾虚冷、四肢酸痛、习惯性腰扭伤;骨折后遗症、伤口愈合不全、骨质疏松症、退化性关节炎、坐骨神经痛;孩童体质虚弱、长期感冒不愈,妇女月经迟缓、痛精、男女久婚不孕、内分泌失调。是妇女产后、做月子最好的补品。

二十三、四 神 丸

《证治准绳》

【组成】 肉豆蔻、补骨脂、五味子、吴茱萸。

【用法】 上为末,生姜四两,红枣五十枚,煮熟取枣肉,和末丸如桐子大,每服五七十丸,空心或食前白汤原送下(现代用法:每日 1 ~ 2 次,每次 6 ~ 9g,空腹或食前开水送下。亦可按原方用量比例酌减,水煎服)。

【功用】 温肾暖脾,固肠止泻。

【主治】　脾肾阳虚之肾泄证。五更泄泻,不思饮食,食不消化,或久泻不愈,腹痛喜温,腰酸肢冷,神疲乏力,舌淡苔薄白,脉沉迟无力。

【方解】　肾泄,又称五更泄、鸡鸣泻,多由命门火衰、火不暖土、脾失健运所致。治宜温肾暖脾,固涩止泻。方中重用补骨脂辛苦性温,补命门之火以温养脾土,《本草纲目》谓其"治肾泄",故为君药。臣以肉豆蔻温中涩肠,与补骨脂相伍,既可增温肾暖脾之力,又能涩肠止泻。吴茱萸温脾暖胃以散阴寒;五味子酸温,固肾涩肠,合吴茱萸以助君、臣药温涩止泻之力,为佐药。用法中姜、枣同煮,枣肉为丸,意在温补脾胃,鼓舞运化。诸药合用,俾火旺土强,肾泄自愈。方名四神,是方中四味药功效神速。本方是《普济本事方》中二神丸(肉豆蔻、补骨脂)和五味子散(五味子、吴茱萸)组合而成。

【运用】　现代运用本方治疗慢性结肠炎、肠结核、肠道易激综合征等属脾肾虚寒者。

【研究】　胡氏等研究发现,四神丸及其拆方二神丸、五味子散,以及单味药五味子、吴茱萸对家兔离体肠管的自发活动有明显的抑制作用,能对抗氯化钡引起的肠道平滑肌痉挛。现代药理学表明,补骨脂具有抑菌、增强免疫等功效,如其主要成分补骨脂挥发油对革兰阳性菌有抑制作用,补骨脂酚在体外能则抑制金黄色葡萄球菌的生长;吴茱萸具有抗炎镇痛、抗菌、抗溃疡等作用,其中喹啉酮生物碱通过抑制幽门螺旋杆菌的呼吸作用来抑制细菌生长;肉豆蔻具有抗炎镇痛、抗血栓形成及抗菌等作用;五味子具有调节免疫、抗氧化、延缓衰老、抗菌、抗溃疡等方面的功效,如五味子粗多糖、五味子水煎剂具有升高白细胞及增强免疫功能的作用。四神丸治疗消化道疾病具有良好的现代药理学基础。

二十四、金锁固精丸

《医方集解》

【组成】　沙苑子、芡实、莲须、龙骨、牡蛎。

【用法】　莲子粉糊为丸,盐汤下(现代用法:每日1~2次,每次9g,淡盐汤或开水送下,亦可按原方用量比例酌减,加入适量莲子肉,水煎服)。

【功用】　补肾涩精。

【主治】　肾虚不固之遗精。遗精滑精,精神不振,神疲乏力,腰酸腰痛,耳鸣耳聋,舌淡苔白,脉细弱等。

【方解】　方中沙苑子甘温,补肾固精,《本草纲目》谓其"补肾,治腰痛泄精,虚损劳气",故为君药。芡实、莲须甘涩而平,俱能益肾固精,且补脾气,莲须并能交通心肾,共为臣药。佐以龙骨、牡蛎,俱能固涩止遗。莲须尤为收敛固精之妙品。诸药合用,既能补肾,又能固精,补涩共用,标本兼顾,但终以治标,即以"涩、固"为主的良方。方名金锁固精丸,是形容其固涩精关之效有如"金锁"之意。

【运用】　现代运用于治疗蛋白尿、乳糜尿、重症肌无力、前列腺炎、女子带下,属肾虚精气不足,下元不固者。

【研究】　曾氏等研究发现金锁固精丸可增加肾虚多尿大鼠模型血浆中促肾上腺皮质激素释放激素(CRH)、促肾上腺皮质激素(ACTH)、环磷酸腺苷(cAMP)的含量,表明其可能通过上调下丘脑-垂体-肾上腺皮质(HPA)系统的功能发挥调节人体水液代谢的作用,从内分泌系统调节的角度阐明了金锁固精丸临床治疗肾虚不固所致的多尿、尿频的作用机制。

二十五、二 至 丸

《医方集解》

【组成】 女贞子、墨旱莲。

【用法】 临卧酒服(现代用法:女贞子不定量,蒸熟阴干,碾细筛净,将旱莲草不拘量水煮三次,取汁煎熬,浓缩成流浸膏,适量加蜂蜜搅匀。早晚各一丸,开水送下)。

【功用】 补肾养肝。

【主治】 肝肾阴虚。口苦咽干,头晕眼花,失眠多梦,腰膝酸软,下肢痿软,遗精,早年发白等。

【方解】 方中女贞子甘苦凉,滋肾养肝,墨旱莲甘酸寒,养阴益精、凉血止血。全方药味少而性平和,补肝肾养阴血而不滋腻,为平补肝肾之剂。

【运用】 现代多用于早期高血压、神经衰弱、更年期综合征、血小板减少性紫癜等属于肝肾阴虚者。主要有增强免疫、降血脂、抗血栓、抗氧化、耐缺氧、护肝及镇静等作用。

【研究】 现代药理研究表明二至丸具有免疫调节、抗衰劳、保肝降酶、抗骨质疏松、抑瘤及抗炎等多种作用。赵氏等研究发现二至丸对 D-半乳糖复制大鼠衰老模型的全血及血浆高黏状态有一定降低作用,从而起到延缓衰老的作用;丁氏等发现二至丸能明显升高亚急性衰老小鼠皮肤超氧化物歧化酶(SOD)活力,使其丙二醛(MDA)含量明显下降,增加衰老小鼠皮肤羟脯氨酸含量,提高皮肤成纤维细胞数目,有效防止 D-半乳糖致衰老小鼠的皮肤衰老;周氏观察二至丸对 D-半乳糖致衰老小白鼠免疫器官组织的影响发现,二至丸对 D-半乳糖致衰老小鼠胸腺、脾脏、大脑细胞具有明显的保护作用。

第二节 张大宁治疗肾病之药

一、补 肾 中 药

(一) 黄芪

黄芪为豆科植物蒙古黄芪或膜荚黄芪的根。主产于内蒙古、山西、黑龙江等地。

【性味归经】 甘、微温。归脾、肺、肾经。

【功效】 补脾肺气,升阳举陷,益卫固表,补养元气、肾气,利尿消肿,托毒生肌,补血,活血。

【主治】

(1) 脾气虚证。本品有良好的补脾益气之功。因其兼能升阳举陷,故历代将其作为培中升阳举陷之要药,尤长治脾虚中气下陷者,如症见长期短气不舒、久泻脱肛、内脏下垂者,常与补中益气、升阳举陷之品配伍,如李东垣在《脾胃论》中著名的补中益气汤,以其与人参、升麻、柴胡等品同用,健脾补气、升提中气,功效卓显,至今又常用于各种脏器下垂,为历代医家所推崇。又因能利尿消肿,故亦为气虚水肿之要药,治脾虚水湿失运之浮肿尿少者,本品既能补脾益气以治本,又能利尿消肿以治标,常与健脾、利水消肿之品配伍。本品还可补气以摄血,治脾虚不能统血之失血证,常与补气摄血止血之品配伍,如《济生方》归脾汤。

（2）肺气虚证。本品又能补益肺气,对于咳喘日久,肺气虚弱,气短神疲者,因其只能补益肺气以治本,故常需配伍紫菀、款冬花、贝母、杏仁等祛痰止咳平喘之品以标本兼顾;若属肺肾两虚者。还需与人参、蛤蚧等品同用,功奏补益肺肾、止咳定喘之效。

（3）气虚自汗证。本品既能补脾肺之气,又能益卫固表以止汗,治脾肺气虚所致卫气不固、表虚自汗者,常与收敛止汗之品配伍,如《丹溪心法》玉屏风散,其与白术、防风通用。

（4）血虚证,气血两虚证,气血亏虚之疮疡难溃难腐、或溃久难敛。本品既能补气以生血,又有一定的补血之功,其与当归同用,如当归补血汤;本品还可补益气血,扶助正气,以收托毒外出、生肌敛疮之效。

（5）痹证,中风半身不遂,胸痹等。本品既能补气以行血,又有一定的活血之功,故临床上多用于血脉瘀滞诸症。治风寒湿痹之血脉痹阻者,本品常与祛风湿、活血药配伍,如《百一选方》蠲痹汤,其与羌活、当归、姜黄等药同用。治痹证或中风后遗症因气虚血滞、肌肤筋脉失养症见肌肤麻木或半身不遂者,本品常与活血通络之品配伍,如著名的《医林改错》补阳还五汤,补气以活血,重用黄芪以补气,并与当归、川芎、地龙等品同用。近年来,临床上将本品及本品的不同制剂广泛用于冠心病、动脉血栓、肺栓塞、脑血栓、脑梗死等多种血脉瘀滞者,疗效显著,为中西医界所公认。

这里要特别指出,在传统的中医典籍中,黄芪多列为补脾肺气之品,而忽视了其"补肾气"的作用,近些年的临床实践和基础实践证实,黄芪对"人体生命之本——肾"的补益作用很大,临床上用黄芪注射液治肾虚阳痿不举、慢性肾炎、肾病综合征、狼疮性肾炎、慢性肾盂肾炎、慢性肾衰竭等肾系病证,疗效甚佳,所以我们亦将其列入补肾药物中。

【用法用量】　煎服,10~15g。大剂量可用至30~60g。蜜炙可增强其补益作用。

【现代药理研究】　黄芪含有多种活性成分,包括黄芪多糖、黄芪皂苷、黄芪黄酮类成分,黄芪甲苷的免疫调节作用报道最多,被认为与黄芪的免疫调节作用直接相关,是其最重要的作用之一,黄芪甲苷能够在体内和体外促进小鼠T淋巴细胞、B淋巴细胞的增殖和抗体生成,促进非胸腺依赖区内B细胞增生、浆细胞大量形成及促进抗体合成的作用从而调节免疫;对多脏器有保护作用,如上调 occludin 蛋白的表达而对血脑屏障起到保护作用,抗氧化自由基损伤、抑制中性粒细胞激活和炎性因子 TNF-α 分泌而保护肺部缺血再灌注损伤,肝细胞纤维化具有明显的抑制作用,增加心肌耗氧量,有强心作用。另外还有抗肿瘤、降血糖、抗病毒、抗衰老抗氧化等作用。

（二）人参

人参为五加科植物人参的根。主产于吉林、辽宁、黑龙江等地。野生者名"野山参",栽培者称"园参"。

【性味归经】　甘,微温。归肺、脾、心、肾经。

【功效】　大补元气,补益脏气,生津止渴,安神益智,补血。

【主治】

（1）元气虚极欲脱证。本品为拯危救脱要药,古有"人参味甘,大补元气,止渴生津,调荣养卫"之谈其大补元气之功无药可代,最宜于因大汗、大失血或大病、久病等所致其虚极欲,脉微欲绝的重危症候。可单用,如独参汤。若气虚欲脱兼见汗出身暖,渴喜冷饮,舌红干燥等亡阴者,本品兼能生津,且常与养阴生津、敛汗之品配伍,如生脉散与麦冬、五味子同用,以补气养阴,敛汗固脱。

（2）肺、脾、心、肾虚证。本品可补气,主治肺气不足所引起的气虚懒言、短气喘促、语言声微等症,常与补益肺气、止咳平喘药配伍,如《备急千金要方》补肺汤,与五味子、苏子等药同用。又因本品兼能补肾气,故又可用治肺肾两虚,肾不纳气之虚喘,常与补益肺肾、纳气定喘之品配伍,如《卫生宝鉴》人参蛤蚧散、《济生方》人参胡桃汤,其与蛤蚧、胡桃仁等药同用。

本品亦能补脾气,以治疗脾气虚弱的身体消瘦、倦怠乏力、食少便溏等症。因脾虚不运常兼湿滞,故又常与健脾燥湿、利湿之品配伍,如《太平惠民和剂局方》四君子汤,其与白术、茯苓同用。若脾气亏虚,中气下陷,可见久泻脱肛,甚至脏器下垂,本品又常与补中益气、升阳举陷之品配伍,如《脾胃论》补中益气汤,其与黄芪、升麻等药同用。

本品亦长于补心气,以改善心气虚之心悸怔忡、胸闷气短、脉虚结代等症,常与长于补心气、通心阳之品配伍,如《伤寒论》炙甘草汤,其与炙甘草、桂枝等药同用。又因本品还能安神益智,故又多用治心气不足,心失所养之失眠多梦、健忘等症,如天王补心丸。

本品还能补肾气,除用于肾不纳气之短气虚喘外,还可用于肾气亏虚,下元不固之阳痿、遗精、滑精、遗尿、尿频等,常与补肾固精之药同用,如与五味子等药同用,治疗下元虚损,阳痿,以及尿后余沥、梦遗滑精等症。

（3）热病气虚津伤或气阴两虚之口渴,消渴病。本品既能补气,又能生津,故尤宜用于热病气津两伤或气阴两虚之口渴。对于热病气津两伤,症见口渴、脉大无力者,常与清热泻火之品配伍,如《伤寒论》白虎加人参汤,其与知母、石膏同用。消渴一病,多与肺、脾（胃）、肾三脏的病理改变有关,以阴虚为本,燥热为标,且多伴有气阴两伤之证。人参既能补益肺、脾、肾三脏之气,又能生津之渴,故治消渴病亦宜。如《仁斋直指方》玉壶丸,其与天花粉同用。

（4）气血两虚,血虚证。本品既能补气以生血,又有一定的补血之功,故可用治血虚证,常与补益气血之品配伍,如八珍汤中,其与白术、当归等药配伍,用治气血两虚证。

【用法用量】 煎服,5~10g;挽救虚脱可用15~30g。宜文火另煎分次兑服。研末吞服,每次0.5~1g,日服1~2次。

【备注】 党参功能类似人参,亦可补气生津,但作用较差,但价格低廉,可参考使用。

【现代药理研究】 截止到目前为止已经分析分离出了300多种人参成分,这其中包括了人参的两大有效成分人参皂苷类和人参多糖类,除此之外,人参有效化学成分还包括了氨基酸蛋白质类、糖类、维生素类和微量元素类等。人参对人体物质代谢系统、血液运输系统、脾、肾、胸腺等免疫器官和免疫系统,脑和神经系统,激素系统及肠道菌群等都有显著影响。人参皂苷是人参化学成分中的最重要的有效成分,现在分析分离出的人参皂苷单体非常多,其数量达到50多种。人参皂苷可以对机体的代谢、免疫系统、内分泌系统及抗氧化应激系统产生重要作用,表现出很强的药理作用。

（三）西洋参

西洋参为五加科植物西洋参的根。主产于美国、加拿大。

【性味归经】 甘、微苦,寒。归肺、心、肾、脾经。

【功效】 补益元气,补气养阴,清火生津。

【主治】

(1) 气阴两脱证。本品具有类似人参而弱于人参的补益元气之功,因其性味微苦而寒,故又可清火养阴生津,更适用于热病之后,耗伤元气阴津所致精神疲倦,体弱乏力,气短息促等,可与麦冬、五味子等养阴生津、敛汗之品同用。

(2) 肺、心、肾、脾之气阴两虚证。本品长于补肺气,兼能养肺阴、清肺火,适用于火热耗伤肺之气阴所致短气喘促,咳嗽痰少,或痰中带血之症,也可单用本品压粉装胶囊服用,如西洋参胶囊。

本品又能补肾气、益肾阴,用于肾之气阴两虚,症见腰膝酸软,遗精滑精,常与山茱萸、金樱子、覆盆子、沙苑子等补肾益精之品同用。若属肾阴阳两虚者,可与补肾阳之鹿茸、滋肾阴之龟甲等品同用。

(3) 热病气虚津伤口渴,消渴。本品对于热伤气津所致身热汗出、身体乏力、口渴口干、五心烦热、体倦少气、脉虚数之症,不仅能补气养阴生津,还能清热,较之药性偏温的人参更为适宜,常与清热养阴之品同用,如《温热经纬》清暑益气汤,其与西瓜翠衣、竹叶、麦冬等品同用。临床亦用于消渴病气阴伤之证,常与黄芪、太子参、麦冬、山药、天花粉等长于益气、生津止渴之品同用。

【用法用量】 另煎兑服,5~10g。

【现代药理研究】 近代研究西洋参的主要化学成分主要含有人参皂苷、挥发油、有机酸、甾醇、聚炔类、氨基酸、蛋白质、多糖等,但主要成分是西洋参皂苷和多糖类,其不同化学成分在药理方面有各自的特点。目前,西洋参的药理学研究主要涉及心血管系统、神经系统、消化系统、内分泌代谢系统、血液造血免疫系统及抗肿瘤等方面。实验研究证明西洋参果总皂苷、3 种游离脂肪酸组及单体化合物游离色氨酸和十八碳酸均具有抗肿瘤活性;西洋参提取物具有有效的抗氧化作用,西洋参果提取物及其中的活性多酚类成分咖啡酸和氯原酸,有助于保护心肌细胞;能够降低食后血糖水平,控制糖尿病的代谢和生理;人参皂苷 Re 对于化学疗法诱发的恶心和呕吐有潜在的治疗作用;西洋参特有皂苷 P-F11 具有神经保护作用,人参皂苷 Rb 混合物是最有效的抗惊厥剂;另外西洋参具有抗缺氧、抗疲劳、抗应激、保护肝损伤功能、抗高血脂、降血脂、抗利尿、增强免疫、止血、抗血栓作用;西洋参皂苷对动脉粥样硬化有防治作用。

(四) 五味子

五味子为木兰科植物五味子或华中五味子的干燥成熟果实。前者称“北五味子”,主产于东北;后者称“南五味子”,主产于西南及长江流域以南各省。

【性味归经】 酸、甘、温。归肺、心、肾、脾经。

【功效】 益气滋肾,止咳,止汗,止泻,涩精,生津,安神。

【主治】

(1) 久咳虚喘。本品味酸收敛,甘温而润,入肺能敛肺气,益肺气,主治肺虚久咳,可与其他敛肺止咳药同用,共收益气敛肺止咳之效,如五味子丸。本品既能上敛肺气,又能下滋肾阴,为治疗肺肾两虚、久咳虚喘之要药。治肺肾两虚咳喘,需与滋补肺肾之品同用,共收敛肺滋肾、纳气平喘之功。如七味都气丸,以之配伍山茱萸、熟地、山药等药。本品长于敛肺止咳,但配伍温肺化饮祛痰之品,亦可用寒饮咳喘等证,如《金匮要略》苓甘五味姜辛汤,以之与干姜、细辛等同用。

(2)自汗、盗汗。本品既能益气固表止汗,又能滋阴生津敛汗,其敛汗力强,为治疗虚汗证之常用药物。治气虚自汗津伤者,需与补气养阴之品同用,共收益气固表、养阴生津之功。如《内外伤辨惑论》生脉散,以之与人参、麦冬同用,近年来,该药方研制成针剂、片剂的生脉饮,广受中西医临床的欢迎。治疗肾虚咳喘时,常与滋阴药同用,如麦味地黄丸,以之与熟地黄、山茱萸、麦冬等药同用。

(3)久泻不止。本品能涩肠止泻,兼能补益脾肾之气。治脾肾虚寒久泻不止者,常与其他温补固涩之品同用,共收温补脾肾、涩肠止泻之功,如《内科摘要》四神丸,以之与补骨脂、肉豆蔻、吴茱萸配伍,临床疗效颇佳。

(4)遗精,滑精。本品能补肾涩精,为治肾虚精关不固的遗精、滑精之常用药。治滑精者,常与温肾涩精之品同用,共收补肾助阳、涩精止遗之功,如《世医得效方》桑螵蛸丸,以之与桑螵蛸、附子、龙骨等配伍。

(5)津伤口渴,消渴。本品具有益气生津止渴之功,且有滋肾作用。治热伤气阴,汗多口渴者,常与人参、麦冬等补气养阴之品同用,共收益气养阴生津之功。治阴虚内热,口渴多饮之消渴证,多与滋阴清热之品同用,共收清退虚热、养阴生津之功,如《医学衷中参西录》玉液汤,以之与山药、知母、天花粉等药配伍。

(6)心悸、失眠、多梦。本品既能补益心肾,又能宁心安神。治阴血亏损,心神失养,或心肾不交之虚烦心悸、失眠多梦,常与补益心肾之品同用,共收滋养心肾、宁心安神之功,如天王补心丹,以之与麦冬、丹参、生地、酸枣仁等药配伍。

【用法用量】 煎服,3~6g;研末服,1~3g。

【现代药理研究】 五味子的化学成分主要有挥发油、木脂素、有机酸、多糖、氨基酸等。现代研究表明五味子多糖有抗脂质过氧化、促进肝再生和利胆作用;影响细胞凋亡、改善细胞生理功能,提高细胞膜的稳定性,增强免疫功能,有较好的抑瘤作用;提高腹腔巨噬细胞的吞噬百分率和吞噬指数,促进淋巴细胞转化,有较好的免疫兴奋作用;减轻脂质过氧化物对组织或细胞的损伤,又能增强机体对自由基损伤的防御技能,通过提高机体的免疫功能对环境的适应能力而延缓衰老;还有抗变态反应、抗突变、镇静催眠等作用,另外对中枢神经系统、心血管系统、呼吸系统及泌尿生殖系统等均有一定的影响。

(五)山药

山药为薯蓣科植物薯蓣的根茎。主产于西南、湖南、江西等地。

【性味归经】 甘、平。归脾、肺、肾经。

【功效】 补气益阴,补脾肺肾。

【主治】

(1)脾虚证。本品亦食亦药,既可食用,又可药用;既能补脾气,又能养脾阴,且易于消化,为营养调补之佳品,可用作食品长期服用,尤宜用于脾之气阴两虚,伴见营养不良诸症,以及慢性久病或病后,虚弱羸瘦,需营养调补而脾运不健者。常作为人参、党参、太子参、白术等补气健脾之品的辅助药。

(2)肺虚证。本品既能补肺气、养肺阴,又能补土以生金,还能补肾气,滋肾阴以纳气,故治咳喘,不论肺虚所致,还是肺脾两虚、肺肾两虚所伤均可使用。然其补力较缓,临床亦多以复方。临床上治肺肾气阴两虚之咳喘,常与补肺肾、止咳、纳气定喘之品配伍,如《张氏医通》七味都气丸,其与山茱萸、五味子等药同用。

(3)肾虚证。本品还能补肾气、养肾阴,其补肾之力虽平和,但对肾脾俱虚者,可补后天以助养先天,故有人称其为"先天后天、阳气阴液并补之品"。肾气虚者,夜尿频多,遗尿、滑精早泄,女子带下清稀;肾阴虚之形体消瘦,潮热盗汗亦可用,故补肾阴的名方六味地黄丸及补肾阳的名方金匮肾气丸,均有本品。

(4)消渴阴虚证。消渴一病,与脾肺肾三脏密切,且多为气阴两虚之证。本品既补脾、肺、肾三脏之气,又补脾、肺、肾三脏之阴,能照顾多个脏腑的病理改变。而消渴之证多为阴虚为本,燥热为标,故使用时常与补气养阴、清热生津之品配伍,如《医学衷中参西录》玉液汤,与黄芪、天花粉、知母等药同用。

【用法用量】　煎服,10~30g;大剂量60~120g。麸炒可增强补脾止泄作用。

【现代药理研究】　国内外普遍认为山药中主要活性成分是活性多糖,也有专家认为是山药中的磷脂或者皂苷。山药可以改善胸腺、脾脏的组织结构,尤其是山药多糖有良好的免疫调节作用;有缓解胃肠平滑肌痉挛及对抗神经介质的作用,增强小肠吸收功能,抑制血清淀粉酶的分泌;显著降低血糖水平和糖化血红蛋白,并使胰岛素分泌水平恢复性升高,降低血清脂质浓度及主动脉和心脏的糖浓度;有抗氧化、清除自由基和增强机体清除自由基的能力,有较好的抗氧化、延缓衰老作用;在预防和减轻肾脏缺血再灌注损伤和促进肾脏再生修复方面有显著作用;山药根茎中含有一种蛋白质dioscorin,具有抗DPPH自由基和羟自由基活性的作用,同时能抑制胰蛋白酶活性,调节体内酸碱平衡的作用;山药中尿囊素具有抗刺激、麻醉镇痛、消炎抑菌的作用;另外其还有抗肿瘤、抗突变的作用是当前研究热点。

(六) 冬虫夏草

冬虫夏草为麦角菌科真菌冬虫夏草菌,寄生在蝙蝠蛾科昆虫幼虫上的子座及幼虫尸体的复合体。主产于四川、青海、西藏等省区,甘肃、云南、贵州等省亦产。

【性味归经】　甘、平。归肾、肺经。

【功效】　补肾阳,益肾精,阴阳并补,不热不燥,补肺气,止血化痰,止咳平喘。

【主治】

冬虫夏草是当今"炒"的很热、很贵的珍贵中药,按现在的市场价格来讲,已经远远高于金价,有人认为,这是"炒"的结果,但张大宁教授却不这样认为,冬虫夏草是一味阴阳并补之药,补益力强,且不热不燥,很小的量就能有很大的效果,所以价格高升是不足为怪的。

(1)肺虚或肺肾两虚之久咳虚喘,劳咳痰血。本品甘平,主入肾肺二经,能补肾阳,益肾精,补肺气,止血化痰,止咳平喘,为平补肺肾之佳品。对肺虚久咳,能补肺气,化痰止咳,可单用常服。因其兼能止血,也可用治劳嗽痰血,宜与北沙参、南沙参、川贝母、麦冬等养阴清肺、化痰止咳药同用。若属气阴两虚者,宜与西洋参、北沙参、川贝母、阿胶等益气养阴、清肺化痰、止咳止血之同用。若肺虚及肾,肾不纳气,虚喘短气者,又能补肺益肾,纳气平喘,宜与蛤蚧、山药、川贝母等补益肺肾、化痰止咳平喘药配伍。

(2)肾虚阳痿,早泄精薄。本品既能补肾阳,又能补肾精。对肾阳不足,肾精亏虚所致的阳痿、早泄、精薄,有补肾助阳、起痿添精之效。可单用浸酒服,或与菟丝子、巴戟天、淫羊藿等补肾益精壮阳之同用。

此外,病后体虚不复,易感外邪者,可用本品与鸭、鸡、猪肉炖服,或为散剂常服,有补肾固本、补肺益卫、促进机体功能恢复之功。

冬虫夏草常服效果明显,每日至少服 1 克,坚持 3 个月才能有效,否则起不到有效的作用。

【用法用量】 煎服或炖服,5~10g。或入丸、散、酒剂。

【现代药理研究】 冬虫夏草有效成分主要有核苷类物质(腺苷、尿苷、鸟苷等),多糖类(半乳糖甘露醇聚糖等),甾醇、糖醇类(麦角甾醇、D-甘露醇、蕈糖等),氨基酸,维生素及无机元素,具有调节免疫、抗肿瘤、调节心血管系统、抗惊厥、保护肾脏、抗菌等多种作用。近些年野生虫草资源日趋萎缩的状况严重,人工扶持冬虫夏草及其寄主昆虫的生长,开展半人工培植,是一种较为经济有效的解决途径。另外,目前高等真菌的规模化发酵生产已是当前获得药食用真菌菌丝体和代谢产物的主要途径。国内外有关冬虫夏草深层发酵的研究已大量展开。研究发现,发酵菌丝体和发酵液中主要活性成分和野生冬虫夏草中的成分基本一致。实验显示冬虫夏草及其制剂可通过改善肾脏血流动力学、抗肾脏组织非酶糖化、调节脂代谢、下调肾组织转化生长因子 β 及其受体表达、抑制肾小管上皮细胞转分化、抑制细胞外基质增生等多方面发挥治疗糖尿病肾病作用;调节狼疮性肾炎患者的免疫功能减少长期使用激素及免疫抑制剂的不良反应;一些关于冬虫夏草治疗慢性肾衰竭的临床研究显示,其可改善患者临床症状,稳定和保护肾功能,改善贫血,调整脂代谢紊乱,调整内皮素和一氧化氮的平衡,抗脂质过氧化,是透析前很好的选择。

(七) 鹿茸

鹿茸为脊椎动物科梅花鹿雄鹿未骨化的幼角。其中花鹿茸产于东北,品质优。马鹿茸主产于东北、西北及西南地区,东北产者习称"东马鹿茸",品质较优;西北产者习称"西马鹿茸",品质较次。

【性味归经】 甘、咸、温。归肝、肾、心、脾经。

【功效】 补肾阳,益精血,强筋骨,固冲任,脱毒生肌。

【主治】

(1) 肾阳虚衰,精血不足证。本品甘温补阳,甘咸滋肾,禀春阳之性,具生发之气,为峻补肾阳、益精养血之要药。治疗肾阳亏虚、精血不足所致畏寒肢冷,阳痿不举、遗精早泄、宫冷不孕、小便频频、腰膝酸痛、头晕耳鸣、精神疲倦等症,本品可单用或配伍其他补肾助阳、益精养血药。如《中国医学大辞典》参茸固本丸以之与人参、黄芪、当归同用,治疗诸虚百损,五劳七伤,元气不足,畏寒极冷、阳痿早泄、宫冷不孕、小便频数等。

(2) 肝肾亏虚,精血不足,筋骨不健。本品入肝肾经,能补肝肾,益精血,强筋骨,故可用治肝肾亏虚,精血不足,筋骨疲软,或小儿发育不良,囟门过期不合,齿迟,行迟等。常与熟地黄、杜仲、续断、山萸肉等药同用。临床上对于骨折后期,愈合不良者,本品可与骨碎补、续断、自然铜等行血脉、续筋骨药同用。

(3) 冲任虚寒,带脉不固,崩漏带下。本品甘温,既能补肝肾,益精血,又兼能固冲任,止带下。故可用治肝肾亏虚,冲任不固,带脉失约,崩溃不止,白带过多。治疗崩漏不止,常与当归、阿胶、蒲黄等养血止血药配伍;治疗带下清稀量多,可与海螵蛸、覆盆子等补肾固精止带药同用。

(4) 疮疡塌陷不起或溃久不敛。本品能补肾阳,益精血而达到托脓毒外出之功。治疗疮疡已成,因正虚毒盛,不能托毒外达,疮顶塌陷不起,难溃难腐者,可与补气助阳、益气养血的黄芪、当归等药配伍。若疮疡后期,毒势已去,气血虚弱,脓水清稀,溃久难敛,本品研末外用,有生肌敛疮之效,可以之配雄黄、乳香等解毒生肌之品。

【用法用量】　1~3g,研细末,1日分3次冲服;或入丸、散剂。

【使用注意】　服用本品宜从小量开始,缓缓增加至治疗需要量,不可骤用大量,以免"阳补太过而生火",甚则动血而衄血、吐血。

【现代药理研究】　鹿茸中主要含有氨基酸、脂肪酸、脂类、含 N 类化合物,此外还含有多糖及对人体有益的多种微量元素等成分,针对其有效成分研究发现鹿茸在心血管系统及神经系统方面有一定的作用,鹿茸精可减轻心肌细胞损伤,扩张冠脉血管,增加心肌的能量供应及保护心肌细胞膜完整性,并促进心肌功能恢复;有一定的睡眠、镇静和抗惊厥作用;通过增强 SOD 活性,减少脂质过氧化产物丙二醛的生成,还能显著增加年轻细胞中 SDH 和 PSR 的量,从而揭示了鹿茸具有延缓衰老的作用;促进骨、软骨细胞增殖及促进骨痂内骨胶原的积累和钙盐沉积而加速骨折愈合;可激活免疫机制杀伤肿瘤细胞,促进抗肿瘤免疫应答,提高防御能力和抗肿瘤能力。

(八) 肉苁蓉

肉苁蓉为列当科植物肉苁蓉的带鳞叶的肉质茎。主产于内蒙古、新疆、陕西、青海、甘肃等省区。

【性味归经】　甘、咸、温。归、肝经。

【功效】　补肾阳,益肾精,润肠通便。

【主治】

(1) 肾阳不足,精血亏虚。本品甘温助阳,质润滋养,咸以入肾,既能补肾阳,又能益肾精。但作用较缓,临床治肾阳不足时,可与补肾阳、益肾精之药配伍;肾阴不足时,可用本品与益肾精之药同用。

(2) 肠燥便秘。本品质润,养阴益液,具有平和的润肠通便的作用,所谓"增水行舟",故可用于肠燥便秘。因本品既能润肠通便,又能补肾阳,益肾精,故尤其适宜于老人或病后因肾阳不足、精亏血虚而致"水泛舟停"之便秘结者。如《景岳全书》济川煎以之与当归、牛膝、枳壳等药同用,治体虚大便闭结不通。

【用法用量】　煎服,10~15g。

【现代药理研究】　国内外学者对肉苁蓉的化学成分进行了大量研究,目前已分离鉴定的肉苁蓉化学成分主要有苯乙醇苷类、环烯醚萜苷类、木质素类、氨基酸、糖类等。苯乙醇总苷是肉苁蓉中主要的活性成分,具有壮阳、抗氧化、抗衰老、增强记忆力等多种功能;肉苁蓉粗提物和甜菜碱均可增加精囊前列腺质量,甜菜碱有使肛肌增重的趋势,麦角甾苷大剂量可明显增加精囊前列腺、包皮腺、提肛肌质量,表明肉苁蓉中甜菜碱及麦角甾苷具有雄性激素样作用;肉苁蓉可以减轻血睾酮受高强度运动量的影响,并能维持在正常生理水平,同时可以促进蛋白质合成,抑制氨基酸和蛋白质分解,提高血红蛋白含量和糖原的储备,从而证明了肉苁蓉具有抗疲劳的能力。

（九）巴戟天

巴戟天为茜草科植物巴戟天的根。主产于广东、广西、福建等省区。

【性味归经】 甘、辛,微温。归肾经。

【功效】 补肾阳,强筋骨,祛风湿。

【主治】

（1）肾阳虚证。本品甘温不燥,主入肾经,其补肾助阳之力较为温和,且兼有些益肾精的作用,并能强筋骨,故可用其治肾阳虚所致的阳痿遗精、宫冷不孕、小便频数、腰膝冷痛等多种证候。其中,除对肾虚筋骨不健者能强筋骨外,对肾阳虚之其他证候均有一定作用。如治疗肾阳不足,命门火衰之阳痿不育,常以之与淫羊藿、仙茅、熟地黄、枸杞子等补肾阳、益肾精药配伍。治疗下元虚冷,宫冷不孕,月经不调,少腹冷痛,本品可与肉桂、吴茱萸、高良姜等温肾暖肝、散寒止痛之品同用。

（2）风湿痹证。本品味辛能散,具有祛风湿功效,故可用治风湿痹证。因其既能祛风湿,又能补肾阳、强筋骨,故对久患风湿,累及肝肾,筋骨不健,或素体肾阳不足,筋骨不健之人又患风湿痹证者,尤为适宜,多与补肝肾、强筋骨、祛风湿药同用。如治疗肾虚骨痿,腰膝酸软,常以之与肉苁蓉、杜仲、菟丝子、紫河车、鹿胎等同用。治疗下焦久积风冷,肾脏虚衰,筋骨痿弱,腰膝无力,本品可与附子、牛膝等药配伍。

【用法用量】 煎服,10~15g。本品补肾多盐水炙用,祛风湿可生用。

【现代药理研究】 巴戟天可以促进刀豆蛋白 A 活化的人体淋巴细胞的增殖,增强单核吞噬细胞的廓清率及腹腔巨噬细胞的吞噬功能,提高机体的细胞免疫力;调节甲状腺功能,对甲状腺功能低下的阳虚症的内分泌功能障碍有一定调整作用;可通过补充外源性抗氧化物质或促进机体产生内源性抗氧化物质,清除自由基,抑制脂质过氧化损伤,延缓衰老;巴戟天水提物对活性氧所致人精子过氧化损伤具有明显干预作用,对精子运动功能具有保护作用;通过提高脑内乙酰胆碱的合成或释放,增强神经信息在与记忆有关的神经通路 I 尤其是海马的神经通路 K 中的传递、保持及再现,从而达到增强记忆的作用;巴戟天所含的蒽醌类成分有抗致癌促进剂的作用,还可以激活淋巴细胞和各种抗癌因子活性达到抗癌目的;巴戟天能促进体外培养成骨细胞增殖、促进成骨细胞分泌碱性磷酸酶与骨钙素、促进成骨细胞转化因子 B1mRNA 的表达;巴戟天中铁元素含量高达 595.75μg/g,而铁参与血红蛋白、肌红蛋白细胞色素及多种酶系的合成和三羧酸循环,具有较强的刺激生血的作用。巴戟天能改善与肾阳不足相关的药理学指标,提示巴戟天具有补肾壮阳的作用,为临床治疗肾阳不足型的病证提供药理学依据。

（十）淫羊藿

淫羊藿为小檗科植物淫羊藿、箭叶淫羊藿、柔毛淫羊藿、巫山淫羊藿、或朝鲜淫羊藿的地上部分。主产于山西、陕西、湖北、四川、辽宁等省。

【性味归经】 辛、甘、温。归肾、肝经。

【功效】 补肾壮阳,强筋骨,祛风湿。

【主治】

（1）肾阳虚衰,阳痿不育,宫寒不孕,遗尿尿频。本品味辛甘、性温燥烈,长于补肾壮阳起痿,主治肾阳虚衰之男子阳痿不育。可单用本品浸酒服。若兼肾精亏损,阳痿精衰,虚寒无子,宜与补益肾精之巴戟天、枸杞子、熟地黄等药同用,使阳得阴助,方能生化无穷。若肾阳虚衰之尿频遗尿,以及女子宫寒不孕,本品可与其他补肾助阳、暖宫助孕、固肾缩尿的药物如鹿茸、紫河车、补骨脂、巴戟天、桑螵蛸、山茱萸等配伍,以增强疗效。

(2)风湿痹证。本品味辛能散,性温散寒,具有祛风湿功效,故可用治风湿痹证,可与祛风湿、止痛药羌活、海桐皮、附子等同用。因其既能祛风湿,又能补肾阳、强筋骨,故对久患风湿,累及肝肾,筋骨不健,或素体肾阳不足,筋骨不健之人又患风湿痹证者,尤为适宜,多与巴戟天、仙茅、杜仲、桑寄生、牛膝等补肝肾、强筋骨、祛风湿药同用。

此外,本品还能降血压,也可用高血压患者有肾阳虚表现者。如《中国方剂临床手册》二仙汤以之与仙茅、巴戟天、知母、黄柏等药配伍,治妇女更年期高血压属于阴阳两虚者。

【用法用量】 煎服,5~10g。

【现代药理研究】 现代药理研究表明,淫羊藿属植物的化学成分有 74 种,主要为黄酮类,其次为多糖、木脂素类、酚苷类、紫罗酮类、倍半萜类、苯乙醇苷类和生物碱类等。目前研究证明淫羊藿中的黄酮能抑制骨吸收,促进骨形成,黄酮类化合物通过促进骨细胞碱性磷酸酶活性可提高造骨细胞的发育,而淫羊藿苷可能是一种促进成骨细胞分化的有效成分;淫羊藿黄酮可促进淋巴细胞增殖和血清抗体滴度;淫羊藿多糖主要刺激细胞的免疫反应;淫羊藿黄酮能促进体液免疫能力;淫羊藿制剂可以从不同方面影响衰老机制,如影响细胞传代、延长生长期、调节免疫和分泌系统及改善机体代谢和各器官功能。淫羊藿能增加心脑血管血流量,促进造血功能,免疫功能及骨代谢,具有抗衰老抗肿瘤等功效。此外,淫羊藿还具有抑菌、抗病毒、抗炎、保护肝细胞、降血脂、降血糖、降血压、抗血小板聚集、中枢抑制、镇咳、祛痰和平喘的作用。

(十一)补骨脂

补骨脂为豆科植物补骨脂的成熟果实。主产于四川、河南、陕西、安徽等省。

【性味归经】 苦、辛、温。归肾、脾经。

【功效】 补肾壮阳,补肾纳气,固精,缩尿,温脾阳,止泄,平喘。

【主治】

(1)肾虚不固之遗精滑精、尿频遗尿。本品性偏温燥,既能补肾壮阳,又能固精、缩尿,长于温补固涩,有标本兼顾之效,故临床尤多用于肾虚不固之遗精滑精、遗尿尿频,常与其他补肾助阳、固精缩尿的覆盆子、五味子、金樱子、菟丝子等药配伍。

(2)肾虚阳痿,腰膝冷痛。本品苦辛温燥,入肾经,有温补命门、补肾强腰、壮阳起痿之效,故可用治肾阳不足,命门火衰之腰膝冷痛,痿软无力,可与补肾助阳,强筋壮骨的杜仲、菟丝子、核桃仁等药配伍。此外,治疗肾阳不足,命门火衰之崩漏,带下,水肿,早衰等证的古方中,亦有用本品以温补肾阳者。

(3)脾肾虚寒之五更泄泻。本品入脾肾二经,既能补肾阳,又能温脾阳,并能止泻,故可用治脾肾虚寒之五更泄泻,常与其他温补脾肾、涩肠止泻之品同用,如《内科摘要》四神丸即以之与温中涩肠之肉豆蔻、五味子、吴茱萸配伍同用,临床效果甚佳。

(4)肾不纳气之虚喘。本品补肾纳气,故可纳气平喘,对肾阳虚衰,肾不纳气之虚喘,疗效颇佳,常与温肾散寒、纳气定喘药配伍。如《太平惠民和剂局方》黑锡丹以之附子、肉桂、沉香、黑锡等品同用,治肾阳虚衰,肾不纳气,上气喘促。

【用法用量】 煎服,5~15g。

【现在药理研究】 补骨脂中含有多种活性成分,主要有香豆素类、黄酮类、单萜酚类及豆甾醇等。近年来的药理研究表明补骨脂有较强的抗金黄色葡萄球菌及表皮葡萄球菌作用;通过保护生物膜完整性达到抗氧化作用;有效抑制巨噬细胞因干扰素-γ和脂多糖诱导产生的 NO 达到抗炎作用;抑制脂质过氧化反应和细胞内谷胱氨酸的消耗,从而起到保肝作用;调节单胺氧化酶活性、下丘脑-脑垂体-肾上腺轴功能和氧化应激发挥抗抑郁作用;抑制 RBL-2H3 细胞内 β-已糖胺酶的释放进而抑制抗原诱导的细胞脱粒从而发挥抗过敏作用;通过抑制拓扑异构酶Ⅱ和 DNA 聚合酶、细胞毒性等不同机制发挥抗肿瘤活性;抑制蛋白络氨酸磷酸酶 1B 从而起到对胰岛素信号的负调控作用,对糖尿病起到靶向治疗作用。

(十二) 益智仁

益智仁为姜科植物益智的成熟果实。主产于海南省,此外广东、广西等地亦产。

【性味归经】 辛,温。归肾、脾经。

【功效】 补肾阳,益肾精,健脑,固精,缩尿,温脾阳,摄唾,止泻。

【主治】

(1) 肾虚不固之遗精滑精、尿频遗尿。本品特点是"补涩并用,能补能涩,标本兼治",对下元虚冷,肾虚不固之遗精滑精、尿频遗尿,既能补肾阳、补肾气,又能固精、缩尿,固涩方面以缩尿见长。如治肾虚不固之遗尿尿频的缩泉丸即以本品为主,辅以温肾散寒的乌药和补肾固精的山药组成。此外,"益智者,益人之智慧也",即本药可补肾健脑、使人智慧,故临床上智力低下者可以本药治之。

(2) 脾胃虚寒之多唾、泄泻。本品既能温补脾肾,又长于摄唾,故尤以治脾阳不振、摄纳失职、水液上溢之多唾、或肾阳虚衰、气化不行、水液上泛之多唾为宜,单用即可,或与附子、肉桂等温肾暖脾之品配伍。对中焦虚寒之泄泻,既能止泻,又能温中,可与补气、升阳的黄芪、升麻、柴胡等药同用。对脾肾虚寒之泄泻,宜与温补脾肾止泻的补骨脂、肉豆蔻等药同用。

【用法用量】 煎服,3~10g。

【现代药理研究】 近年来关于益智仁的药理作用研究发现提取物和化学成分具有神经保护、提高学习记忆能力、抗氧化、抗衰老、抗肿瘤、抗炎、抗过敏及抗应激等方面的作用。益智仁中的原儿茶酸能够通过降低内源性抗氧化酶的活性、抑制体内自由基的形成来实现其良好的神经保护作用;可提高其海马超氧化物歧化酶活力,上调海马突触素、促细胞分裂原活化蛋白激酶和蛋白激酶的表达,显著提高脑老化小鼠的学习记忆能力;益智酮及其类似物能显著降低活性氧簇水平,延缓 H_2O_2 诱导的细胞衰老;抑制人早幼粒白细胞的生长,抑制 DNA 合成,具有一定的抗肿瘤活性;益智仁丙酮提取物及乙酸乙酯萃取部位对脂多糖诱导的巨噬细胞炎症反应和抗原诱导的 RBL-2H3 细胞脱颗粒具有抑制活性;能够抑制血管紧张素Ⅱ诱导的心肌细胞(H_9C_2)细胞凋亡;益智仁与钙呈非竞争性拮抗,与维拉帕米作用相似,提示益智仁为钙拮抗剂,有实验表明其能抑制肌肉收缩;对大肠杆菌、金黄色葡萄球菌和绿脓杆菌均有明显的抑制作用;益智仁的生物活性多样,其神经保护作用、抗炎作用和抗老年痴呆作用是近年来的研究热点。

(十三) 菟丝子

菟丝子为旋花科植物菟丝子的成熟种子。主产于江苏、辽宁、吉林、河北、山东、河南等省。

【性味归经】　甘、涩,微温。归肾、肝、脾经。

【功效】　补肾阳,益肾精,养肝血,明目,固精,缩尿,止带,止泻,安胎。

【主治】

(1) 肾虚证。本品补而不峻,微温不燥,既能补肾阳,又能益肾精,阴阳并补,且能固精,缩尿,止带,对肾虚不固之证有标本兼顾之效。如七宝美髯丹以之与补肝肾、益精血的枸杞子、何首乌、牛膝、补骨脂等品同用,治肝肾不足、精亏血虚所致的早衰、须发早白、腰膝酸软、牙齿动摇。五子衍宗丸则以本药与枸杞子、五味子、覆盆子等药配伍,治肾虚阳痿、遗精。若治下焦虚冷之小便不禁或遗尿,可配伍温肾缩尿之益智仁、桑螵蛸等品。治肾虚不固之白带过多、小便浑浊,可与补脾益肾、祛湿止带的茯苓、莲子、芡实等药配伍。治妇女肝肾亏虚,冲任不固,血海不调,崩中不止,常以本药配伍补肝肾、固冲任、止崩漏之杜仲、艾叶、海螵蛸等。

(2) 肝肾不足,目暗不明。本品入肝肾经,既能补肝肾、益肾精,又能养血明目,故可用治肝肾不足,目失所养,目暗不明,视力减退,常与补肝肾、益精血、明目之品配伍,如《太平惠民和剂局方》的驻景丸,即以本药与熟地黄、枸杞子等药同用。

(3) 脾肾两虚,便溏泄泻。本品能益肾补脾而治疗脾肾阳虚之慢性泄泻,故可用治脾肾两虚之便溏泄泻,宜与温肾暖脾止泻之品配伍。如《先醒斋医学广笔记》脾肾双补丸以之配伍补骨脂、砂仁、肉豆蔻等品,治肾阳虚衰,脾失温煦之泄泻。若脾虚便溏,常以之与人参、白术、山药等补气健脾止泻药配伍。

(4) 肝肾亏虚,冲任不固,胎动不安。本品能补肝肾、固冲任而安胎,适用于肝肾亏虚,冲任不固,胎失所养引起的胎动不安,常与其他补肝肾、安胎之品配伍,如《医学衷中参西录》寿胎丸以之与桑寄生、续断、阿胶等同用。

此外,本品亦可治肾虚消渴。如《全生指迷方》菟丝子丸,单用本品为丸服,治消渴。

【用法用量】　煎服,10~15g。

【现代药理研究】　菟丝子的化学成分主要包括黄酮类、多糖类、生物碱类、萜类、甾体类、挥发油及木质素等化合物,其中黄酮类为菟丝子的主要有效成分。菟丝子黄酮能抑制大鼠的骨钙、磷的流失速度,调整骨形成和骨吸收的关系,对成骨细胞的活性有促进作用;菟丝子水提液对活性氧所致的精子超微结构损伤具有保护作用,增强绒毛膜促性腺激素的分泌从而刺激睾酮基础分泌而具有类雄激素样作用,对生殖系统有一定的影响;菟丝子提取液体外培养成骨细胞,能提高成骨细胞的基质钙,促进增殖和提高碱性磷酸酶的活性,同时抑制破骨细胞的生存率并可诱导其凋亡;菟丝子多糖在体内还可通过提高超氧化物歧化酶的水平而降低血糖,而在体外通过抑制淀粉酶活性来降糖;可促进释放游离脂肪酸,还加快离体脂肪组织的分解代谢并呈量效关系。针对其有效成分的研究发现其还有抗衰老、抗氧化、免疫调节、预防治疗心血管疾病、保肝明目等作用。

(十四) 沙苑子

沙苑子为豆科植物扁豆茎黄芪的成熟种子。主产陕西(潼关),又名潼蒺藜。河北、辽宁、山西、内蒙古等省区亦产。

【性味归经】 甘、涩、温。归肝、肾经。

【功效】 补肾阳,益肾精,养肝,明目,固精,缩尿,止带。

【主治】

(1) 肾虚证。本品甘温补益,兼具涩性,既能补肾阳,益肾精,又能固精、缩尿、止带,所谓"补涩并治"。对肾虚不固之遗精滑精、遗尿尿频、白带过多,有标本兼顾之效,常与其他补肾固涩之品配伍。如治肾关不固,遗精滑精、遗尿尿频,《医方集解》金锁固精丸以之与芡实、莲子、龙骨、牡蛎等品同用。治肾虚遗尿,常以之与山茱萸、桑螵蛸、覆盆子等药配伍。治肾虚白带过多,以之与鹿茸、菟丝子等药同用。此外,对肾虚腰痛,本品略具止痛作用。又本品虽不长于壮阳起痿,但肾虚精亏之阳痿亦可用本品以补肾益精。

(2) 肝肾不足,目暗不明。本品入肝肾经,既能补肝,又可益肾,还能明目,故可用治肝肾不足,目失所养,目暗不明,还能明目,视力减退,常与补肝肾、益精血、明目的枸杞子、菟丝子、菊花等药配伍。

【用法用量】 煎服,10~15g。

【现代药理研究】 沙苑子主要含有黄酮类、三萜苷类、有机酸、氨基酸、多肽、蛋白质等成分,有显著的抗肝损伤作用,能显著减轻肝细胞炎症反应和碎屑样坏死;沙苑子提取物黄酮类部位和三萜苷类部位均具有明显的调脂作用;沙苑子总黄酮对 RHR 有明显的降压作用,其机制可能与其降低 AngⅡ 水平有关;可显著增加免疫器官胸腺、脾脏的重量,可显著增加碳廓清速率;对血清溶血素含量有明显增加作用,对 T 细胞介导的迟发型皮肤超敏反应有明显增强作用;体外实验发现对一些肿瘤细胞有抑制作用,即具有抗癌和抗突变作用,可以抑制肿瘤的形成;还有抑制血小板聚集、改善血液流变学指标、抗炎及镇痛等作用。

(十五) 杜仲

杜仲为杜仲科植物杜仲的树皮。主产于湖北、四川、贵州、云南、陕西等省。

【性味归经】 甘,温。归肝、肾经。

【功效】 补肝肾,强筋骨,安胎。

【主治】

(1) 肝肾不足,筋骨不健。本品既能补肝肾,又长于强筋骨,故以治肝肾亏虚之腰膝酸痛,下肢疲软见长,单用即有效,或与其他补肝肾、强筋骨之品同用。如杜仲酒等。其他如《太平惠民和剂局方》青娥丸,以之与胡桃肉、补骨脂同用,治肾虚腰痛脚软。若风湿日久,肝肾亏虚,腰膝冷痛,肢节屈伸不利,痿软无力者,本品可与祛风湿、补肝肾、强筋骨药同用,如《备急千金要方》独活寄生汤,以之与独活、桑寄生、牛膝、熟地黄等品同用。

(2) 肝肾亏虚,胎动不安,胎漏下血,或滑胎。本品能补益肝肾,调理冲任,固精安胎,故可用治肝肾亏虚,冲任不固,胎动不安,胎漏下血,或滑胎,单用即可有效,亦可与续断、菟丝子、桑寄生等其他补肝肾、安胎之品同用。如《中医妇科治疗学》补肾安胎饮以之与菟丝子、续断等品同用,治肾虚胎动不安,时或阴道流血者;《叶氏女科》固胎丸以之与续断、黄芪、当归等品同用,治滑胎。此外,治疗劳伤所致之胎动不安,本品亦可与补肾活血、养血安胎之当归、川芎、阿胶、菟丝子等品配伍。

此外,本品现代临床用于高血压,有较好的降血压作用。因其长于补肝肾,故尤宜于高血压有肝肾不足表现者,单用或入复方应用。

【用法用量】　煎服,10~15g。

【现代药理研究】　杜仲的活性成分可划分为木脂素类、环烯醚萜类、黄酮类、多糖类及苯丙素类这几种类型。现阶段通过试验研究的方式已证实的作用包括控制血压、抗肿瘤活性、抗衰老、抗菌消炎、提高免疫力等。杜仲的水煎液能够针对生物体内包括大肠杆菌、金黄色葡萄球菌及结核杆菌在内的多种常见病菌予以有效抑制及消除;杜仲能够促进患者体内胶原蛋白成分的分解与合成反应,起到抗衰老的作用;含有的绿原酸活性成分能在止血的同时提高白细胞数量,从而发挥消炎的作用;能将血清中超阳阴离子自由基予以高质量地清除,降低过氧化脂质对肝组织细胞的损伤,发挥保肝的功效;能够有效缓解受试对象的疲劳感,抗疲劳效果显著。

(十六) 附子

附子为毛茛科植物乌头的子根的加工品。主产于四川、湖北、湖南等地。

【药性】　辛、甘,大热。有毒。归心、肾、脾经。

【功效】　回阳救逆,补火助阳,散寒止痛。

【主治】

(1) 亡阳证。本品能上助心阳、中温脾阳、下补肾阳,为"回阳救逆第一品药"。对于四肢逆冷、脉微欲绝的亡阳证,常与干姜、甘草同用,如四逆汤(《伤寒论》);本品能回阳救逆,人参能大补元气,两者同用,可治亡阳兼气脱者,如参附汤(《正体类要》);若寒邪入里,直中三阴而见四肢厥冷,恶寒倦卧,吐泻腹痛,脉沉迟无力或无脉者,可与干姜、肉桂、人参同用,如回阳急救汤(《伤寒六书》)。

(2) 阳虚证。本品辛甘温煦,有峻补元阳、益火消阴之效,凡肾、脾、心诸脏阳气衰弱者均可应用。治疗肾阳不足,命门火衰所致阳痿滑精、宫寒不孕、腰膝冷痛、夜尿频多者,配肉桂、山茱萸、熟地等,如右归丸(《景岳全书》);治疗脾肾阳虚、寒湿内盛所致脘腹冷痛、大便溏泻等,配党参、白术、干姜等,如附子理中汤(《太平惠民和剂局方》);可治脾肾阳虚,水气内停所致小便不利、肢体浮肿者,配茯苓、白术等同用,如真武汤(《伤寒论》);若治心阳衰弱,心悸气短、胸痹心痛者,可与人参、桂枝等同用;治阳虚兼外感风寒者,常与麻黄、细辛同用,如麻黄附子细辛汤(《伤寒论》)。

(3) 寒痹证。本品气雄性悍,走而不守,能温经通络,有较强的散寒止痛作用。"附子,本是辛温大热,其性善走,故为通十二经纯阳之要药,外则达皮毛而除表寒,里则达下元而温痼冷,彻内彻外,凡三焦经络,诸脏诸腑,果有真寒,无不可治"(《本草正义》)。凡风寒湿痹周身骨节疼痛者均可用之,尤善治寒痹痛剧者,常与桂枝、白术、甘草同用,如甘草附子汤(《伤寒论》)。

【用法用量】　煎服,3~15g;本品有毒,宜先煎0.5~1小时,至口尝无麻辣感为度。

使用注意:附子反半夏、瓜蒌、贝母、白蔹、白及。生品外用,内服须炮制。若内服过量,或炮制、煎煮方法不当,可引起中毒。

【现代药理研究】　本品含乌头碱,中乌头碱,次乌头碱,异飞燕草碱,新乌宁碱,乌胺及尿嘧啶等。附子煎剂、水溶性部分等,对蛙、蟾蜍及温血动物心脏,不论是正常状态或处于衰竭状态均有明显的强心作用;其正丁醇提取物、乙醇提取物及水提物对氯仿所致小鼠心室颤动有预防作用;附子有显著的抗炎作用,能抑制蛋清、角叉菜胶、甲醛等所致大鼠足跖肿胀,抑制乙酸所致毛细血管通透性亢进,抑制肉芽肿形成及佐剂性关节炎;中乌头碱、乌头碱及次乌头碱均有镇痛作用。附子能增强机体抗氧化能力,具有抗衰老作用。附子还能治疗病态窦房结综合征、心律失常、心力衰竭、休克、慢性支气管炎、支气管哮喘、新生儿硬皮病、小儿长期腹泻等。附子中含多种乌头碱类化合物,具有较强的毒性,尤其表现为心脏的毒性。但经水解后形成的乌头碱,毒性则大大降低。附子必须严格炮制,按照规定的用法用量使用,才能保证用药安全。

(十七) 熟地黄

熟地黄为玄参科植物地黄的根茎,经加工蒸晒而成。主产于河南、浙江等地。

【性味归经】 甘,微温。归肝、肾经。

【功效】 补血,滋阴,益精。

【主治】

(1) 血虚证。本品甘而微温,味厚柔润,为补血要药。主治血虚所致面色萎黄、眩晕、心悸、月经不调等症,常与其他补血活血药同用,如著名的四物汤,以本品与当归、川芎、白芍等同用。若气血两虚,精神倦怠,面色无华,宜与补气之品同用,如八珍汤、十全大补等。

(2) 肝肾阴虚证。本品为补肾精、养肝血的第一药品,尤以滋肾见长,为治肾阴亏虚之常用药。主治肝肾阴虚,腰膝酸软、耳聋耳鸣、舌红少苔或虚火内动、骨蒸潮热、手足心热等症,常与其他滋肾、泻火之品配伍,如著名的六味地黄丸,即与山茱萸、泽泻等药同用。

(3) 精血亏虚证。肝肾同源,乙癸同源,本品能补益精血,主治精血亏虚,腰膝酸软、须发早白、小儿发育迟缓等,常与补肝血、补肾精之品配伍,如当归、首乌等。

【用法用量】 煎服,10~30g。

【现代药理研究】 熟地黄中化学成分主要有多糖、5-羟甲基糠醛、氨基酸等,它们是熟地黄药理作用的物质基础。目前研究发现熟地黄的药理作用包括改善中枢胆碱能神经系统功能,降低脑内 Al 含量,保护脑组织及维持脑内 Glu/GABA 的正常水平;有提高 γ-氨基丁酸递质含量,增强 γ-氨基丁酸 A 受体表达作用,还发现熟地黄有抑制中枢谷氨酸递质含量和 Z-甲基-D-天冬氨酸受体 I 受体表达作用;能明显刺激 Balb/C 小鼠单核分泌细胞因子 TNF-α,提示熟地黄具有抗肿瘤活性;通过 EPO 途径调控内皮细胞增殖和迁移,从而诱导和启动缺血区域血管新生,在治疗缺血性疾病中发挥作用;对红细胞新生有明显的促进作用,对血虚所致的机体功能低下有改善作用;使胸腺皮质显著增厚,脾小结显著增大,胸腺皮质淋巴细胞数和脾淋巴细胞数,显著增加对免疫系统也有较好改善和刺激作用;显著提高血超氧化物歧化酶、过氧化氢酶及谷胱甘肽活力,降低血浆、脑匀浆及肝匀浆中过氧化物脂质水平,说明有很好的抗氧化作用;抵抗诱变剂对染色体造成的损伤,达到对机体遗传物质的保护作用,避免突变的发生;另外还具有抗焦虑、抗衰老、抗氧化及中枢抑制作用。

(十八) 山茱萸

山茱萸为山茱萸科植物山茱萸的成熟果肉。主产于浙江、安徽、河南、山西等地。

【性味归经】　酸、甘、微温。归肝、肾经。

【功效】　补肾气,益肾精,固精,缩尿,止血,敛汗。

【主治】

(1) 肾虚证。本品甘温质润,既能补肾气,又能益肾精,临床上常以本品分别与补阴药、补阳药配伍,用于治疗肾阴虚及肾阳虚证。治肝肾阴虚、头晕目眩、腰酸耳鸣者,需与滋阴药同用,以增强其滋肾养肝、填精益髓之功,如六味地黄丸,以之与熟地、山药等药配伍。治肾阳虚,腰膝冷痛,小便不利及阳痿诸证,需与补阳药同用,以增强其温肾助阳之功,如《金匮要略》肾气丸,以之与肉桂、附子等配伍。

(2) 遗精滑精,遗尿尿频。本品酸涩,既能补肾益精,又能固精缩尿。于补益之中又具有封藏之功,治疗滑精遗尿之症,有标本兼顾之效。治肾虚精关不固之遗精、滑精及肾虚膀胱失约之遗尿、尿频者,常与其他补肾、固精、缩尿药同用,共收补肾固精、缩尿止遗之功,如以之与覆盆子、金樱子、沙苑子、桑螵蛸等药配伍。

(3) 崩漏,月经过多。本品能补肝肾、固冲任以止血。治妇女肝肾亏损证,冲任不固之崩漏及月经过多者,需与补肝肾、调经血药同用,共收滋补肝肾、固崩止漏之功,如《傅青主女科》加味四物汤,以之与熟地黄、白芍、当归等同用。若脾气虚弱,冲任不固而漏下不止者,需与补脾止血药配伍,共收健脾益气、固冲止血之功,如《医学衷中参西录》固冲汤,以之与黄芪、白术、五倍子等同用。

(4) 大汗不止,体虚欲脱。本品酸涩性温,敛汗力强,大剂量应用能敛汗固脱,为防止元气虚脱之要药。治大汗欲脱或久病虚脱者,需与补气回阳药同用,共收大补元气、回阳固脱之功,如以之与人参、附子、龙骨等同用。

此外,本品亦治消渴证,多与生地、天花粉等同用。

【用法用量】　煎服,5~10g,急救固脱,20~30g。

【现代药理研究】　熊果酸是山茱萸主要的有效成分之一,研究表明具有提高免疫能力、降低血糖、抗氧化、抗癌等药理活性。熊果酸在体外能够快速杀死培养细胞,使培养的淋巴细胞丧失淋巴细胞转化、白细胞介素 2 的生成和 LAK 细胞产生的能力,是一种杀伤细胞药物,在体内能够促进淋巴细胞的转化、白细胞介素 2 生成和 LAK 细胞的产生,由于白细胞介素 2 的免疫调节作用,这也证明了熊果酸具有抗感染免疫的作用。山茱萸中的另一种五环三萜类成分——齐墩果酸具有护肝解肝毒作用,降血糖作用,降脂作用,抗炎、抗病毒、免疫抑制作用,抗过氧化作用,抗突变、抗癌作用;山茱萸环烯醚萜总苷能够促进神经和血管成长并且能够改善;山茱萸多糖具有一定的自由基清除和抗氧化能力,还对体外细胞中 IL-2 的产生具有明显的促进作用,可以抑制肿瘤细胞的生长大脑局部缺血小鼠的神经功能。

(十九) 何首乌

何首乌为蓼科植物的块根。主产于河南、湖北、广西、贵州、四川、江苏等地。

【性味归经】　苦、甘、涩,微温。归肝,肾经。

【功效】　补血益精,治疟解毒,润肠通便。

【主治】

(1) 精亏血虚证。制首乌功擅养血补肝、固肾益精、收敛精气,且具不燥不腻之特点,为滋补良品。主治精亏血虚,眩晕耳鸣、腰膝酸软、须发皂白等症,常与其他补肝固肾、益精养血之品配伍,如《积善堂经验方》七宝美髯丹,以本品与枸杞子、菟丝子、当归等同用。

（2）久疟,痈疽,瘰疬。生首乌、制首乌均能治疟,以久疟不止,属气血双亏者为佳,宜于补益气血之药配伍,如《景岳全书》何人饮,用何首乌与人参、当归等同用;生首乌又能解毒散结,即治疮痈又散瘰疬。其可与清热燥湿、祛风止痒药配伍,如以本品与夏枯草、土贝母等同用。

（3）虚弱便秘。生首乌苦泄甘润,即润燥通便。治精血亏虚而大便秘结者,可单用或与当归、火麻仁等补血、润肠通便药同用。

【用法用量】 煎服,10~30g。本品制用补益精血;生用治疟解毒、润肠通便。

【现代药理研究】 近年来,何首乌的药理研究已经取得了一定的进展,与补肾相关的药理作用主要集中在抗衰老、增强免疫、降血脂、抗心肌缺血、改善脑缺血、神经保护、抗骨质疏松等方面,为其在衰老、自身免疫病、骨质疏松、心脑血管疾病等肾虚型病证的治疗提供了依据。何首乌中的二苯乙烯苷类成分具有较强的体外抗氧化能力和清除活性氧作用,且具有良好的量效关系,是一种较强的抗氧化剂;制何首乌中多糖类成分具有较好的免疫调节作用,可促进腹腔巨噬细胞吞噬功能,促进溶血素及溶血空斑形成,促进淋巴细胞转化;二苯乙烯苷是何首乌调节血脂作用的主要活性成分,具有显著降低血清 TC、LDL-C 和动脉粥样硬化指数,增加 LDL-C 受体表达的作用;何首乌能提高缺氧心肌细胞、琥珀酸脱氢酶、酸性磷酸酶的活性,降低 MDA 的含量;改善缺氧对心肌细胞的损伤,保持缺氧培养心肌细胞内膜结构的完整,能对抗异丙肾上腺素引起的心率加快作用,轻度增加离体心脏冠脉流量;升高抑制凋亡的 Bcl-2 蛋白表达,抑制诱导凋亡的 Bax 蛋白表达,有改善脑缺血的作用;何首乌所含的卵磷脂是构成神经组织特别是脑髓的主要成分,含有的二苯乙烯苷可拮抗胆碱能神经元的损伤;其可抑制去卵巢大鼠的骨质疏松,其机制可能是增强骨碱性磷酸酶活性,抑制骨胶原、骨钙、骨磷的丢失。

（二十）枸杞子

枸杞子为茄科植物宁夏枸杞的成熟果实。主产于宁夏、内蒙古、甘肃等地。

【性味归经】 甘、平。归肝、肾经。

【功效】 补肝肾,益精血,明目。

【主治】

（1）精亏血虚诸证。本品入肝肾二经,善滋肾、益精、养血,为养血补精之要药。治肝肾精血亏虚者,单味药使用即可有效,如《饮膳正要》枸杞酒,即以单位枸杞浸酒服用;或与其他补益精血药同用,如《奇效良方》二精丸,即本品与黄精同用。治肝肾阴虚之腰膝酸软、遗精等症,与滋阴补肾之品配伍,如《古今录验方》枸杞丸,其与天冬、地黄同用。治肾精不足,腰酸遗泄、自汗盗汗、耳聋眼花等症,与其他滋肾益精之品配伍,如《景岳全书》左归丸,以之与熟地、龟甲胶等同用。治血虚萎黄,失眠多梦,常与养血安神之品同用。

（2）肝肾虚亏之眼目昏花。本品长于补肝肾、明目,为肝肾亏虚,眼目昏花、视力减退之常用药。常与其他补肝肾明目药同用,如临床上常用的杞菊地黄丸,与菊花、熟地、山萸肉等同用。

【用法用量】 煎服,10~15g。

【现代药理研究】 枸杞的化学成分为己多糖、多种氨基酸、微量元素、维生素、牛磺酸、生物碱、挥发油等,主要成分为枸杞多糖。现代临床研究表明枸杞具有降低血脂血糖、保肝、抗肿瘤、抗衰老等药理作用。近几年,研究表明枸杞对 T 淋巴细胞增殖和亚群稳定有调节作用;能明显降低血中血清总胆固醇(TC)、三酰甘油(TG)、低密度脂蛋白胆固醇(LDL-C)及降低肝内 TC、TG;对 S180 荷瘤细胞免疫功能有增强作用和相应的抑瘤作用,与环磷酰胺合用有协同抗瘤作用;有抗诱变作用既可预防、减少体细胞的癌变,又可保证人类生殖细胞的正常生长发育,减少遗传病、畸形的发生;枸杞子中含 anyiotemsin 转化酶抑制剂,可用于治疗高血压;枸杞子浸出液对金黄色葡萄球菌等 17 种细菌有较强的抑菌作用,具有对铅免疫毒性的拮抗作用。

(二十一) 女贞子

女贞子为木樨科植物女贞的成熟果实。主产于浙江、江苏、湖南等地。

【性味归经】　甘、苦、凉。归肝、肾经。

【功效】　滋补肝肾,明目。

【主治】

(1) 肝肾阴虚证,阴虚内热证。本品味甘性凉,善补肝肾之阴,为清补之品。治肝肾阴虚所致头晕目眩、视物昏花、须发早白、腰膝酸软等症,可单用泡酒或熬膏服用,或与其他滋补肝肾之药配伍,如《医方集解》二至丸,其与墨旱莲同用。我们在治疗慢性肾脏疾病的临床实践中,常以二至丸配合其他药同用,获得较满意的效果。本品甘补苦泄,功能滋阴退虚热。治阴虚内热,症见潮热,心烦,常与生地、熟地、青蒿、地骨皮等滋阴退虚热之品配伍。

(2) 视力减退,目暗不明。本品滋补肝肾而明目。治肝肾亏虚所致的视力减退、目暗不明之症,常与熟地、枸杞子、墨旱莲等补肝肾明目药配伍。

【用法用量】　煎服,10~15g。

【现在药理研究】　女贞子的挥发油成分主要为大量酯、醇与醚类,其次是硫酮和烃类、少量胺和醛。有资料表明大量的女贞子可使冠状动脉的血流量增加,因齐墩果酸有强心利尿的作用;有机提取物中含有睾酮及雌二醇激素,证明女贞子有雌激素样物质,也有雄激素样的物质,即其具有激素双向调节作用;对肾上腺素、葡萄糖小鼠血糖升高有明显的对抗作用;可明显降低四氧嘧啶糖尿病大鼠、小鼠的血糖水平及降低大鼠血清三酰甘油升高的作用;能明显降低胆固醇、肝脏脂质过氧化物水平,降低动脉壁胆固醇含量和粥样硬化斑块发生率,发挥有效降脂作用;对 T 淋巴细胞有促进作用,这种促进作用是通过增强细胞表面受体的活性来促进 T 细胞的活性,并部分通过消除或消弱 T 细胞作用来实现;女贞子所含齐墩果酸有广谱抗菌作用,对金黄色葡萄球菌、溶血性链球菌、大肠杆菌、弗氏痢疾杆菌、伤寒杆菌都有抑制作用;降低过氧化脂质,保护 PGI_2 合成酶和抑制 TXA_2 的合成及活性,升高 PGI_2/TXA_2 比值,抑制平滑肌细胞增生,减少泡沫细胞形成,从而明显抑制粥样硬化斑块的形成,阻止粥样硬化的发生发展;女贞子还可以促进造血功能和有抗血小板的凝聚作用的报道。

(二十二) 桑螵蛸

桑螵蛸为螳螂科昆虫大刀螂、小刀螂或巨斧螳螂的卵鞘。全国大部分地区均产。

【性味归经】　甘、涩、平。归肝、肾经。

【功效】 补肾助阳,缩尿,固精。

【主治】

(1) 遗尿尿频,遗精滑精。本品性甘涩,能固精缩尿,兼有温和的补肾气、补肾阳作用,其涩中兼补,而以缩尿见长。治肾虚遗尿尿频、遗精滑精者,需与其他补肾固涩药同用,以增强益肾缩尿固精之效,如《太平圣惠方》桑螵蛸散,以之与补骨脂、菟丝子等药同用。

(2) 阳痿。本品有一定的补肾助阳起痿功效,但本作用不强,故治肾虚阳痿者,常作为鹿茸、人参等药的补助之品,以增强主药壮阳起痿之效。

【用法用量】 煎服,6~19g。

【现代药理研究】 有关桑螵蛸化学成分,国内外研究相对较少,主要含蛋白质、氨基酸、磷脂类、脂肪、糖等,有研究证明能降低四氧嘧啶致糖尿病小鼠的血糖水平,有报道表明桑螵蛸具有有效减少糖尿病患者的尿量及减少尿糖排出的作用。

(二十三) 鳖甲

鳖甲为鳖科动物鳖的背甲。主产于湖北、安徽、江苏、河南、湖南、浙江、江西等地。

【性味归经】 咸,寒。归肝、肾经。

【功效】 滋阴潜阳,退虚热,软坚散结。

【主治】

(1) 阴虚动风证,阴虚内热证。本品咸寒质重直入下焦肝肾,为血肉有情之品,功善滋阴潜阳而息风。治阴虚液亏,筋脉失养之虚风内动,手足蠕动,甚则瘛疭,常与滋阴潜阳息风之品配伍,如《温病条辨》大定风珠,其与龟甲、牡蛎、生地、白芍等同用。本品既滋阴,又善退虚热,治阴虚骨蒸盗汗、低热午后尤甚、唇红颧赤,常与清虚热之品配伍,如《证治准绳》清骨散,其与秦艽、知母、胡黄连等同用。若因热病伤阴,夜热早凉、热退无汗,舌红少苔,多与滋阴清热之品配伍,如《温病条辨》青蒿鳖甲汤,其与青蒿、丹皮、生地等同用。

(2) 癥瘕、经闭。本品功善软坚散结。治疟久不愈,肋下痞结成疟母,常与其他活血化瘀之品配伍,如《金匮要略》鳖甲煎丸,其与土鳖虫、大黄、桃仁等同用。治癥瘕积聚或经闭,亦与破血通经、祛瘀消癥瘕之品配伍,如《太平圣惠方》鳖甲丸,其与桃仁、大黄、麝香等同用。

【用法用量】 煎服,15~30g。生品宜打碎先煎。本品生用滋阴潜阳;醋灸软坚散结。

【现代药理研究】 鳖甲中主要含动物胶、角蛋白、碘质、维生素D、磷酸钙、碳酸钙等成分,且还富含17种氨基酸。从鳖甲中提取的除有效成分鳖甲多糖外,还含有多种微量元素,具有抗肝纤维化、抗肺纤维化及抗肿瘤和调节免疫等作用。鳖甲能保护肾上腺皮质功能;能促进造血功能,提高血红蛋白含量;能抑制结缔组织增生,故可消散肿块;有防止细胞突变的作用;还有一定镇静作用。

(二十四) 金樱子

金樱子为蔷薇科植物金樱子成熟的果实。主产于山东、四川、云南、湖北、贵州等地。

【性味归经】 酸、涩,平。归肾、膀胱、大肠经。

【功效】 固精,缩尿,止带,止泻。

【主治】

(1) 遗精滑精,遗尿尿频,带下。本品味酸而涩,功专固敛,长于固精,兼有缩尿、止带作用。适用于肾虚精关不固之遗精滑精;膀胱失约之遗尿尿频;带脉不束之带下过多。可单用本品熬膏服,如《明医指掌》金樱子膏;或与芡实同用,以增强其固涩止遗之功,如水陆二仙丹。但本品为固涩治标之品,临床应用宜与补肾健脾之品同用,以标本兼顾,如常与菟丝子、补骨脂、白扁豆、莲子等药配伍。

(2)久泻,久痢。本品能涩肠止泻。治脾虚久泻、久痢,可单用煎服;或配伍补脾涩肠药,共收健脾益气、涩肠止泻之功,如《景岳全书》秘元煎,以之与人参、白术、芡实、五味子等同用。

此外,取其收敛固涩之功,本品还可用于崩漏、脱肛、子宫脱垂等证。

【用法用量】 煎服,6~12g。

【现代药理研究】 金樱子还有多种有效成分,其中主要的活性成分是多糖、黄酮类物质、三萜类及其衍生物等。金樱子中的多种活性成分都具有抗氧化作用,有研究表明,金樱子果实中的水溶性多糖能消除超氧阴离子自由基、抑制羟自由基对细胞膜的破坏而引起的溶血;对大肠杆菌、副伤寒杆菌、白葡萄球菌及金黄色葡萄球菌等均有较强的抑制作用;有良好的抑瘤效果,能有效缓解环磷酰胺导致的白细胞水平减少,增强机体免疫力;明显增加小鼠胸腺、脾脏的重量及胸腺、脾脏指数,明显促进小鼠血清溶血素的形成,使小鼠腹腔巨噬细胞吞噬百分率及吞噬指数增加,增加小鼠淋巴细胞转化率,促进淋巴细胞转化,能增强小鼠非特异性免疫、体液免疫和细胞免疫作用;现代研究表明金樱子除明显的降低血清胆固醇和β2脂蛋白,减少肝脏、心肌中的脂肪抗氧化作用外,还能明显改善糖尿病大鼠的血糖血脂紊乱,有效保护糖尿病大鼠的肾脏。

(二十五) 黄精

黄精为百合科植物滇黄精、黄精或多花黄精的根茎。主产于贵州、云南、河北、内蒙古、浙江、安徽、湖南等地。

【性味归经】 甘、平。归脾、肺、肾经。

【功效】 滋阴益精,补脾益气。

【主治】

(1)肺虚燥咳,阴虚咳嗽。本品甘平,功能滋润肺阴,又兼益气。治燥伤肺阴,干咳无痰,或痰少而黏,鼻燥咽干喉痒,常与润肺止咳之品配伍,如桑叶、杏仁、沙参等。本品长于滋阴润肺,为治阴虚劳嗽之良药。治阴虚劳嗽,久咳不止,可单味熬膏服,如配伍沙参、知母、川贝母、百部等滋阴清热、润肺止咳同用。

(2)肾虚精亏证,消渴。本品长于滋阴,历来被前人用作补肾益精、强壮固本之品。治肾经亏虚所致腰酸足软、头晕耳鸣、须发早白等症,单用或与其他补肾填精之品配伍,如《奇效良方》二精丸,其与枸杞子通用。治阴虚消渴,大量单用有效,或与滋阴清热之品,如生地、麦冬、石斛、天花粉等同用。

(3)脾胃虚弱证。本品既能补脾胃之气,又养脾胃之阴,为治脾胃虚弱之良药。治脾胃气虚,倦怠乏力、食欲不振、脉虚无力,常与党参、茯苓、白术等益气健脾药同用。治脾胃阴伤津亏所致口干食少、饮食无味、舌红少苔等症,多与玉竹、麦冬、石斛等滋阴生津药同用。

【用法用量】 煎服,10~15g。

【现在药理研究】 近年来已从黄精植物中分离得到的化学成分有生物碱、黄酮、醌类、木脂素、多糖、甾体皂苷及微量元素等。基于黄精的活性部位及有效成分的研究,发现其具有调节血糖、调节免疫、抗肿瘤、改善学习记忆、抑菌、抗病毒、抗炎及延缓衰老等作用。黄精能抑制自发的和诱导的脂质过氧化产物丙二醛的生成,对氧自由基具有直接清除作用;黄精多糖可能为糖基化损伤的抑制剂,可通过促进胰岛素及 C 肽的分泌而降低血糖水平;明显抑制胆固醇生物合成的限速酶羟甲基戊二酰辅酶 B 还原酶活力,从而减少内源性胆固醇的生成,有防治动脉血管粥样硬化和肝脂肪浸润作用;黄精多糖可改善脑缺血引起的脑组织代谢活动,减轻机体在应激状态下的自由基损伤而保护脑细胞膜结构,维持大脑的正常功能,有效提高和改善记忆;直接作用于红细胞,增强红细胞膜受体活性,使红细胞免疫黏附功能增强;能显著提高病毒感染的 Verocel1 的活力,对细胞有保护作用;对抗酸杆菌及致病性皮肤真菌有抑制作用;有增强心肌收缩力、扩张冠脉、增加冠脉血流量、改善心肌营养及抗疲劳等功能。

(二十六) 芡实

芡实为睡莲科植物芡的成熟种仁。主产于湖南、江西、安徽、山东等地。

【药性】 甘、涩,平。归脾、肾经。

【功效】 益肾固精,健脾止泻,除湿止带。

【主治】

(1) 遗精,滑精。本品甘涩收敛,补肾气,固肾精,治肾虚不固之腰膝酸软,遗精滑精,常与金樱子相须而用,如水陆二仙丹(《仁存堂经验方》);亦可与莲子、莲须、牡蛎等配伍,如金锁固精丸(《医方集解》)。慢性肾炎时尿中蛋白,为精微物质外泄,属肾虚精微失固,所以我们常与覆盆子、五味子、金樱子等同用。

(2) 脾虚久泻。本品既能健脾除湿,又能收敛止泻。可用治脾虚湿盛,久泻不愈者,常与白术、茯苓、扁豆等药同用。本品可食用,如熬粥服用。

(3) 带下。本品能益肾健脾、收敛固涩、除湿止带,为治疗带下证之佳品,无论虚实。治脾肾两虚之带下清稀,常与党参、白术、山药等药同用。若治湿热带下,则配伍清热利湿之黄柏、车前子等同用,如易黄汤(《傅青主女科》)。

【用法用量】 煎服,10~15g。

【现代药理研究】 本品主含蛋白质、碳水化合物、脂类、钙、磷、铁、硫胺素、核黄素、尼古酸、黄酮类、环肽类、甾醇类、脑苷脂类等。芡实的药理研究较少,主要集中在抗氧化和抗心肌缺血两方面。本品具有收敛、滋养作用,用芡实、白果、糯米煮粥服,可治疗慢性肾炎蛋白尿,亦可将此粥作为治疗原发性肾小球肾炎蛋白尿的辅助食疗,长期间歇服用。

(二十七) 石斛

石斛为兰科植物环草石斛、马鞭石斛、黄草石斛、铁皮石斛或金钗石斛的茎。主产于四川、云南、贵州、广西、广东、湖北等地。

【性味归经】 甘、微寒。归胃、肾经。

【功效】 滋阴除热,益胃生津。

【主治】

(1) 阴虚发热证。本品既能滋肾阴,又退虚热。治阴虚内热,虚热不退,常与其他养阴退虚热之品,如生地、麦冬、青蒿、白薇等配伍。因其具有滋阴、除热、生津之功,亦可用治热病伤阴,低热烦渴、舌红少苔,常与滋阴降火、清热生津之品配伍。清润喉咙,对治疗嗓音嘶哑有很好。

(2)胃阴虚证。本品养阴生津,为治胃阴虚证之要药。胃阴亏虚,口燥咽干、舌红少津之症,单用煎汤代茶饮服,或与其他养阴生津之品通用,如配伍麦冬、玉竹等。

近年来炒的火热的"铁皮石斛",为石斛之上乘品,自古既有"中华第一仙草"之名,被民间称作"救命仙草"。国际药用植物界称其为"药界大熊猫",在国际市场上,铁皮石斛被加工成一种叫"龙头凤尾"的中药,每千克售价 3000 美元左右,是世界上最昂贵的草。

铁皮石斛等少数品种之嫩茎,扭成螺旋状或弹簧状,晒干,商品称为耳环石斛,又名枫斗。野生铁皮的自然繁殖能力低、生长缓慢,目前已禁止采摘,目前市场上流通的铁皮石斛,基本都为人工栽培品种。

铁皮石斛花加入沸水浸泡 3 分钟即饮用,不仅能够排忧去躁,醒脑安神,还能够很好地调节人体的各个器官,让其有序的运转。

【用法用量】 煎服,10~15g,鲜品 15~30g。

【现代药理研究】 药用石斛所含的化学成分类型多样,除生物碱、菲类、联苄类、芴酮类、倍半萜类、香豆素、甾体及挥发油外,多糖也是一种重要的化学成分。药用石斛多糖具有多种药理功效,可以提高抗体细胞数,促进 T 淋巴细胞和 B 淋巴细胞增殖速度,提升外周白细胞数,促进淋巴细胞产生移动抑制因子,增强巨噬细胞的吞噬能力,从而调节机体免疫力;提高胸腺和脾指数,抑制肿瘤细胞增殖;还有抗氧化、降血糖、降血脂、促进消化、护肝利胆、抗风湿和抗白内障等作用;还能滋养肌肤、抗衰老。

(二十八) 墨旱莲

墨旱莲为据科植物醴肠的地上部分。全国大部分地区均产。主产于江苏、浙江、江西、湖北等地。

【性味归经】 甘、酸、寒。归肝、肾经。

【功效】 滋补肝肾,凉血止血。

【主治】

(1)肝肾阴虚证。本品甘酸性寒,功擅滋补肝肾之阴,多用治肝肾阴虚所致头晕目眩、视物昏花、须发早白、腰膝酸软等症,可单用,如古有单味药的旱莲膏;或与其他滋补肝肾之品配伍,如《医方集解》二至丸,与女贞子同用。

(2)出血证。本品性质寒凉,既滋阴清热,又凉血止血,常用于血热或阴虚血热所致的各种出血证。单用有效,或鲜品绞汁,或干品水煎。亦可与生地、阿胶、白茅根、蒲黄等滋阴凉血止血之品配伍。鲜品捣烂外敷,止外伤出血。

【用法用量】 煎服,10~15g。

【现代药理研究】 墨旱莲具有多种化学成分,如三萜皂苷类、黄酮类、噻吩类及香豆草醚类等,现代药理学研究表明,墨旱莲具有良好的止血作用;可以抑制肝星状细胞增殖,防止肝纤维化,从而达到保肝作用;可以显著提高机体非特异性免疫能力;通过抑制 IKK 和 Caspase-11 的表达来降低 NFKB 的表达,降低炎症反应;有效地降低总脂质、总胆固醇、三酰甘油等含量,有良好的降血脂作用;另外还有抗缺氧、抗蛇毒等生物及药理作用。

（二十九）龟甲

龟甲为龟科动物乌龟的背甲及腹甲。主产于江苏、浙江、安徽、湖北、湖南等地。

【性味归经】 甘、咸、寒。归肝、肾、心经。

【功效】 滋阴潜阳，益肾健骨，固经止血，养血补心。

【主治】

（1）阴虚阳亢证，虚风内动证，阴虚内热证。本品甘寒质重，"重则沉降"，直入肝肾二经，既滋补肝肾之阴，又镇潜上越之浮阳。临床上治疗肝肾阴虚、肝阳上亢所致之眩晕目眩、面红目赤、急躁易怒，常与滋阴镇潜之品配伍，如《医学衷中参西录》镇肝熄风汤，其与代赭石、龙骨、天冬、玄参等同用。热病伤阴或久病阴虚动风时，常与滋阴潜阳息风之品配伍，如《温病条辨》三甲复脉汤，其与鳖甲、牡蛎、生地、白芍等同用。治阴虚骨蒸潮热、盗汗遗精，本品有"补水制火之功"，常与其他滋阴退热之品配伍，如《丹溪心法》大补阴丸，其与熟地、知母、黄柏等同用。

（2）肾虚骨软证。本品功善滋补肝肾，强筋健骨。治肝肾不足、筋骨失养所致，腰膝痿弱、步履乏力，或小儿行迟、囟门不合，常与熟地、白芍、续断、杜仲、锁阳等滋阴补肾、强筋骨之品同用。

（3）崩漏，月经过多。本品自身制火以固冲任，兼能止血，多用治阴虚血热，冲任不固之崩漏、月经过多，常与滋阴清热之品配伍，如固经丸，与白芍、黄芩、椿皮等同用。

本品味甘入心，既滋阴，又补心。治心血不足、心失所养所致惊悸、失眠，常与安神定志之品配伍，如《备急千金要方》孔圣枕中丸，其与石菖蒲、远志、龙骨等同用。

【用法用量】 煎服，15~30g。生品宜打碎先煎。

【现代药理研究】 现代研究提示龟甲能调节机体功能，激发机体自身调节的机制，增强自身稳定状态，具体表现在其能延缓衰老、调节免疫等。龟甲能改变阴虚或阳虚患者环核苷酸系统的反应性，调节细胞功能；能抑制阴虚患者能量代谢亢奋表现；龟甲煎剂可使甲亢阴虚证患者胸腺明显恢复，使肾上腺明显增重，使肾上腺皮质球状带厚度增大，束状带外层细胞体积增大，细胞质升高，血浆皮质醇及尿 17 - 羟基固醇明显降低；龟甲煎剂能显著拮抗免疫器官损害和功能抑制。

（三十）阿胶

阿胶为马科动物驴的去毛之皮经熬制而成的固体胶。主产于山东、浙江。

【性味归经】 甘、平。归肺、肝、肾经。

【功效】 补血，止血，滋阴。

【主治】

（1）血虚证，本品味甘性平，为血肉有情之品，历来以此为补血要品。治血虚证，单用黄酒炖服有效。或与其他补血之品配伍，可增补血之功，如阿胶四物汤，即以本药与当归、白芍、熟地黄等同用。

（2）出血证。本品又为止血良药，多用于出血兼见阴血亏损者。治吐血不止，与凉血止血药配伍，如《备急千金要方》以其与生地、蒲黄同用。治肺虚咳血者，与补气润肺止血药配伍，如《仁斋直指方》阿胶散，以其与人参、五味子、田东、白及等同用。治便血不止，与补血活血之品配伍,如《圣济总录》阿胶芍药汤,其与当归、赤芍同用。治月经过多、崩漏及妊娠或产后下血,宜与补血调经、止血安胎之品配伍,如《金匮要略》胶艾汤,其与当归、地黄、艾炭、川芎等同用。

（3）阴虚证。本品长于滋阴。治阴虚火旺,心烦不眠,常与清心安神之品配伍,如《伤寒论》黄连阿胶汤,其与黄连、黄芩、鸡子黄同用。治阴血亏虚,虚风内动,手足瘛疭,与滋阴息风药配伍,如《温病条辨》大定风珠,其与龟甲、牡蛎、白芍、麦冬等同用。

本品尤擅滋肺阴,润肺燥。治肺虚火盛所致干咳少痰,或痰中带血,与清肺宁咳之品配伍,如《小儿药证直诀》阿胶散,与牛蒡子、杏仁等同用。治肺肾阴虚,劳嗽咳血,与滋阴润肺镇咳药配伍,如《医学心悟》月华丸,使之与天冬、麦冬、川贝母、百部等药同用。若治燥邪伤肺,干咳少痰、咽干鼻燥,与清肺润燥药配伍,如《医门法律》清燥救肺汤,其常与桑叶、石膏、麦冬等同用。

【用法用量】　入汤剂,5~15g,烊化冲服。

【现代药理研究】　阿胶对造血系统可能系其含胶原蛋白对造血干细胞的有益作用,所含糖胺多糖对细胞增生、造血系统的组织分化之间存在着密切关系。另外阿胶对免疫系统、心血管系统、钙的代谢等方面都有一定作用。阿胶能刺激化疗后晚期肿瘤患者的骨髓造血干细胞,特别是巨核系组细胞,并能提高骨髓髓外造血功能。

二、活血中药

（一）川芎

川芎为伞形科植物川芎的根茎。主产于四川、贵州、云南,以四川产者质优。

【性味归经】　辛,温。归肝、胆、心包经。

【功效】　活血行气,祛风止痛。

【主治】

（1）血瘀气滞痛证。本品辛散温通,"上行头目,下调经水,中开郁结,血中气药"（《本草汇言》）,治疗气滞血瘀所致的各种痛证。若肝郁气滞的胁痛,常配柴胡、白芍、香附,如柴胡疏肝散（《景岳全书》）。若血瘀经闭,痛经,常与赤芍、桃仁等同用,如血府逐瘀汤（《医林改错》）。川芎性温,比较适于寒凝血瘀的瘀血证。

（2）头痛,风湿痹痛。本品辛温升散,能"上行头目",祛风止痛,为治头痛要药,李东垣言"头痛须用川芎"。头是人体最高的一个部位,古人有高巅之上唯风可到之说,认为头痛与风邪有关。因川芎行气温通,故能祛风止痛。治风寒头痛,配羌活、细辛、白芷,如川芎茶调散（《太平惠民和剂局方》）;治风湿头痛,可配羌活、独活、防风,如羌活胜湿汤（《内外伤辨惑论》）;治血虚头痛,配当归、白芍,如加味四物汤（《金匮翼》）;若治血瘀头痛,可配赤芍、麝香,如通窍活血汤（《医林改错》）。

本品辛散温通,能祛风通络止痛,又可治风湿痹痛,常配独活、秦艽、防风、桂枝等药同用,如独活寄生汤（《备急千金要方》）。

张大宁教授用川芎为主药治疗男子阳痿,"阴器者,宗筋之所系也","厥阴主筋,故诸筋统属于肝也"（《增补病机沙篆》）。因情志不调致肝气不舒,气滞血瘀,使筋脉不通,"阳器不举"。川芎辛温走窜,长于行气疏肝,最适合肝郁血瘀证候,与补肾药同用治疗阳痿,其功效如西药"伟哥"。

川芎辛散温通,善于活血行气,与补肾药配伍形成补肾活血之法治疗肾虚血瘀所致的慢性肾衰竭。

【用法用量】 煎服,3~9g。

【现代药理研究】 本品含生物碱、挥发油、酚类物质(如阿魏酸)、内脂素及维生素 A、叶酸、蔗糖、甾醇、脂肪油等。川芎嗪可扩张脑血管,降低血管阻力,显著增加脑及肢体血流量,改善微循环。川芎嗪可促进整体大鼠局灶性脑缺血后皮质和纹状体缺血半暗带神经细胞增殖,从而修复、替代损伤的神经细胞,对脑功能自身恢复发挥重要作用。同时,临床也发现脑出血患者早期应用川芎素(阿魏酸钠片)治疗,能有效减轻脑水肿,促进血肿的吸收,改善血肿周围的低灌注血供,改善患者的神经功能。川芎水提液及川芎嗪均能保护血管内皮细胞。川芎嗪对病毒性心肌炎有保护作用,能抑制大鼠压力超负荷所致心肌肥厚。川芎水煎剂能抑制小鼠中枢神经系统的兴奋性,有镇静催眠作用。川芎水提取物能明显减轻受损神经根的水肿变性、髓鞘脱失等损伤,减轻模型大鼠的颈神经根性疼痛。川芎嗪有钙离子拮抗作用,能舒张血管发挥抗血管痉挛作用,较好地改善机体的缺氧状态,降低毛细血管通透性,抑制血小板聚集,降低血液黏度,并促进前列腺素 I_2 和血栓素 A_2 的平衡,从而改善脑部微循环。川芎嗪能明显缓解过氧化氢对视网膜神经元细胞及神经胶质细胞等的氧化应激损伤,并上调与细胞生存密切相关的神经体微管蛋白-2 和神经保护肽的表达水平,有保护视神经作用。能降低血小板表面活性,抑制血小板凝集,预防血栓的形成。所含阿魏酸的中性成分小剂量促进、大剂量抑制子宫平滑肌。川芎嗪可起到有效调节基质细胞与造血细胞之间的相互作用,促进造血细胞的增生,改善脊髓造血功能。另外还有平喘、保肝、抑制肾细胞凋亡从而保护肾脏的作用。

(二) 丹参

丹参为唇形科植物丹参的干燥根及根茎。主产于四川、安徽、江苏、河南、山西等地。

【药性】 苦,微寒。归心、心包、肝经。

【功效】 活血祛瘀,调经止痛,凉血消痈,除烦安神。

【主治】

(1) 月经不调,闭经痛经。"一味丹参散,功同四物汤"(《妇科明理论》),丹参有活血养血的功效,活血而性缓,"能破宿血,补新血"(《本草纲目》),所以能祛瘀生新而不伤正,为妇科调经要药,临床常用于月经不调,经闭痛经及产后瘀滞腹痛。其性微寒,对瘀热之证尤宜。

(2) 各种瘀血病证。丹参善于通行血脉,祛瘀止痛,可治疗心绞痛、脘腹疼痛、跌打损伤等。如治血脉瘀阻之胸痹心痛,脘腹疼痛,可配伍砂仁、檀香用,如丹参饮(《医学金针》);治跌打损伤,肢体瘀血作痛,常与当归、乳香、没药等同用,如活络效灵丹(《医学衷中参西录》)。复方丹参滴丸的主要成分是丹参、三七和冰片,临床用于心绞痛有速效。

(3) 疮痈肿毒:本品性寒,既能凉血活血,又能清热消痈,对于热毒瘀阻引起的疮痈肿毒,常配伍清热解毒药用。如急性痛风性关节炎,我们常用丹参、赤芍等偏凉性的活血药。

(4) 热病烦躁神昏及心悸失眠。本品入心经,"补心定志,安神宁心。治健忘怔忡,惊悸不寐"(《滇南本草》),因其性微寒,又可活血化瘀,用于热入心营的烦躁不寐、神昏,可配伍生地、玄参、黄连、竹叶等;用于血不养心之失眠、心悸,常与生地、酸枣仁、柏子仁等同用,如天王补心丹(《摄生秘剖》)。

【用法用量】　煎服,5~15g。

【现代药理研究】　本品化学成分主含脂溶性成分和水溶性成分。脂溶性成分包括丹参酮Ⅰ、丹参酮ⅡA、丹参酮ⅡB、丹参酮Ⅲ等。水溶性成分主要含有丹参素,丹参酸甲、丹参酸乙、丹参酸丙、原儿茶酸、原儿茶醛等。最早认识的丹参脂溶性化合物药理作用主要是其抗菌作用。实验证明,丹参酮不仅具有抗菌作用,而且对心血管系统、神经系统均具有较强的药理活性。丹参酮对多种革兰阳性菌有较强的抑制作用,而对革兰阴性菌的作用较弱。作用机制研究证明,丹参酮在菌体内代谢过程中可以产生自由基,使细菌 DNA 等成分破坏而导致细菌死亡。对心血管系统的作用主要表现为内皮细胞保护作用、抗心肌缺血作用、改善血液代谢作用及对心肌的保护作用。丹参酮可以抑制低密度脂蛋白的氧化,抑制脂质代谢酶活性,改善脂质代谢过程,对于防治心血管疾病有良好作用。另外丹参酮还有抗炎作用、诱导细胞凋亡及对肿瘤的作用、对神经系统有保护作用。丹参素化合物能扩张肠系膜微动脉,具有抗血小板聚集、抗血栓形成、促进纤维蛋白降解及抗心肌缺血的作用。丹酚酸对缺血再灌注引起的体外灌流大鼠心脏可发挥保护作用,降低心室颤动发生率,减轻心肌细胞超微结构的破坏程度,减少组织中 MDA 含量,表现出明显的保护作用。另外,具有改善肾功能、保护缺血性肾损伤的作用;抗炎、抗过敏的作用;对脑缺血损伤、脊髓缺血再灌注损伤的保护作用,还可抑制肿瘤细胞增殖和生长。

(三) 赤芍

赤芍为毛茛科植物赤芍的干燥根。全国大部分地区均产。

【药性】　苦、微寒。归肝经

【功效】　清热凉血,散瘀止痛。

【主治】

(1) 温毒发斑,血热吐衄。本品苦寒入肝经血分,善清泻肝火,泄血分郁热。治温毒发斑,可配水牛角、牡丹皮、生地黄等药用;治血热吐衄,可配生地黄、大黄、白茅根等药用。治肝经风热目赤肿痛、羞明多眵,配荆芥、薄荷、黄芩等药用,如芍药清肝散(《原机启微》);治热毒壅盛,痈肿疮疡,可配金银花、天花粉、乳香等药用,如仙方活命饮(《妇人大全良方》),或配连翘、栀子、玄参等药用,如连翘败毒散(《伤寒全生集》)。

(2) 肝郁胁痛,经闭痛经,癥瘕腹痛,跌打损伤。本品苦寒入肝经血分,有活血散瘀止痛之功,治肝郁血滞之胁痛,可配柴胡、牡丹皮等药用,如赤芍药散(《博济方》);治血滞经闭、痛经、癥瘕腹痛,可配当归、川芎、延胡索等药用,如少腹逐瘀汤(《医林改错》);治跌打损伤,瘀肿疼痛,可配虎杖用,如虎杖散(《圣济总录》),或配桃仁、红花、当归等药用。

【用法用量】　煎服,6~12g。

【现代药理研究】　本品化学成分含芍药苷、芍药内酯苷、氧化芍药苷、苯甲酰芍药苷、挥发油、脂肪油、树脂等,具有保肝、抗肿瘤、神经保护、心脏保护、抗血栓、抗氧化、抗内毒素等多种药理作用。赤芍总苷可以显著改善机体微循环状态,降低血浆黏度,抑制 ADP 诱导的血小板聚集,延长凝血酶原时间(PT)和活化部分凝血活酶时间(KPTT)。赤芍的抗肿瘤作用机制可能是通过对免疫系统的调节、抑制肿瘤细胞 G_0/G_1 期比例及向 S 期细胞转化、下调肿瘤细胞中抗凋亡基因蛋白及上调拮抗促凋亡基因蛋白的表达等,抑制肿瘤细胞的生长和转移,最终导致肿瘤细胞的死亡。芍药苷通过抑制细胞凋亡、活化腺苷 A_1 受体、阻断钠通道而抑制钠内流、减轻细胞钙超载损伤等作用机制发挥保护神经细胞的作用。赤芍在血液系统、免疫体统、神经系统及心血管系统等均表现出良好的药理作用,但在赤芍的临床现代应用中仅展现了其部分功效作用。临床诸多报道证实,重用赤芍治疗瘀胆型肝炎、重度黄疸型肝炎均具有良好的效果。有研究表明赤芍可刺激大鼠产生血浆纤维连接蛋白,使其在血液中的水平提高,进而促进网状内皮系统的功能,对保护肝细胞具有一定意义。

(四) 三棱

三棱为黑三棱科植物黑三棱的块茎。主产于江苏、河南、山东、江西等地。

【药性】 辛、苦,平。归肝、脾经。

【功效】 破血行气,消积止痛。

【主治】 三棱和莪术的功效都是破血行气,消积止痛,与莪术常相须为用治疗癥瘕积聚、瘀血引起的月经不调,还可消积除胀。然三棱破血作用强于莪术,更适于瘀血证;莪术行气作用强于三棱,更适于饮食积滞引起的气滞脘腹胀满疼痛。若两者配伍,活血行气互补,相须为用。张锡纯在《医学衷中参西录》中认为两味药尽管是破血药,主要是针对瘀血证或气滞证比较重的,效果好,但不容易伤气血。对于偏虚的癥瘕积聚或血瘀气滞,配伍黄芪等补气血药物,可以长期使用不会耗伤正气或者对正气没有明显的耗伤。我们治疗慢性肾衰、肾病综合征时常用三棱、莪术相须活血行气,消除腹胀,每与黄芪同用,患者服用数月乃至数年,无破血破气之弊。

【用法用量】 煎服,3~10g。醋制后可加强祛瘀止痛作用。

【现代药理研究】 本品化学成分含有挥发油,油中主要成分为苯乙醇、对苯二酚、十六酸,去茎木香内酯等及多种有机酸。三棱总黄酮具有抗血小板聚集、抗血栓、镇痛作用;对血流变的影响体现在可以使血细胞比容及血沉速率的显著减小而导致全血黏度降低,从而起到活血祛瘀之功效。三棱不同提取物均能明显减少小鼠因乙酸刺激引起的扭体反应次数,能明显提高小鼠因热刺激引起疼痛反应的痛阈值,有明显镇痛作用。黄酮类、皂苷类成分的抗凝血、镇痛作用是研究的热点。近年来,三棱的新成分、新活性不断被发现,如有保护肝细胞、减轻肝细胞变性坏死,恢复肝细胞结构及功能作用;减少纤维化发展,促进纤维组织降解作用。

(五) 莪术

莪术为姜科植物蓬莪术或温郁金、广西莪术的根茎。蓬莪术主产于四川,广东、广西;温郁金又称温莪术,主产于浙江温州;广西莪术又称桂莪术,主产于广西。

【药性】 辛、苦,温。归肝、脾经。

【功效】 破血行气,消积止痛。

【主治】

(1) 癥瘕积聚、经闭及心腹瘀痛。莪术苦泄辛散温通,既入血分,又入气分,是比较典型的血中气药。莪术能破血散瘀,治疗癥瘕积聚,适用于气滞血瘀、食积日久而成的癥瘕积聚及气滞、血瘀、食停、寒凝所致的诸般痛证,常与三棱相须为用。治癥瘕痞块,常与三棱、当归、香附等同用,如莪术散(《寿世保元》),并可治经闭腹痛;治胁下痞块,可配丹参、三棱、鳖甲、柴胡等药用;治血瘀经闭、痛经,常配当归、红花、牡丹皮等;治胸痹心痛,可配伍丹参、川芎用;治体虚而瘀血久留不去,配伍黄芪、党参等以消补兼施。

(2)食积脘腹胀痛。莪术的行气部位比较广泛,主要行脾胃之气,也行肝气。用于食积不化之脘腹胀痛,可配伍青皮、槟榔用,如莪术丸(《证治准绳》);若配伍党参、茯苓、白术等补气健脾药,可治脾虚食积之脘腹胀痛。

此外,本品既破血祛瘀,又消肿止痛,可用于跌打损伤,瘀肿疼痛,常与其他祛瘀疗伤药同用。

【用法用量】 煎服,3~15g。醋制后可加强祛瘀止痛作用。外用适量。

【现代药理研究】 莪术具有较好的抗肿瘤、抗血栓、抗炎、抗病毒、抗早孕、抗菌、保肝、抗纤维组织增生等作用。现代药学研究表明本品化学成分主要为挥发油类。目前对挥发油中的成分进行了深入研究,莪术油中的主要成分为多种倍半萜类物质,如莪术酮、榄香烯、莪术二酮等,莪术醇、莪术酮、莪术二酮、榄香烯等为抗癌主要成分。其中以莪术酮为主要成分,其中含量为1.0%~2.5%。莪术油对大部分细菌如金葡菌、链球菌等均有较强的抑制作用。莪术油喷雾剂对流感病毒、副流感病毒、呼吸道合胞病毒、腺病毒有轻微抑制作用,对副流感型病毒有较强的抑制作用。莪术水煎剂对受^{60}Co照射的小鼠的造血功能、免疫功能及微循环系统有明显的保护和促进恢复作用,减轻化疗副作用。莪术挥发油能抑制多种致病菌的生长;1%莪术油对动物醋酸性腹膜炎有抑制作用,对小鼠局部水肿、炎症有抑制作用。莪术油有明显的抗胃溃疡作用。水提液可抑制血小板聚集,促进微动脉血流恢复,完全阻止微动脉收缩,明显促进局部微循环恢复;莪术水提醇液对体内血栓形成有抑制作用。此外莪术对呼吸道合胞病毒有直接灭活作用,莪术油有明显的抗癌、保肝和抗早孕作用。其挥发油制剂对多种癌细胞既有直接破坏作用,又能通过免疫系统使特异性免疫增强而获得明显的免疫保护效应,从而具有抗癌作用。西药抗肿瘤药对人体的免疫力是抑制的,而莪术可以使癌体组织的细胞坏死,对正常组织细胞又没有毒害作用,还能增强免疫。莪术油制剂临床用于早期宫颈癌有较好疗效,对恶性淋巴瘤及原发性肝癌,以采用肿瘤局部注射为主,配合静脉注射的方法效果为佳。还可用于外阴癌、皮肤癌、唇癌等。临床以莪术油静脉注射治疗小儿病毒性肺炎,其热退时间、喘憋消失、咳嗽消失及啰音吸收方面均显著优于利巴韦林,但其抗病毒的作用机制尚有待研究。

(六) 桃仁

桃仁为蔷薇科植物桃或山桃的成熟种子。

【药性】 苦、甘,平。有小毒。归心、肝、大肠经。

【功效】 活血祛瘀,润肠通便,止咳平喘。

【主治】

(1)瘀血阻滞病证。本品味苦,入心肝血分,"桃仁性善破血,散而不收,泻而无补"(《本草经疏》),活血力强,对于瘀血疼痛、月经不调、癥瘕积聚、跌打损伤等多种瘀血证都可以随症配伍。治瘀血经闭、痛经,常与红花相须为用,如桃红四物汤(《医宗金鉴》);治产后瘀滞腹痛,常配伍炮姜、川芎等,如生化汤(《傅青主女科》);治瘀血蓄积之癥瘕痞块,常配桂枝、丹皮、赤芍等药用,如桂枝茯苓丸(《金匮要略》),或配三棱、莪术等药;若瘀滞较重,须破血逐瘀,可配伍大黄、芒硝、桂枝等药用,如桃核承气汤(《伤寒论》);治跌打损伤,瘀肿疼痛,常配当归、红花、大黄等药用,如复元活血汤(《医学发明》)。

(2) 肺痈、肠痈。桃仁活血化瘀兼止咳平喘,可治肺痈,配苇茎、冬瓜仁等药,如苇茎汤(《备急千金要方》);活血化瘀兼润肠通便治肠痈,配大黄、丹皮等药,如大黄牡丹皮汤(《金匮要略》)。

【现代药理研究】 本品化学成分含苦杏仁苷、苦杏仁酶、挥发油、脂肪油,油中主要含有油酸甘油酯和少量亚油酸甘油酯。其药理作用主要包括抗凝血、抗血栓、降糖、降胆固醇、预防肝纤维化和增强免疫力。桃仁蛋白具有提高免疫力和抗肿瘤的作用。桃仁提取液能明显增加脑血流量,增加犬股动脉的血流量,降低血管阻力,改善血流动力学状况。研究表明桃仁在体内、体外对以凝血酶和 ADP 诱导的血小板聚集均有明显的抑制作用,其作用强度随着桃仁剂量的增加而增强;对健康成人和血小板聚集率升高的心血管疾病患者,桃仁在体外均有明显抑制其血小板聚集的作用。其提取物能改善动物的肝脏表面微循环,并促进胆汁分泌。桃仁可使小鼠的出血及凝血时间明显延长,煎剂对体外血栓有抑制作用,水煎液有纤维促进作用。桃仁中含 45%的脂肪油可润滑肠道,利于排便。桃仁能促进初产妇子宫收缩及出血。桃仁的水提物还具有一定的抗炎作用,桃仁蛋白对炎症引起的血管通透性亢进具有抑制作用。桃仁中的苦杏仁苷有镇咳平喘及抗肝纤维化的作用。

(七) 红花

红花为菊科植物红花的筒状花冠。全国各地多有栽培,主产于河南、湖北、四川、云南、浙江等地。

【药性】 辛,温。归心、肝经。

【功效】 活血通经、祛瘀止痛。

【主治】

(1) 月经不调所致的经闭、痛经。红花辛散温通,为活血祛瘀、通经止痛之要药,是妇产科血瘀病证的常用药。常与当归、川芎、桃仁等相须为用。治痛经,单用奏效,如张仲景单用红花与酒煎服,成红蓝花酒治疗妇科瘀血证。四物汤加桃仁、红花治经闭,如桃红四物汤(《医宗金鉴》)。

(2) 瘀血导致的各种痛症。本品能活血通经,祛瘀止痛,善治瘀阻心腹胁痛、跌打损伤肿痛。治瘀滞腹痛,常与桃仁、川芎、牛膝等同用,如血府逐瘀汤(《医林改错》);治胁肋刺痛,可与桃仁、柴胡、大黄等同用,如复元活血汤(《医学发明》);治跌打损伤,瘀滞肿痛,常配木香、苏木、乳香、没药等药用。红花注射液、红花油、红花酊等都是很好的止痛剂。

【用法用量】 煎服,3~10g。外用适量。

【现代药理研究】 本品含有黄酮、生物碱、聚炔、亚精胺、木脂素、倍半萜、有机酸、留醇、烷基二醇和多糖等,具体化学成分包括红花醌苷、新红花苷、红花苷、红花黄色素和黄色素。另含红花油,油中包括棕榈酸、肉豆蔻酸、月桂酸、硬脂酸、花生酸、油酸等。红花对心脑血管、神经系统、免疫系统均具有一定的作用,同时具有抗炎镇痛、抗肿瘤、抗菌、抗疲劳等多种生理活性。红花黄色素具有明显增加冠脉血流量,改善心肌缺血,保护心肌细胞膜电位及影响心肌中高能磷酸化合物含量的作用;还能改善外周微循环障碍作用,能使高分子右旋糖苷所致兔眼球结膜微循环障碍血流加速,毛细血管网开放数目增加和血细胞聚集程度减低。

抑制血小板聚集,增强纤维蛋白溶解,降低全血黏度。注射液、醇提物、红花苷能显著提高耐缺氧能力,对缺血乏氧性脑病有保护作用。红花黄色素对中枢神经系统有镇痛、镇静和抗惊厥作用。红花煎剂对预防婴鼠减压缺氧缺血后神经元的变形具有强有力的保护作用。水煎液对小鼠的非特异性免疫功能及细胞免疫功能均有明显的增强作用,能够增强单核细胞吞噬功能,提高血清溶血素浓度及增加植物血凝素刺激下的淋巴细胞转化率;对子宫和肠道平滑肌有兴奋作用;红花能够降低血液黏稠度,减少肿瘤组织的"乏氧细胞",改善恶性肿瘤患者血液的"高凝"状态,使血液流变学参数趋于正常。此外,红花醇提物和水提物有抗炎作用;红花黄色素有免疫抑制作用。

(八) 五灵脂

五灵脂为鼯鼠科动物复齿鼯鼠的粪便。主产于河北、山西、甘肃。

【药性】　苦、咸、甘,温。归肝经。

【功效】　活血止痛,化瘀止血。

【主治】

(1) 瘀血阻滞之痛证。本品苦泄温通,专入肝经血分,善于活血化瘀止痛,为治疗瘀滞疼痛之要药,尤治胸腹部疼痛,常与蒲黄相须为用,即失笑散(《和剂局方》)是一个很有名的方剂。如治胸痹心痛,常与川芎、丹参、乳香、没药同用;若治脘腹胁痛,配伍延胡索、香附、没药等;若治痛经,经闭,产后瘀滞腹痛,则与当归、益母草等同用。

(2) 瘀滞出血证。本品炒用,止血兼能活血化瘀,适于瘀血引起的出血证。故可用于瘀血内阻、血不归经之出血,如妇女崩漏经多,色紫多块,少腹刺痛,既可单味炒研末,温酒送服,如《永类钤方》五灵脂散;又可配伍其他药同用,如《玉机微义》五灵脂丸,以本品与神曲同用。

张大宁教授用茵陈、五灵脂、蒲黄炭组成茵陈失笑散,取其活血化瘀止血,清利湿热祛浊,专治慢性肾衰,其降血肌酐疗效显著。

【用法用量】　煎服,3~10g,宜包煎。

使用注意:"十九畏"认为人参畏五灵脂,一般不宜同用。

【现代药理研究】　本品化学成分含有尿素、尿酸、维生素4类物质及多量树脂。药理作用主要集中在活血化瘀、抗炎、抗溃疡、抗肿瘤、抗自由基等方面。研究表明五灵脂可抑制血小板聚集,降低全血黏度、血浆黏度;降低心肌细胞耗氧量;提高耐缺氧、耐寒和耐高温能力;能缓解平滑肌痉挛;增强正常机体免疫功能,改善实验性微循环。研究五灵脂提取液WLZ-B1、WLZ-B2、WLZ-B3 对胃黏膜的保护作用,发现在 WLZ-B1,WLZ-B2,WLZ-B3(简称B1、B2、B3)中,动物实验证实 B1 具有明显抑制胃酸分泌,保护胃黏膜,预防大白鼠实验性胃溃疡发生的作用。其三萜类成分的研究中发现,4 种三萜具细胞毒性作用,对细胞培养的 P-388 型粒细胞白血病的毒性作用效果明显。研究发现其能明显降低炎症组织的前列腺素 E(PGE)含量,但对血清皮质酮水平无显著影响,表明其抗炎作用可能与抑制 PGE 的合成与释放有关。五灵脂水煎液可明显提高正常小鼠的 T 细胞淋转功能,提高 ALS(免疫小鼠淋巴细胞血清)造成的细胞免疫功能低下小鼠的免疫功能。水煎剂在体外测定有抑制超氧阴离子自由基的作用,体内实验证明它可以激活体内 SOD 的活力。

(九) 蒲黄

蒲黄为香蒲科植物水烛香蒲、东方香蒲或同属植物的干燥花粉。主产于浙江、江苏、安徽、湖北、山东等地。

【药性】 甘,平。归肝、心包经。

【功效】 止血,化瘀,利尿。

【主治】

(1) 出血证。本品性平,炒用收敛止血,适于各种出血证;生用化瘀止血,适于瘀滞性出血。治疗吐血、衄血、咯血、尿血、崩漏等可单用冲服。"蒲黄,血分行止之药也,主诸家失血。至于治血之方,血之上者可清,血之下者可利,血之滞者可行,血之行者可止。凡生用则性凉,行血而兼消;炒用则味涩,调血而兼止也"(《圣惠方》)。蒲黄也可与它药合用,治鼻衄经久不止,与石榴花同用,研散冲服(《本草汇言》);治月经过多,漏下不止,可配合龙骨、艾叶同用,如蒲黄丸(《圣济总录》);治尿血不已,可与郁金同用。

(2) 瘀血痛证。本品实为花粉,质地很轻,治疗瘀血证主要用于胸腹部的瘀血证,对凡跌打损伤、痛经、产后疼痛、心腹疼痛等瘀血作痛者均可运用,尤为妇科所常用。如《塞上方》治跌打损伤,单用蒲黄末,温酒服;若治心腹疼痛、产后瘀痛、痛经等,常与五灵脂同用,如失笑散(《太平惠民和剂局方》)即有此药。

(3) 血淋尿血。本品既能止血,又能利尿通淋,故可用治血淋尿血。《本草汇言》:"蒲黄,性凉而利,能洁膀胱之原,清小肠之气,故小便不通,前人所必用也。"临床治疗热淋、血淋的小蓟饮子(《玉机微义》)和蒲黄散(《证治准绳》)。

【用法用量】 煎服,3~10g,包煎。外用适量,研末外掺或调敷。止血多炒用,化瘀、利尿多生用。

【现代药理研究】 本品主要成分为黄酮类,甾类。此外尚含有脂肪油、生物碱及氨基酸等,具有镇痛、抗凝促凝(与浓度有关)、促进血液循环、降低血脂、防止动脉硬化、保护高脂血症所致的血管内皮损伤,提高体内环磷酸腺苷(CAMP)水平、防治冠心病、高脂血症和心肌梗死,兴奋收缩子宫、增强免疫力等作用,还有促进肠蠕动、抗炎、抗低压低氧、抗微生物等药理作用。其水浸液煎剂或50%乙醇浸液均有促进凝血作用,且作用显著而持久。蒲黄能刺激内皮细胞产生前列环素(PGI_2),而PGI_2可强烈扩张血管,抑制血小板聚集。蒲黄对离体兔心有明显增加冠脉流量的作用,同时还可使家兔内循环血小板比率升高,说明这可能是蒲黄抗心肌缺血的作用机制之一。大剂量蒲黄有一定的抗低压缺氧效果,能改善心肌的营养性血流量。提取物能减少再灌注后脑组织脂质过氧化产物丙二醛的生成,使脑组织超氧化物歧化酶(SOD)活性明显升高,说明蒲黄提取物具有抗自由基、抑制脂质过氧化损伤的作用,并能保护细胞结构及其功能,从而延缓或减轻脑组织再灌注损伤。蒲黄能抑制食物中胆固醇的吸收,使胆固醇从肠道排出增加而达到降血脂的作用。对离体子宫有兴奋性作用,可使离体肠蠕动增强,此外,蒲黄还具有利胆、利尿、镇痛、平喘、抗缺血再灌注损伤及促进骨愈合等作用。

(十) 三七

三七为五加科植物三七的干燥根。主产于云南、广西等地。

【药性】 甘、微苦,温。归肝、胃经。

【功效】 化瘀止血,活血定痛,生肌愈疮,增补气血。

【主治】

（1）出血证。本品味甘微苦性温，入肝经血分，功善止血，又能化瘀生新，有止血不留瘀，化瘀不伤正的特点，对人体内外各种出血，无论有无瘀滞，均可应用，尤以有瘀滞者为宜。单味内服外用均有良效。"三七根，止血之神药也，无论上中下之血，凡有外越者，一味独用亦效，加入补血补气药之中则更神"（《本草新编》）。治吐血、衄血、崩漏，单用本品，米汤调服（《濒湖集简方》）；治咳血、吐血、衄血及二便下血，可与花蕊石、血余炭合用，如化血丹（《医学衷中参西录》）；治各种外伤出血，可单用本品研末外掺，或配龙骨、血竭、象皮等同用，如七宝散（《本草纲目拾遗》）。三七性温，对虚寒性出血比较适宜。

（2）跌打损伤，瘀血肿痛。三七止血、活血、定痛、生肌，是治疗外伤的佳品，著名的云南白药其主要成分就是三七。凡跌打损伤，或筋骨折伤，瘀血肿痛等，本品皆为首选药物。可单味应用，以三七为末，黄酒或白开水送服；若皮破者，亦可用三七粉外敷，伤口不易感染，容易愈合。张锡纯在《医学衷中参西录》记载："三七之性，既善化血，又善止血，人多疑之，然有确实可证之处。如破伤流血者，用三七末擦之，则其血立止，是能止血也；其破处已流出之血，着三七皆化为黄水，是能化血"，可见三七之神效。

三七为五加科人参属的植物，化学成分与人参相似，也有补气血的作用，又因其有活血止血的作用，所以现在的老百姓常用三七当保健品，平日研粉后少量冲服，或煲汤服用。目前临床常用三七治疗心脑血管疾病、肾脏疾病，口服制剂血塞通胶囊、静脉制剂血栓通注射液、血塞通注射液等均由三七提炼。我们用三七治疗肾性血尿，取其活血止血兼扶正之功。

【用法用量】　多研末吞服，$1 \sim 1.5g$；煎服，$3 \sim 10g$，亦入丸、散。外用适量，研末外掺或调敷。

【现代药理研究】　本品化学成分主要有三七素（三七氨酸）、三七总皂苷（PNS）、黄酮、挥发油、氨基酸、糖类等有效成分。其具有止血、保护心肌细胞、保护脑组织、降血脂、抗血栓、增强免疫力、抗炎、抗纤维化、抗肿瘤、消除氧自由基、抗氧化等作用。三七能够缩短出血和凝血时间，具有抗血小板聚集及溶栓作用；能够促进多功能造血干细胞的增殖。研究表明：PNS 具有促进骨髓 $CD34^+$ 造血细胞增殖的类生长因子的效应，同时也可能通过增强 EPO、GM-CSF 和 SCF 等造血生长因子的活性，达到间接促进造血的作用。三七能够降低血压，减慢心率，对心律失常有保护作用；其能够降低心肌耗氧量和氧利用率；扩张脑血管，增强脑血管流量，具有镇痛、抗炎、抗衰老等作用。可以降血脂，防止动脉粥样硬化等作用；PNS 在消化道内同脂类结合形成不易吸收的物质，防止脂质在血管内沉积从而保护内膜，减少损伤，防止动脉硬化。研究表明三七有保肝作用，作用机制可能为 PNS 能显著提高肝组织及血清超氧化物歧化酶（SOD）含量，减少肝糖原消耗，改善肝脏微循环，减少线粒体内质网等细胞器的损伤，从而起到保肝作用。PNS 可通过直接杀死肿瘤细胞，抑制肿瘤细胞生长或转移，诱导肿瘤细胞凋亡，或诱导肿瘤细胞分化使其逆转，增强和刺激机体免疫力功能等多种方式引起抗肿瘤作用。

（十一）姜黄

姜黄为姜科植物姜黄的根茎。主产于四川、福建等地。野生或栽培。

【药性】　辛、苦，温。归肝、脾经。

【功效】　活血行气，通经止痛。

【主治】

（1）瘀血疼痛证。姜黄辛散温通，苦泄，为血中气药，活血行气而能止痛。治胸阳不振，心脉闭阻之心胸痛，可配当归、木香、乌药等药用，如姜黄散（《圣济总录》）；治肝胃气滞寒凝之胸胁痛，可配枳壳、桂心、炙甘草，如推气散（《丹溪心法》）；治气滞血瘀之痛经、经闭、产后腹痛，常与当归、川芎、红花同用，如姜黄散（《圣济总录》）；治跌打损伤，瘀肿疼痛，可配苏木、乳香、没药，如姜黄汤（《伤科方书》）。姜黄可以单独用于气滞证，主要用于脾胃气滞，对肝郁也有作用。

（2）风湿痹痛。本品辛散苦燥温通，外散风寒湿邪，内行气血，通经止痛，尤长于行肢臂而除痹痛，常配羌活、防风、当归等药用，如五痹汤（《妇人大全良方》）。

此外，以本品配白芷、细辛为末外用可治牙痛，牙龈肿胀疼痛，如姜黄散《百一选方》；配大黄、白芷、天花粉等外敷，可用于疮疡痈肿，如如意金黄散（《外科正宗》）；与大黄、蝉蜕、僵蚕配伍治疗温热病，如升降散（《伤寒温疫条辨》）。

【用法用量】 煎服，3~10g。外用适量。

【现代药理研究】 本品化学成分含有挥发油，主要成分为姜黄酮、芳姜黄酮、莪术酮、莪术醇、姜黄素、去甲氧基姜黄素和微量元素等。近年来研究表明，姜黄素具有抗肿瘤、护肝、调节免疫功能、抗炎和降血脂等多重药理作用。目前，姜黄素的抑瘤作用机制普遍认为可能主要与诱导肿瘤细胞凋亡有关，它通过调控抑癌基因、癌基因及其蛋白的表达，诱导细胞周期停滞及调控细胞凋亡信号等途径实现。姜黄素具有抗肺纤维化、抗肝纤维化及有明显的降低肝脏和血清脂质的作用。姜黄素能抑制血小板聚集，降低血浆黏度和全血黏度；水煎剂、姜黄粉石油醚、乙醇和水提物有抗早孕作用；姜黄素、水提物及有效成分有抗肿瘤作用；姜黄素、醇或醚提取物和挥发油能降血脂；姜黄素又有抗炎作用；姜黄素对细菌有抑制作用，而挥发油则对真菌有强力的抑制作用；姜黄提取物、姜黄素、挥发油、姜黄酮及姜烯、龙脑和倍半萜烯等都能利胆；姜黄素有短而强烈的降压作用，对离体豚鼠心脏有抑制作用；姜黄素能保护胃黏膜，保护肝细胞。

（十二）延胡索

延胡索为罂粟科植物延胡索的块茎。主产于浙江、江苏、湖北、湖南等地。

【药性】 辛、苦，温。归心、肝、脾经。

【功效】 活血，行气，止痛。

【主治】 用于气血瘀滞之痛证。本品辛散温通，既能活血，又能行气，治疗瘀血或气滞引起的各种痛症，为活血行气止痛之良药，李时珍称"延胡索，能行血中气滞，气中血滞，故专治一身上下诸痛，用之中的，妙不可言。盖延胡索活血化气，第一品药也"，是对其治疗痛症的高度评价。若治心脉瘀阻导致的胸痹心痛，常与丹参、桂枝、薤白、瓜蒌等药同用；若治热证胃脘疼痛，配川楝子成金铃子散（《素问病机气宜保命集》）；治寒证胃脘疼痛，可配桂枝（或肉桂）、高良姜，如安中散（《和剂局方》）；对于泌尿系结石所致的腰腹疼痛，用延胡索配伍柴胡、乌药、川芎等行气活血药治疗。

【用法用量】 煎服，3~10g。研粉吞服，每次1~3g。

【现代药理研究】 本品化学成分含有生物碱20余种，主要有延胡索甲素、延胡索乙素、延胡索丙素、延胡索丁素、延胡索庚素、延胡索辛素、延胡索壬素、延胡索寅素、延胡索丑素、延胡索子素等。延胡索乙素有显著镇痛、催眠、镇静与安定的作用,延胡索甲素和延胡索丑素的镇痛作用也较为明显,并有一定的催眠、镇静与安定作用;其醇提物能扩张冠脉、降低冠脉阻力、增加冠脉血流量,提高耐缺氧能力;总碱能对抗心律失常,抗心肌缺血,扩张外周血管,降低血压、减慢心率;全碱有抗溃疡、抑制胃分泌的作用;延胡索乙素和延胡索丑素有松弛肌肉的作用。延胡索醇提取物有显著的扩张兔心和在体猫心的冠状血管,降低冠状动脉阻力与增加冠脉流量等作用;延胡索碱对实验性家兔氯化钡和大鼠乌头碱心律失常有治疗作用;延胡索可减少心肌缺血再灌注损伤模型大鼠的心律失常发生率,并能抑制损伤心肌细胞的凋亡;对脑缺血-再灌注的损伤有保护作用;延胡索醇提物及水提物能够抑制幽门螺杆菌生长,具有抗溃疡作用。此外对内分泌系统有一定影响,具有抗菌抗炎作用,可以提高抗应激能力及抗肿瘤等作用。

(十三) 水蛭

水蛭为水蛭科动物蚂蟥、水蛭及柳叶蚂蟥的干燥体。全国大部分地区均有出产。

【药性】 咸、苦,平。有小毒。归肝经。

【功效】 破血通经,逐瘀消癥

【主治】 血瘀经闭,癥瘕积聚,跌打损伤。本品咸苦入血,破血逐瘀力强。水蛭含有水蛭素可以影响凝血功能、抗血栓,治疗脑血栓、急性心肌梗死、高脂血症、不孕症、肾炎、红细胞增多症等有血瘀者。水蛭素是蛋白质,只在活水蛭的分泌物中含量较高,高温后水蛭素就被破坏了。传统的汤剂或散剂也有活血破血作用,推测水蛭起效可能还有其他有效成分。张仲景将水蛭与虻虫、三棱、莪术、桃仁、红花等药同用,如抵当汤(《伤寒论》)。若兼体虚者,可配人参、当归等补益气血药,如化癥回生丹(《温病条辨》)。我们用水蛭治疗慢性肾衰、慢性肾炎蛋白尿或肾病综合征水肿的患者,以活血化瘀,改善肾脏微循环,相当于消除肾脏络脉癥瘕。《神农本草经》有水蛭"主逐恶血,瘀血,月闭,破血逐瘀,无子,利水道",瘀血不利化为水,用水蛭活血以利水消肿。

【用法用量】 煎服,1.5~3g;研末服,0.3~0.5g。以入丸、散或研末服为宜。或以鲜活者放置于瘀肿局部吸血消瘀。

【现代药理研究】 本品化学成分主要为蛋白质,唾液中含有水蛭素,还含有肝素、抗血栓素及组胺样物质。水蛭水煎剂有较强抗凝血作用,能显著延长纤维蛋白的凝聚时间,水蛭提取物、水蛭素对血小板聚集有明显的抑制作用,抑制大鼠体内血栓形成,对弥散性血管内凝血有很好的治疗作用。水蛭煎剂能改善血液流变学,能降血脂,消退动脉粥样硬化斑块,增加心肌营养性血流量,对抗垂体后叶素引起的心律失常或明显的 T 波、ST 段的变化。水蛭能明显减轻脑出血及凝血酶所致的脑水肿,可溶解血块,改善微循环促进脑血肿吸收,减轻周围脑组织炎症反应及水肿,缓解颅内压升高,改善局部血循环,保护脑组织免遭破坏。对皮下血肿也有明显抑制作用。水蛭水煎剂对肾缺血有明显保护作用,能降低血清尿素氮、肌酐水平,对升高的血清肿瘤坏死因子有明显的降低作用。水蛭素对肿瘤细胞也有抑制作用,影响肿瘤细胞的黏附穿膜能力;抑制血小板聚集与抗凝血作用;抑制凝血酶的作用;直接抑制肿瘤细胞的生长与增殖;促进细胞的凋亡;提高细胞免疫功能等。此外水蛭水煎剂尚有终止妊娠的作用。

（十四）益母草

益母草为唇形科植物益母草地上部分。我国大部分地区均产。

【药性】 辛、苦，微寒。归心、肝、膀胱经。

【功效】 活血调经，利水消肿，清热解毒。

【主治】

（1）月经不调诸证。本品苦泄辛散，主入血分，善活血调经，祛瘀通经，为妇产科"经产要药"，故名益母。治血滞经闭、痛经、月经不调，可与丹参、红花合用。本品能收缩子宫，对于妇女产后，单用既可帮助产后子宫的恢复。目前有益母草流浸膏、胶囊、颗粒等多种剂型，无论单方、复方，都可以作为产后常用药。

（2）水瘀互阻之水肿。本品既能利水消肿，又能活血化瘀，尤宜用于水瘀互阻的水肿。对于慢性肾炎、肾虚血瘀兼水湿内停所致水肿，可与白茅根、泽兰、车前子等同用利水消肿。

（3）跌打损伤，疮痈肿毒，皮肤瘾疹。本品活血散瘀以止痛，性微寒能清热解毒以消肿。用于跌打损伤瘀血肿痛，可与川芎、当归同用；治疮痈肿毒，皮肤瘾疹，可单用外洗或外敷，亦可配黄柏、蒲公英、苦参等煎汤内服。

【用法用量】 10~30g，煎服；或熬膏，入丸剂。外用适量捣敷或煎汤外洗。

【现代药理研究】 本品化学成分含益母草碱、水苏碱、益母草定、亚麻酸、油酸、月桂酸、苯甲酸、芸香苷及延胡索酸。煎剂及乙醇浸膏及所含益母草碱对多种动物的子宫有兴奋作用；对小鼠有一定的抗着床和抗早孕作用。益母草碱小剂量使离体肠管紧张性弛缓，振幅扩大；大剂量则振幅变小，而频率增加。益母草有强心、增加冠脉流量和心肌营养性血流量的作用，能减慢心率，对抗实验性心肌缺血和心律失常，缩小心肌梗死范围。其粗提物能扩张血管，有短暂的降压作用。对血小板聚集、血栓形成及红细胞的聚集性有抑制作用。益母草能改善肾功能，益母草碱有明显的利尿作用。近年来对于其能改善肾功能的研究已经证明氧自由基（OFR）在急、慢性肾脏损伤中有重要作用。慢性肾衰（CRF）时大量代谢产物蓄积，残存的肾小管的高代谢及抗氧化体系异常等均可造成体内的 OFR 堆积，而 OFR 增多又直接或间接地加剧肾组织损伤和肾功能恶化。实验证实益母草可以明显降低 CRF 大鼠的脂质过氧化产物（MDA）含量，提高 SOD 活性，呈现剂量依赖性。借此推测益母草可能通过提高机体的抗氧化能力，抑制脂质过氧化作用来治疗 CRF。

（十五）茜草

茜草为茜草科植物茜草的干燥根及根茎。主产于安徽、江苏、山东、河南、陕西等地。

【药性】 苦，寒。归肝经。

【功效】 凉血化瘀止血，通经。

【主治】

（1）出血证。本品味苦性寒，善走血分，既能凉血止血，又能活血行血，故可用于血热妄行或血瘀脉络之出血证，对于血热夹瘀的各种出血证，尤为适宜。凉血、化瘀、止血作用强弱依次为止血、化瘀、凉血。治吐血不止，单用本品为末煎服（《简要济众方》）；治衄血，可与艾叶、乌梅同用，如茜梅丸（《普济本事方》）；治血热崩漏，常配生地、生蒲黄、侧柏叶等；治疗气虚不摄的崩漏下血，可与黄芪、白术、山茱萸等同用，如固冲汤（《医学衷中参西录》）。

（2）血瘀经闭、跌打损伤、风湿痹痛。本品能通经络,行瘀滞,故可用治经闭、跌打损伤、风湿痹痛等血瘀经络闭阻之证,尤为妇科调经要药。

【用法用量】　煎服,10～15g,大剂量可用30g。亦入丸、散。止血炒炭用,活血通经生用或酒炒用。

【现代药理研究】　本品化学成分含水溶性成分环六肽系列物,脂溶性成分蒽醌、还原萘醌及其糖苷等,尚富含钙离子等。药理作用有抗肿瘤活性、升高白细胞及免疫调节、护肝、抗炎抗风湿及抗氧化作用等。茜草中主要的萘醌类成分——大叶茜草素,具有神经保护、抗肿瘤、抗炎、抗血小板聚集等作用。茜草有明显的促进血液凝固作用,表现为复钙时间——凝血酶原时间及白陶土部分凝血活酶时间缩短;茜草的粗提取物具有升高白细胞作用,其煎剂有明显的镇咳和祛痰作用,水提液对金黄色葡萄球菌、肺炎双球菌、流感杆菌和部分皮肤真菌有一定抑制作用。而茜草经制炭后仍有抗炎作用,但抗炎作用不及茜草。另对碳酸钙结石的形成也有抑制作用。现代药学研究茜草根的氯仿层提取物对肝癌细胞株(Hep3B)分泌的抗原(HBsAg)有较好的抑制作用,且没有细胞毒性;从茜草根的氯仿层提取物中分离出的3个萘氯醌化合物可用于筛选抗HBV药物。茜草甲醇提取物能通过缓解其肝毒性从而明显降低由乙酰氨基酚导致的死亡率,同时茜草甲醇提取物也可以治疗由四氯化碳所致的肝损伤。从中药茜草中分离得到的茜草多糖对自由基脂质过氧化作用有显著的抑制作用,对自由基的清除率大于93%。

（十六）鸡血藤

鸡血藤为豆科植物密花豆的藤茎。主产于广西、云南等地。

【药性】　苦、微甘,温。归肝、肾经。

【功效】　行血补血,调经,舒筋活络。

【主治】

（1）月经不调、痛经、闭经。本品苦而不燥,温而不烈,行血散瘀,调经止痛,作用温和。它不仅活血又能补血,具有行而不伤、补而不滞的特点。我们常用的具有补血和活血两方面功效的药物很少,有鸡血藤和当归。当归的补血作用强,鸡血藤的补血作用比较温和。妇科血分证常虚瘀并见,鸡血藤活血补血,凡妇人血瘀及血虚之月经病证均可应用。治血瘀之月经不调、痛经、闭经,可配伍当归、川芎、香附等同用;治血虚月经不调、痛经、闭经,则配当归、熟地、白芍等药用。

（2）风湿痹痛,手足麻木,肢体瘫痪及血虚萎黄。藤类药能舒筋活络,本品行血养血,舒筋活络,治风湿痹痛,肢体麻木,可配伍祛风湿药,如独活、威灵仙、桑寄生等药;治中风手足麻木,肢体瘫痪,常配伍益气活血通络药,如黄芪、丹参、地龙等药;治血虚不养筋之肢体麻木及血虚萎黄,多配益气补血药之黄芪、当归等药用。

【用法用量】　煎服,10～30g。或浸酒服,或熬膏服。

【现代药理研究】　本品化学成分含有异黄酮类化合物如刺芒柄花素、大豆黄素等,三萜类化合物及甾体类化合物。鸡血藤乙酸乙酯部位中分离得到儿茶素具有一定的促进造血细胞增殖的作用,且其刺激增殖活性相对最强,对各系造血祖细胞均有明显刺激作用,是鸡血藤补血活血的主要物质基础。水提醇沉制剂能增加实验动物股动脉血流量,降低血管阻力,对血小板聚集有明显抑制作用;水煎剂可降低动物胆固醇,明显对抗动脉粥样硬化病变;

鸡血藤醇提物无抗柯萨奇 B3 病毒和呼吸道合胞病毒活性,但具有抗甲型流感病毒、乙型肝炎病毒和单纯疱疹病毒Ⅰ型活性,且抗单纯疱疹病毒Ⅰ型效果显著;水提物及配剂有明显的抗炎作用,并对免疫系统有双向调节功能,其酊剂有一定的镇静催眠作用;注射液或灌胃对小鼠有明显的抗早孕作用;鸡血藤尚能促进小鼠肾总磷代谢,促进小鼠子宫 24 小时总磷代谢;从密花豆乙酸乙酯活性部位中提取的单体化合物没食子儿茶素、儿茶素、表儿茶素对骨髓抑制小鼠造血祖细胞的增殖都有刺激活性;鸡血藤总黄酮能显著改善肝组织病理变化,对肝损伤有一定的保护作用。

(十七) 当归

当归为伞形科植物当归的根。主产于甘肃、云南、四川、陕西等地。

【性味归经】 甘、辛,温。归心、肝、脾经。

【功效】 补血,活血,调经,止痛,润肠。

【主治】

(1) 血虚证。本品甘温质润,功擅补血,中医称为补血第一要药。主治因血虚引起的面色㿠白、面色萎黄、眼干眩晕、失眠心悸等症,如著名的《太平惠民和剂局方》四物汤,与熟地黄、白芍、川芎等同用。治疗血虚兼见气虚者,宜与补气之品同用,如《内外伤辨惑论》当归补血汤以之与黄芪同用。

(2) 妇科月经诸病,如月经不调,经少,经闭,痛经等。本品补血活血,又能止痛调经,为妇科调经要药。其补中有行,行中有补,无论血虚或血瘀所致的月经不调、痛经、经少、经闭等,皆可使用。本品温通散寒,尤宜用治血虚寒凝或寒凝血瘀所致月经不调、经少、经闭、痛经等。治血虚寒凝瘀阻的月经病,与温经散寒之品配伍,如《金匮要略》温经汤以之与吴茱萸、桂枝、川芎等同用;治疗肝郁气滞、瘀血内阻的月经病,则与疏肝理气之品配伍,如《太平惠民和剂局方》逍遥散以之与柴胡等同用。当归被历代中医称为妇科第一要药,故除为妇女调经之用外,还可用于治疗胎前产后诸症。

(3) 血虚、血瘀兼寒凝所致诸痛症。本品功擅活血止痛,温散寒凝,且能补血。主治因血虚、血瘀兼寒凝所致的各种疼痛,并应根据疼痛原因及部位作用相应配伍。治血虚有寒之腹痛,与温中散寒之品配伍,如《金匮要略》当归生姜羊肉汤,以之与生姜、羊肉同用。治寒凝血脉不利之痹痛,常与散寒通络药配伍,如《伤寒论》当归四逆汤以之与桂枝、芍药等药同用。治跌打损伤的瘀肿疼痛,可与活血止痛药配伍,如《伤科大成》活血止痛汤,以之与乳香、苏木、土鳖虫等同用;若与接骨疗伤的药物配伍,可治疗骨折伤痛,如常以此药与自然铜、骨碎补等同用。

(4) 疮疡痈疽。本品既能活血消肿止痛,又能补血生肌。因其性温而偏补血扶正,故用治疮疡以血虚气弱之疮疡脓成不溃或久溃不敛等症为宜。治疮疡脓成不溃,常与补气托毒、活血透脓之品配伍,如《外科正宗》透脓散,以本品与黄芪、川芎、皂角刺同用;治疮疡久溃不敛,与补益气血之品配伍,如《太平惠民和剂局方》十全大补汤以之与人参、熟地黄、肉桂等同用。若用治疮疡热毒炽盛、红肿热痛之症,虽可酌情选用本品,但必须配伍清热解毒、消肿疗疮之品,如《校注妇人良方》仙方活命饮,以本品与金银花、天花粉等同用。

(5) 肠燥便秘。津血同源,血虚可致肠液亏乏,以致便秘。张大宁教授曾以本品与肉苁蓉配伍,名归芸丸,滋肾养血,润肠通便,为老年人常服之品。

【用法用量】　煎服,6~12g。本品一般生用;酒炒当归长于活血。

【现代药理研究】　当归中分离、鉴定到的化合物主要包括挥发油、有机酸、多糖和黄酮等成分。当归的补血作用主要作用于造血系统,通过刺激与造血相关的细胞、分子等来发挥对造血系统的作用,从而达到补血的效果。当归的活血作用主要作用于循环系统,通过抑制血小板凝聚等作用来达到活血的效果。当归及其有机酸成分阿魏酸均具有抗动脉粥样硬化的作用,当归能够改善高脂血清对血管内皮细胞形态结构的损伤,逆转高脂血清导致的内皮细胞中 TGB-β_1 表达降低和 bFGF 表达增加,达到抗动脉粥样硬化的作用。当归可减轻缺氧时神经元的变性,并在激活血管内皮生长因子 mRNA 中有一定的调控作用,提示在保护损伤神经及促进神经再生方面有重要作用。另外当归具有抗肿瘤、抗辐射、抗炎镇痛、抗氧化、抗衰老等作用。

三、张大宁研制治疗肾脏疾病的制剂

(一) 前列清利胶囊(0.35g/粒)

【主要成分】　女贞子、墨旱莲、蒲公英、半枝莲等。

【功能主治】　补益肝肾,清利湿热。用于肝肾阴虚,湿热蕴郁下焦,尿频尿痛,或尿浊,小腹痛,会阴部痛或性欲减退及阳痿,阴囊潮湿等症,前列腺炎见上述症候者。

【用法用量】　口服,每日 3 次,每次 2~4 粒。

(二) 补肾止血胶囊(0.35g/粒)

【主要成分】　黄芪、冬虫夏草、地黄、仙鹤草等。

【功能主治】　补肾扶正,凉血化瘀,止血。用于肾虚血瘀,或阴虚血热,尿血色暗淡或鲜红,伴腰膝酸软,心烦少寐,倦怠乏力,头晕耳鸣等症,慢性肾炎见上述症候者。

【用法用量】　口服,每日 3 次,每次 2~4 粒。

(三) 保肝片(0.27g/片)

【主要成分】　五味子、柴胡、当归、丹参等。

【功能主治】　扶正疏肝,清热利湿。用于慢性肝炎,乏力,肝区隐痛不适。

【用法用量】　口服,每次 4 片,每日 3 次

(四) 肾衰灌肠液(200ml/瓶)

【主要成分】　大黄、大黄炭、生牡蛎、土茯苓等。

【功能主治】　祛湿降浊,行血益肾。用于慢性肾衰、尿毒症,症见浮肿尿少、食少呕吐、头晕、腹胀、乏力。

【用法用量】　保留灌肠(每次 2 小时),一次 100~200ml,每日 1~2 次。

(五) 肾衰灌肠颗粒(15g/袋)

【主要成分】　大黄、大黄炭、生牡蛎、土茯苓等。

【功能主治】 祛湿降浊,行血益肾。用于慢性肾衰、尿毒症,症见浮肿尿少、食少呕吐、头晕、腹胀、乏力。

【用法用量】 取本品一袋加水 100ml,保留灌肠,每日 1~2 次。

(六) 活血化瘀胶囊(0.42g)

【主要成分】 天仙子、穿山甲、赤芍、三棱等。

【功能主治】 活血化瘀、软坚散结。改善肾脏供血。用于各种急慢性肾脏疾病等。

【用法用量】 口服,每次 2 粒,每日 3 次。

(七) 补肾扶正胶囊(0.42g/粒)

【主要成分】 冬虫夏草、黄芪、黄连、山茱萸等。

【功能主治】 补肾健脾,扶助正气。用于各种慢性肾病及肾虚病证,症见腰酸浮肿,气短乏力。

【用法用量】 口服,每次 2~3 粒,每日 2~3 次。

(八) 启阳胶囊(0.35g/粒)

【主要成分】 冬虫夏草、仙茅、淫羊藿、女贞子等。

【功能主治】 益肾养肝,行气活血,用于肝肾不足,肝气郁滞,症见阳痿、早泄、遗精,伴腰膝酸软,精神萎靡,头晕耳鸣,心悸、气短,胸胁苦满,夜寐不安,少腹胀痛,心烦易怒,性功能障碍见上述症候者。

【用法用量】 口服,每日 3 次,每次 2~4 粒。

(九) 肾康宁胶囊(0.35g/粒)

【主要成分】 冬虫夏草、黄芪、土茯苓、丹参、蒲公英等。

【功能主治】 补肾活血,益气固精。用于肾虚血瘀、精气不固所致的腰膝酸软,面浮肢肿、周身乏力、尿少尿浊等症;慢性肾脏疾病引起的蛋白尿,血尿见上述症候者。

【用法用量】 口服,每日 3 次,每次 2~4 粒。

(十) 糖肾康胶囊 (0.35g/粒)

【主要成分】 冬虫夏草、黄芪、女贞子、墨旱莲、赤芍等。

【功能主治】 补益肝肾,益气活血。用于肝肾不足、气阴两虚血瘀所致腰膝酸软、神疲乏力、多尿少尿、浮肿等症;糖尿病、肾病见上述症候者。

【用法用量】 口服,每日 3 次,每次 2~4 粒。

(十一) 肾衰排毒胶囊(0.35g/粒)

【主要成分】 冬虫夏草、大黄炭、蒲公英、茵陈等。

【功能主治】 补肾扶正,活血化瘀,排毒降浊。用于慢性肾炎、慢性肾衰、尿毒症及配合透析加强治疗效果。

【用法用量】 口服,每日 3 次,每次 2~4 粒。

（十二）益肾排石胶囊 (0.35g/粒)

【主要成分】 金钱草、石韦、大蓟、小蓟等。

【功能主治】 清热利湿,通淋排石。用于肾虚血瘀,湿热蕴结引起的尿频、尿痛、尿道滞涩,或有血尿,腰腹绞痛,小腹胀痛等症;泌尿系结石见上述症候者。

【用法用量】 口服,每日 3 次,每次 2~4 粒。

（十三）前列通利胶囊 (0.35g/粒)

【主要成分】 冬虫夏草、女贞子、墨旱莲、三棱、莪术等。

【功能主治】 补益肝肾,活血化瘀。用于肝肾不足、瘀血内阻所致尿频、尿余沥、排尿不畅、尿流变细、尿等待等症;前列腺肥大见上述症候者。

【用法用量】 口服,每日 3 次,每次 2~4 粒。

（十四）补肾生血胶囊 (0.35g/粒)

【主要成分】 冬虫夏草、当归、黄芪、枸杞子等。

【功能主治】 补气生血,益肾填精。用于气血不足、肾精亏损所见疲倦乏力、头晕目眩、腰酸软、面色萎黄不华等症;肾性贫血见上述症候者。

【用法用量】 口服,每日 3 次,每次 2~4 粒。

（十五）滋肾清利胶囊 (0.35g/粒)

【主要成分】 冬虫夏草、石韦、蒲公英、败酱草、半枝莲等。

【功能主治】 清热利湿,通淋益肾。用于肾虚膀胱湿热所致尿频、尿痛、尿不尽,尿道灼热,或有发热恶寒、腰痛乏力、食少恶心等症;泌尿系感染见上述症候者。

【用法用量】 口服,每日 3 次,每次 2~4 粒。

（十六）强腰壮肾胶囊 (0.35g/粒)

【主要成分】 杜仲、桑寄生、女贞子、墨旱莲等。

【功能主治】 补肾养肝,壮腰健骨。用于肾虚所致腰痛、腰膝酸软、下肢痿弱、健忘等症。

【用法用量】 口服,每日 3 次,每次 2~4 粒。